国家卫生健康委员会"十四五"规划教材

全国高等学校教材

U0304166

供卫生信息管理、医学信息学及信息管理与信息系统等相关、

医学信息安全

主　编　沈百荣

副主编　赵　犨　蔡永铭　张兆臣　温川飙

编　委　（以姓氏笔画为序）

王　爽（四川大学华西医院）　　　　陈沁群（广州中医药大学）

王　猛（济宁医学院）　　　　　　　金　涛（清华大学）

叶明全（皖南医学院）　　　　　　　赵　犨（中国医学科学院阜外医院）

刘且根（南昌大学）　　　　　　　　贾金营（遵义医科大学）

沈百荣（四川大学华西医院）　　　　温川飙（成都中医药大学）

张亚臣（上海交通大学）　　　　　　蔡永铭（广东药科大学）

张兆臣（山东第一医科大学）

秘　书　王　爽（兼）

人民卫生出版社

·北　京·

图书在版编目（CIP）数据

医学信息安全 / 沈百荣主编. —北京：人民卫生
出版社，2023.2
全国高等学校卫生信息管理 / 医学信息学专业第三轮
规划教材
ISBN 978-7-117-34223-0

Ⅰ．①医…　Ⅱ．①沈…　Ⅲ．①医学信息学－高等学校
－教材　Ⅳ．①R-058

中国版本图书馆 CIP 数据核字（2022）第 252728 号

| 人卫智网 | www.ipmph.com | 医学教育、学术、考试、健康，购书智慧智能综合服务平台 |
| 人卫官网 | www.pmph.com | 人卫官方资讯发布平台 |

医学信息安全

Yixue Xinxi Anquan

主　　　编：沈百荣
出版发行：人民卫生出版社（中继线 010-59780011）
地　　　址：北京市朝阳区潘家园南里 19 号
邮　　　编：100021
E - mail：pmph @ pmph.com
购书热线：010-59787592　010-59787584　010-65264830
印　　　刷：北京华联印刷有限公司
经　　　销：新华书店
开　　　本：850×1168　1/16　　印张：13
字　　　数：367 千字
版　　　次：2023 年 2 月第 1 版
印　　　次：2023 年 4 月第 1 次印刷
标准书号：ISBN 978-7-117-34223-0
定　　　价：58.00 元

全国高等学校卫生信息管理/医学信息学专业规划教材第三轮修订

出 版 说 明

为进一步促进卫生信息管理/医学信息学专业人才培养和学科建设，提高相关人员的专业素养，更好地服务卫生健康事业信息化、数字化的建设发展，人民卫生出版社决定组织全国高等学校卫生信息管理/医学信息学专业规划教材第三轮修订编写工作。

医学信息学作为计算机信息科学与医学交叉的一门新兴学科，相关专业主要包括管理学门类的信息管理与信息系统、信息资源管理、大数据管理与应用，理学门类的生物信息学，工学门类的医学信息工程、数据科学与大数据技术，医学门类的生物医药数据科学、智能医学工程等。我国医学信息学及卫生信息管理相关专业的本科教育始于20世纪80年代中期，通过以课程体系和教学内容为重点的改革，取得系列积极成果。2009年人民卫生出版社组织编写出版了国内首套供卫生信息管理专业使用的规划教材，2014年再版，凝结了众多专业教育工作者的智慧和心血，与此同时，也有多个系列的医学信息学相关教材和专著出版发行，为我国高等学校卫生信息管理/医学信息学教育和人才培养做出了重要贡献。

当前，健康中国、数字中国加快建设，教育教学改革不断深化，对卫生信息管理/医学信息学人才的需求持续增加，知识更新加快，专业设置更加丰富，亟需在原有卫生信息管理课程与教材体系的基础上，建设适应新形势的卫生信息管理/医学信息学相关专业教材体系。2020年国务院办公厅发布《关于加快医学教育创新发展的指导意见》，对"十四五"时期我国医学教育创新发展提出了新要求，人民卫生出版社与中华医学会医学信息学分会在对国内外卫生信息管理/医学信息学专业人才培养和教材编写进行广泛深入调研的基础上，于2020年启动了第三轮规划教材的修订工作。随后，成立全国高等学校卫生信息管理/医学信息学专业规划教材第三届评审委员会、明确本轮教材编写原则、召开评审委员会会议和主编人会议，经过反复论证，最终确定编写11本规划教材，计划于2022年秋季陆续出版发行，配套数字内容也将同步上线。

本套教材主要供全国高等学校卫生信息管理、医学信息学以及信息管理与信息系统等相关专业使用。该套教材的编写，遵循全国高等学校卫生信息管理/医学信息学专业的培养目标，努力做到符合国家对高等教育提出的新要求、反映学科发展新趋势、满足人才培养新需求、适应学科建设新特点。在修订编写过程中主要体现以下原则和特点。

一是寓课程思政于教材思政。立德树人是教育的根本任务，专业课程和专业教材与思政教育深度融合，肩负高校教育为党育才、为国育人的历史重任。通过对国内外卫生信息管理/医学信息学专业发展的介绍,引导学生坚定文化自信;通过对医学信息安全与隐私保护相关伦理、政策法规等的介绍,培养和增强学生对信息安全、隐私保护的责任意识和风险意识。

二是培养目标更加明确。在以大数据、人工智能为代表的新一轮科技革命和产业变革新背景下,卫生健康信息化加快发展,医工、医理、医文更加交叉融合,亟需加大复合型创新人才培养力度,教材结构、内容、风格等以服务学生需求为根本。

三是统筹完善专业教材体系建设。由于卫生信息管理 / 医学信息学相关专业涉及医学、管理学、理学、工学等多个门类,不同高校在专业设置上也各具特色,加之学科领域发展迅猛、应用广泛,为进一步完善专业教材体系,本轮教材在进行整合优化的基础上,增加了《医学大数据与人工智能》《公众健康信息学》《医学知识组织》和《医学信息安全》等,以满足形势发展和学科建设的需要。

四是遵循编写原则,打造精品教材。认真贯彻"三基、五性、三特定"的编写原则,重点介绍基本理论、基本知识和基本技能;体现思想性、科学性、先进性,增强启发性和适用性;落实"三特定"即特定对象、特定要求、特定限制的要求。树立质量和精品意识,突出专业特色,统筹教材稳定性和内容新颖性,坚持深度和广度适宜、系统与精练相统一,同一教材和相关教材内容不重复,相关知识点具有连续性,减轻学生负担。

五是提供更为丰富的数字资源。为了适应新媒体教学改革与教材建设的新要求,本轮教材增加了多种形式的数字资源,采用纸质教材、数字资源(类型为课件、在线习题、微课等)为一体的"融合教材"编写模式,着力提升教材纸数内容深度结合、丰富教学互动资源。

希望本轮教材能够紧跟我国高等教育改革发展的新形势,更好地满足卫生健康事业对卫生信息管理 / 医学信息学专业人才的新需求。真诚欢迎广大院校师生在使用过程中多提供宝贵意见,为不断提高教材质量,促进教材建设发展,为我国卫生信息管理 / 医学信息学相关专业人才培养做出新贡献。

序 言

随着互联网、大数据、云计算、人工智能等信息技术在医学和卫生健康领域的广泛深入应用，信息技术与医学和卫生健康事业的结合日益紧密。医学和卫生健康领域的信息化、数字化、智能化，对于推动健康中国和数字中国建设、卫生健康事业高质量发展、深化医药卫生体制改革和面向人民健康的科技创新，实现人人享有基本医疗卫生服务、保障人民健康等具有极为重要的意义，迫切需要既了解医学与卫生健康行业又懂信息技术的复合型、高层次医学信息专业人才。

医学信息学是实现医学和卫生健康领域信息化、数字化、智能化高质量发展，以及推动健康中国、数字中国建设的重要基础，是引领和支撑医学和卫生健康事业发展的重要支柱。医学信息学作为一门计算机信息科学与医学交叉的新兴学科，已经成为医学的重要基础学科和现代医学的重要组成部分。它伴随着计算机信息技术在医学领域中的应用以及服务医学研究与实践的需要而产生，也随着服务于医学及相关领域的目标与活动而不断发展。目前，已涵盖与人类生命健康相关的各层次（分子—基因—蛋白—亚细胞—细胞—组织—器官—个体—群体）的医学应用，通过对医学信息（数据）的挖掘、有效组织和管理、开发与应用，实现对医学信息的充分利用和共享，提高医学管理与决策的质量和效率，全面赋能医学与卫生健康事业发展。

我国医学信息学的发展主要起步于医学图书和情报管理领域，早期主要集中在医院信息系统、医学情报研究、医学信息资源建设与服务等方面。20 世纪 80 年代中期开始，当时卫生部所属 4 所医学院校创办图书情报专业，开始了医学信息学专业教育的探索。经过 30 余年的建设，特别是进入新世纪以来，医学信息学发展迅速，加快形成为与理学、工学、管理学、医学相互交叉的新兴学科，涉及学科门类、专业类目众多，主要相关的如管理学门类的信息管理与信息系统、卫生信息管理、信息资源管理、大数据管理与应用，理学门类的生物信息学，工学门类的医学信息工程、数据科学与大数据技术，医学门类的健康数据科学、生物医药数据科学、智能医学工程等。目前，我国的卫生信息管理/医学信息学高等教育已形成以本科教育为基础、硕博士教育为龙头、专科教育为补充的多层次教育格局。与此同时，以课程体系和教学内容为重点的教学改革取得了系列成果，出版了一批内容新颖、富有特色的教材，包括规划教材、自编教材、翻译教材等。在全国高等学校规划教材建设方面，2009 年人民卫生出版社就组织编写并出版了国内首套共 9 本供卫生信息管理专业学生使用的教材，2014 年更新再版扩展至 11 本，为我国高等学校卫生信息管理/医学信息学教育做出了重要贡献。

随着计算机科学与信息技术的迅猛发展，健康中国建设的推进，医学信息学呈现诸多新特征，主要表现为，信息技术应用与卫生健康行业深度交融加快，数字健康成为健康服务的重要组成部分，信息技术与医学的深度融合推动新的医学革命，数据治理与开放共享、信息安全与隐私保护更加受到重视，医学信息学科发展加速。在此背景下，卫生信息管理／医学信息学人才需求持续增加，亟需建设适应新形势的相关专业教材体系，为培养复合型、高层次专业人才提供帮助。人民卫生出版社主动履行使命、担当作为，联合中华医学会医学信息学分会，在对国内外相关专业人才培养和教材编写进行深入调研的基础上，决定组织编写新一轮全国高等学校卫生信息管理／医学信息学专业教材，并将其作为国家卫生健康委员会"十四五"规划教材。

2020 年人民卫生出版社成立全国高等学校卫生信息管理／医学信息学专业规划教材第三届评审委员会，由我担任主任委员，中华医学会医学信息学分会现任主任委员、中国医学科学院医学信息研究所钱庆研究员和候任主任委员、郑州大学第一附属医院刘章锁教授等 8 位专家学者担任副主任委员，来自全国高等院校、科研院所等机构的 32 位专家学者担任委员。评审委员会在现状调研和专家论证等基础上，紧密结合新形势、新需求，更好体现系统性、权威性、代表性和实用性，经反复论证对既往多个教材品种进行整合优化，针对前沿发展新增 4 个品种《医学信息安全》《医学知识组织》《医学大数据与人工智能》《公众健康信息学》，最终确定 11 个品种，力求体现新的学科发展成果和更好满足人才培养需求。整套教材将于 2022 年秋陆续出版发行，配套数字内容也将同步上线。

经评审委员会和人民卫生出版社共同协商，从全国长期从事卫生信息管理／医学信息学相关教学科研工作的专家学者中，遴选出本套教材的主编和副主编。最终，11 本教材共有主编 18 人、副主编 40 人、编委 130 余人，涵盖了全国 110 多所高校、科研院所和相关单位。

教材编写过程中，各位主编率领编委团队高度负责、精诚团结、通力合作、精益求精，高质量、高水平地完成了编写任务，中国医学科学院医学信息研究所的李姣研究员担任本套教材评审委员会的秘书，同人民卫生出版社共同完成了大量卓有成效的工作。我要特别指出的是，本轮教材的顺利出版，离不开人民卫生出版社的优质平台，离不开各参编院校、科研院所的积极参与，在此，我向各位领导的支持、专家同道的辛勤付出和做出的卓越贡献致以崇高的敬意，并表示衷心的感谢。

作为一门快速发展的新兴交叉学科，编写中尽可能反映学科领域的最新进展和主要成果，但囿于时间和水平等原因，难免存在错漏和不当之处，真诚欢迎各位读者特别是广大高等院校师生在使用过程中多提宝贵意见。

全国高等学校卫生信息管理／医学信息学专业

第三届教材评审委员会主任委员　代　涛

2022 年秋于北京

主编简介

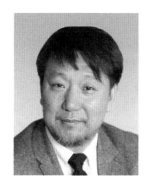

沈百荣

男，理学博士，教授、博士研究生导师，1964 年 11 月出生于江苏如皋。现任四川大学华西医院疾病系统遗传研究院执行院长；兼任中华医学会医学信息学分会常务委员、四川省生物信息学学会理事长、四川省医学会医学信息学专业委员会主任委员，美国西雅图系统生物学研究所兼职教授，国际转化生物医学信息学系列会议（ICTBI/ICTI）的创始主席，国家基金委和科学技术部重大项目评审专家。

1997 年 6 月复旦大学化学系博士毕业，在苏州医学院、复旦大学、芬兰坦佩雷大学、同济大学、苏州大学和四川大学华西医院等国内外院校从事跨学科教学和研究 32 年。主持重大项目和基金委项目等 10 多项，培养研究生 80 多人，在 *Bioinformatics*、*International Journal of Medical Informatics*、*Genome Biology*、*Journal of Translational Medicine*、*Nucleic Acids Research* 等国际不同学科刊物上发表论文 200 余篇，主编出版《转化信息学》（*Translational Informatics*）系列英文著作 6 部、《深度测序数据的生物信息学分析及实例》等中文著作 3 部。

副主编简介

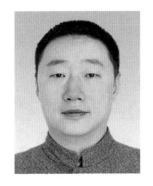

赵 韡

男,博士,研究员、硕士研究生导师,1974 年 2 月出生于北京。现任国家心血管病中心副主任,中国医学科学院阜外医院副院长,中国医院协会信息管理专业委员会副主任委员,中国卫生信息学会健康医疗大数据学会常务理事,北京市卫生信息职工技术协会理事长,贵阳市政府健康顾问。

从事教学工作 10 余年,致力于医疗行业信息化、数字化、网络化、智能化的前沿理论研究及实践应用工作。主导开发各类医用信息系统,获得软件注册权 74 项,主导开发医学人工智能系统 52 项,获专利 3 项。主持国家科技部、中国医学科学院等重点课题 16 余项,其中国家课题 6 项、省部级课题 3 项、国家卫生健康委员会及中国医学科学院委托课题 7 项,研究成果获医院科技创新一等奖、北京市科技进步一等奖;参与起草国家标准 5 项,发表 SCI 论文 22 篇、中文论文 45 篇,论著 4 部。

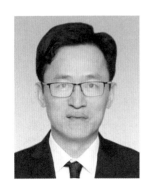

蔡永铭

男,博士,教授,公共卫生信息学硕士研究生导师,1975 年 12 月出生于广东省丰顺县,美国得克萨斯大学达拉斯分校访问学者。现任广东药科大学医药信息工程学院(信息中心)院长(主任)、广东省中医药精准医学大数据工程研究中心主任,广东省"千百十"培养对象。兼任中国民族医药学会大数据与人工智能分会副会长。

从事高校教学工作 20 余年,主持国家留学归国人员基金项目、教育部及广东省自然基金、广东省科技计划项目等各类基金 20 项,主编和副主编各类教材 10 多本。获国家留学基金委"CSC-IBM 中国奖研金"、广东省教学成果二等奖、中国中西医结合学会科学技术二等奖。

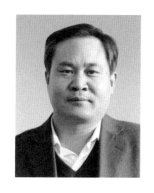

张兆臣

男，教授，1964 年 9 月出生于山东泰安市。现任山东第一医科大学医学信息工程学院党委书记、中国计算机学会会员、山东省计算机学会常务理事、山东省人工智能学会常务理事、山东省自动化学会常务理事等。

从事教学科研工作 33 年。主持并完成了科研课题 6 项（其中有 3 项被专家鉴定为国际先进水平），参与了 5 项课题研究工作；获山东省科技进步三等奖，山东省计算机应用成果三等奖 1 项，山东省高校科技进步二等奖 3 项、三等奖 2 项，其他厅级科技奖励 10 余项；在国内外刊物上发表科技论文 50 余篇、教研论文 10 余篇，主编《医学数字图像处理》等教材 6 部（其中 2 部为国家规划教材），参编教材 2 部。获得国家发明专利、实用新型专利及软件著作权 10 余项。

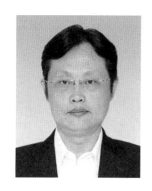

温川飙

男，研究员，1970 年 5 月出生于四川省威远县，现任成都中医药大学智能医学学院党委书记、四川省中医药数字化工程技术研究中心主任、中医智能装备研究院执行院长、全国名老中医张之文教授入室弟子、国家中医药管理局重点培育学科中医信息学学科带头人、中国中医药信息化研究会云健康分会会长、中国卫生信息与健康医疗大数据学会中医药专业委员会常务委员、中国中药协会中药追溯委员会首席专家。

从事教学工作 30 余年，主持国家级课题 3 项，省部级课题 6 项，横向课题 10 项，取得专利 30 项，获省部级科研奖励 2 项，其他级别奖励 4 项，发表论文 168 篇。2009 年牵头研发中药溯源技术，完成 3 代平台迭代；研发智能辨证论治平台应用 100 余家中医院。2012 年组建医学信息工程学院，2013 年获得四川省教学成果三等奖，2019 年"互联网＋中医药"获批省级一流课程。

前　　言

　　《医学信息安全》这本教材是"全国高等学校卫生信息管理/医学信息学专业"第三轮规划教材中新增加的教材。该教材的出版，是新时代背景下，为适应医学信息学迅猛发展而增设的新学科方向。2020年9月11日，习近平总书记在主持召开科学家座谈会时提出，我国科技事业发展要坚持"四个面向"的战略部署：面向世界科技前沿、面向经济主战场、面向国家重大需求、面向人民生命健康。同时在科学发展史中，目前正处在"精准医学""数字医疗"和"科学第四研究范式"迅猛发展阶段。未来医学发展与大数据、信息化和人工智能密不可分，疾病或健康相关数据和信息成为医学发展的关键要素；另一方面，随着互联网移动技术的普及、云计算的广泛应用，医疗保健数据泄露和医疗记录违规不断发生，导致世界各国对医学信息安全问题也越来越重视，相继出台了各种政策、伦理规范和法律，医学数据和信息的共享面临更大的挑战。数据化、智能化和万物互联的时代下，医学信息学逐渐演变为医学发展的关键学科，针对疾病的复杂性、异质性和动态演化性，现代医学信息学发展的基础是数据和信息的共享，与传统的生物学数据或信息的共享不同，医学信息的共享涉及个人数据的隐私和安全，这是医学数据和信息所特有的科学问题，是医学信息学发展必须解决的首要问题，否则医学信息学的发展便会面临"巧妇难为无米之炊"的困境。

　　促进医学数据和信息的共享，确保信息共享的安全涉及多方面的安全因素，医学信息安全不仅仅是物理层面的信息保护控制和计算机病毒防范，更关键的是针对医学信息本身的特征制定的规则、伦理、法律和多种密码学算法。在保护信息安全的前提下，促进数据共享、实现数据到价值应用是我们编写本教材的基本目的。人类抵御疾病的自我保护通常有三道防线，即物理屏障、非特异性的固有免疫防线和特异性免疫防线；医学信息安全的防护系统同样也有三个层次：第一层次是物理保护，是对医学信息的物理安全、备份或控制等；第二道防线是法律、伦理和规则；第三种是针对具体的场景和科学问题设计的保护方法如脱敏、差分隐私、联邦学习、同态加密、安全多方计算、可信执行环境等。本书将对这些方法和模型进行全面介绍，同时对不同场景下的安全隐患和解决方案进行描述和讨论，包括个体层次、医院场景、群体遗传资源和社交网络下的医学信息安全等。本书对医学信息安全学科的未来发展，如多种方法融合、人工电子病历或电子健康记录等新的研究方向做了初步介绍。

　　本书既可作为全国高等学校卫生信息管理/医学信息学专业本科生专业课程的教材，也可作为相关专业学生、教师和医院管理人员、政策制定人员的参考书。为了促进数字化教学，本教材还配有相应的数字资源，如PPT课件、拓展图片和自测习题等，方便教师教学和学生自学并拓展知识面。

　　本书由全国医学信息安全方面的知名专家与一线教师共同编写，大家协同努力，经过自审和互审、多次磋商后定稿，对各位老师的辛勤探索和合作，对关心和支持本教材出版的各位专家尤其是代涛教授、钱庆教授表示衷心的感谢。医学信息安全正成为医学信息学学科的重要方向，其发展迅猛、日新月异。本书是国内第一本全面介绍医学信息安全的教材，在编写方面疏漏和不当之处在所难免，恳请广大专家、教师和读者提出宝贵意见，以期将来再版时修正。

沈百荣

2022年6月

目　录

第一章

医学数据共享与医学信息安全

现代医学信息学学科的发展需要医学大数据和信息的共享，而医学大数据和信息的共享有三个方面的条件：一是数据内容的一致性和通用性，二是数据结构的一致性和计算机可读性，这两个方面是信息共享的基础；三是信息共享的方式与安全，包括信息的存储安全、患者信息隐私安全、遗传资源管理安全、应用安全等。一般意义上的信息安全，往往只注重信息的存储安全，是一种物理层面的安全；由于医学信息往往包含患者的数据，涉及社会伦理、个人隐私、疾病研究和遗传资源等，医学信息安全（medical information security）有医学信息本身特有的科学问题。这一章将介绍医学信息安全的时代背景，在医学信息共享前提下的信息安全保护方法，以及现代医学信息安全的内容和意义。

第一节 大数据与医学新范式

大数据的产生有其时代背景，20 世纪末的国际人类基因组计划的实施，推进了各种高通量测序技术的发展；计算机、互联网和云计算等技术推进了数据的传播与使用；传感器技术与智能手机的结合，推进了动态的生理数据、生活习惯数据的测定和运用。大数据正在通过改变医学研究、临床诊疗和健康管理的方式来改变人类生活。

一、组学、数字医学与医学大数据

医学数据或医学信息具有很强的多样性和复杂性，其特征是多组学、跨测度、时空异质性等，图 1-1 展示了医学数据和信息的多组学（基因组、蛋白质组、代谢组等）、跨测度（分子、细胞、个体、群体等）的数据或信息种类。除此之外，还存在不同时空下，如分子、细胞、组织、个体、群体在不同的季节、生物节律、生长期，不同的微环境，不同的组织器官，不同的社会环境等方面的时空异质性等。数据与信息的概念既相关又有一定的差异性，信息是数据的加工形式，有一定的标注和结构等，数据是原始材料，不同的加工深度对应于不同层次的信息，如基因组数据通过相关的数据组合，可以转变成信息，甚至可以推测个人身份，而目前所用到的数据都有一定程度的标注和结构。两个概念在大多数语境下是通用的，本书除非在特定的语境下强调说明，一般按照约定俗成、不加严格区分。

（一）分子组学、临床表型组学、生理组学

分子组学数据是人类基因组计划实施后，不断拓展和延伸的各种分子层次的组学数据，包括图 1-1 中显示的基因组学（genomics）、表观基因组学（epigenomics）、转录组学（transcriptomics）、蛋白质组学（proteomics）、代谢组学（metabolomics）等。这些数据是分子层面的，通过高通量实验如 DNA 测

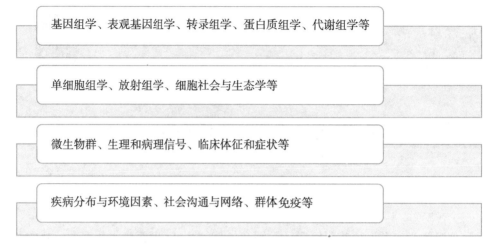

基因组学、表观基因组学、转录组学、蛋白质组学、代谢组学等

单细胞组学、放射组学、细胞社会与生态学等

微生物群、生理和病理信号、临床体征和症状等

疾病分布与环境因素、社会沟通与网络、群体免疫等

图 1-1 医学数据的多组学、跨测度多样性

序、染色体免疫共沉淀、基因芯片、质谱等技术测定得到。在细胞和组织层次,可以测定到影像数据、细胞的分布、细胞生态数据等。在个体层次,可以测定微生物群落、病理生理信号或称为生理组学数据、患者临床特征和症状等,也可称为临床表型组学。在群体层次上的数据有疾病分布、传染病传播动力学、社交网络等,图 1-1 罗列了分子、细胞和组织器官、个体及群体等四个层次的数据。

（二）数字医学与医学信息学的关系

数字医学是近年来随着智能传感器技术的发展而兴起的一门学科,不同的生理信号可以通过智能传感器进行收集,对这些信号实时动态地收集可以提升对患者实时动态地监控。个体生理的信号有很多种,如脑电图（electroencephalogram，EEG）、心电图（electrocardiogram，ECG）、心音图（phonocardiogram，PCG）、肌电图（electromyogram，EMG）、眼电图（electrooculogram，EOG）、视网膜电图（electroretinogram，ERG）、胃电图（electrogastrogram，EGG）、皮肤电反应（galvanic skin response，GSR）或皮肤电活动（electrodermal activity，EDA）等,常见的人体生理信号还有血压、体温、呼吸频率、氧分压、二氧化碳分压、体态、步态、表情和声音等。

数字医学的发展拓展了医学信息学研究范围与应用,数字医学对参与性医学与精准医学的发展有着重要的价值。由于可穿戴设备、智能手机、云计算等技术促进了个人、家庭和医疗机构的无缝对接,从而使得以患者为中心的"参与性医学模式"成为可能。如图 1-2 所示,这些智能传感器、可穿戴设备收集到的实时动态数据,为个性化医疗与健康监控提供了支撑。数字医学促进了医学信息学学科的发展,加速了"参与性医学"（participatory medicine）和个性化医学（personalized medicine）的实现,同时也给医学信息学提出了一系列的挑战,如实时动态信息的分析处理、个人生理信号信息的隐私安全等。

（三）医学大数据面临的困境

医学大数据目前面临的困境有三个方面:①关于数据内容方面的问题,临床医生和相关的人员如何收集医学数据?它的具体内容包括哪些?收集怎样的多组学、跨测度、时空异质性数据?②数据格式问题,包括计算机读取的格式。此外,医学中的同义词比较多,不同语境或不同上下文背景下相同的词往往意思并不一样。这些数据和知识之间的关系和结构是怎样的?③数据安全隐私问题,什么样的数据可以公开和共享?数据面临着怎样的信息安全问题,是否符合社会伦理,各种数据与患者身份信息识别的关系、与家族信息或身体状况以及疾病之间的关系等,这些问题的解决是医学数据共享的前提,也是获得真正医学大数据的基础。前面两个问题涉及数据的共享模型如知识本体构建,后面一个问题则涉及数据的隐私等医学信息安全问题。

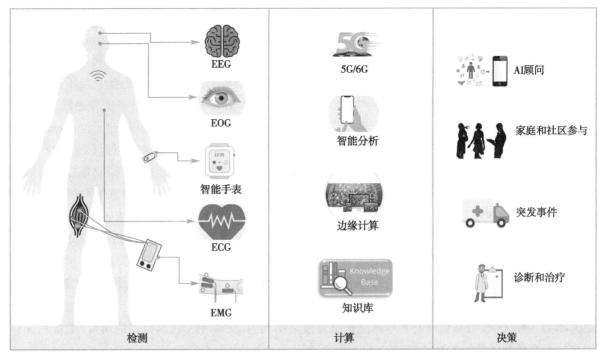

图 1-2 基于智能传感器的未来健康管理模式

二、科学研究的四种范式与精准医学

科学研究范式是 20 世纪 70 年代美国科学哲学家库恩（Thomas Samuel Kuhn）在《科学革命的结构》一书中提出的。科学研究范式是一种成熟的、常规的提出科学问题的框架，是一种设计回答科学问题的方法或策略，它还包括对实验结果与观察数据的解释方式等。近二十年来，随着人类基因组计划的推进，生命科学领域的研究发生了巨大变化。当已有的范式不能有效地解决所面临的挑战而需要形成新的范式来应对时，就会发生科学研究的范式转移，有时也被称为科学革命。

（一）实验、理论、计算机模拟三种研究范式与医学发展

医学研究最常用的研究范式是基于实验研究的科学发现模式，在设计研究时通常基于经验观察与直觉进行假设，然后通过实验验证，并不断提出新的科学问题，进行新的实验探索和验证。

基于理论或原理的科学研究范式，也是一种常用的科学研究范式，先提出理论假设，再进行逻辑推演。目前，由于医学研究对象的复杂性，这种研究范式在实践过程中还不常见，即使有理论性和原理性的研究成果通常也需要进一步实验验证才能为大众所接受。

第三种科学研究范式是基于计算机模拟的一种模式，因为许多假说不容易被实验观察到，只能通过计算机模拟来检验和证实，如药物小分子与靶点的相互作用往往需要动力学模拟来了解药物作用的细节，很多患者看病的行为、病毒传播的细节和规律也可以通过计算模拟来进行分析和预测。如通过计算模拟，可以了解病毒传播因素、感染人数、感染速度等。

实际上，这些科学研究范式并非孑然独立，在现实的科学研究生活中，它们往往相互渗透或被协同运用。

（二）数据驱动的医学：第四种科学研究范式

对于复杂的、异质的医学系统的理解，往往需要多样性的数据用于建模才能得到稳健的结果，真实世界的观测有助于找到解决方案的直接策略。但是具有代表性的数据和数据的精细标注是数据驱动医学的前提，随着人类基因组计划的实施、生命科学的迅猛发展，数据驱动的医学研究范式正在演

变为医学研究的第四种科学研究范式（the fourth scientific discovery paradigm）。

传统的实验研究范式下的基因发现，需要通过费时费力的方法逐个识别和鉴定。21世纪以来，生物信息学作为生命科学的一个范式转移，是随着DNA测序数据的积累而产生的，利用已知的基因DNA结构模式去训练计算机模型，通过模式识别发现了一批新的基因，科学家为此开发了多种著名的生物信息学工具和数据库。复杂的生物系统往往是由多个基因、蛋白质或其他成分通过通路、模块或网络相互作用而起作用的，生物信息学通过快速、高效、高通量和计算方法加速了生命科学的发展，使得研究人员能够在系统水平上研究生物和医学问题。生物芯片技术、酵母双杂交技术和系统演化模型的建立，促进了研究范式向系统生物学的转移，该研究范式旨在重建基因或蛋白质等的相互作用或协同网络来解释系统的涌现特性。因此，基因本体功能富集、反应通路富集分析相关的系统生物学工具如IPA、GeneGO、GSEA等，被开发出来并得到广泛应用。对于临床转化应用而言，由于疾病和患者的异质性，基因组功能的发现不能直接应用于患者的治疗。基于细胞系或动物模型的生物学发现，需要在临床应用前利用患者样本和相关的临床试验进一步验证。因此，科学界提出了**转化医学和精准医学**的研究范式，旨在整合基因型和表型信息，以便对疾病进行个性化预测和治疗。尽管近20年来生命科学的范式发生了频繁转移，但数据积累始终是推动生命科学和医学领域科学革命的动力。在未来，数据仍然是科学范式转移最重要的动力之一，生物医学数据的质量、数量和多样性将是未来精准医学的关键挑战。

三、P4医学与个性化健康管理

数据驱动医学研究的背景下，医学面临着新的挑战和发展机遇，医学的基本概念也在不断延伸，P4医学和精准医学以不同的方式表征了现代医学的发展特点和趋势。

（一）P4医学的概念与精准医学

P4医学（P4 medicine）是指预测医学（predictive medicine）、预防医学（preventive medicine）、个性化医学（personalized medicine）及参与性医学（participatory medicine）这四个概念的集合，由美国著名科学家Leroy Hood教授最早提出。精准医学实质上是P4医学的实施目标，而P4医学是精准医学实施的具体化条件，其中参与性医学又是预测医学、预防医学、个性化医学的实现基础。

P4医学提出之后，有人将精准医学（precision medicine）看成第五个P。还有人提出P6医学，在原有的基础上增加了心理认知和公众化（psychocognitive and public）。如前所述，精准医学与前面的四个P不是并列的关系，同样心理认知和公众化与Leory Hood的四个P的关系也非并列的概念，但是这样的讨论能启发思考，对科学的发展有很好的意义。与P4医学概念相关的讨论，如有学者提出**O4医学**，即过度测试（overtesting）、过度诊断（overdiagnosis）、过度治疗（overtreatment）和过度收费（overcharging），作为P4医学的对比，以突出现代医学中的问题，期待P4医学的发展能改善目前医学发展中的困境。

（二）从临床治疗到个性化健康管理

传统医学是以医生为中心、基于医生个人知识和经验为主导的诊疗方式。P4医学的概念与精准医学的目标则是将人的智能与基于大数据建模的人工智能充分融合，将医疗模式转变为以患者为中心、患者个人大数据与众多医生经验融合的新型智能医学方式。

正因为未来医学基于个人的动态数据和医生知识的融合，是以患者为中心的医疗模式，患者可以利用智能穿戴、即时检验（point-of-care testing），在自己的家里或社区进行测定，利用智能手机对所测定的数据进行云端分析和判断，利用云端咨询或指导确定自己的疾病风险，从而使得疾病的早期诊断成为可能。这种早期诊断正是传统中医所讲的"治未病"的思想，也正是P4医学中的预防医学的概念。目前，随着全世界老龄化社会的到来，老年病尤其是慢病的发生率包括心血管疾病、糖尿病、癌症和阿尔茨海默病等将成为社会的主要疾病，慢病管理将成为社会的主要负担之一，老龄化社会的态势与智能模型的融合，必然促进早期诊断和个性化健康医疗管理的实现。

第二节　医学数据共享与信息安全

现代医学信息安全是在医学数据和信息共享的前提下讨论的，在这样的前提下，医学信息安全所面临的科学问题与传统的信息安全相比，有医学信息本身特有的科学问题和解决策略，这些问题和对策也将会随着医学和信息学学科的发展而演化。

一、数据共享与精准医学实现

现代医学的发展与数据共享是分不开的，其原因是研究的对象是人体和疾病，人类的疾病是由遗传、环境以及生活习惯三者复杂的相互作用所导致的，具有很强的异质性。研究这样复杂的异质性系统，必须有大数据作为基础，解决数据共享与隐私安全的矛盾是医学信息学学科发展面临的关键科学问题。

如图 1-3 中方程所示：H 代表健康状态，G、E、L 分别代表遗传信息、环境信息和生活习惯信息，个人的健康状态是由三者相互作用的结果。健康的变化或者说疾病与健康状态之间的相互转换，可以用一个复杂的微分方程表示。

生命科学的基础研究常常基于实验动物模型，很难反映个体的遗传环境、生活环境和生活习惯的复杂多样性。健康和疾病的模型很难以精确的一个状态一个解的方式所描述，它不是一个状态一个解的关系，而是一个状态很多解的关系，如图 1-3 所示，达到不同的局部最低点的状态（健康或某个疾病的稳定状态）有很多途径，可以说是"殊途同归"。

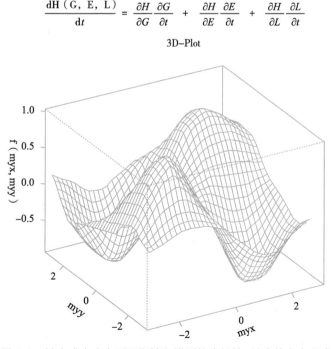

$$\frac{\mathrm{d}H(G, E, L)}{\mathrm{d}t} = \frac{\partial H}{\partial G}\frac{\partial G}{\partial t} + \frac{\partial H}{\partial E}\frac{\partial E}{\partial t} + \frac{\partial H}{\partial L}\frac{\partial L}{\partial t}$$

图 1-3　健康或疾病表型可塑性和模型的稳健性，健康状态方程式

通过这个方程也可以看出，导致个体的健康或疾病状态的过程或者原因是高度异质性的，现有的数据是多组学、跨测度的，某一个健康状态往往对应很大的数据空间和范围，精准医学的概念并不是数学上的精确解的意思，而是需要考虑患者或者健康人不同的遗传信息、不同的生活环境、不同的生活习惯等组合信息下的多组解或相应的数据空间范围，正如医生在看病的时候，医生的方案不是唯一的，而是一个范围内的解，不同的医生可以通过不同的方法治疗同一个患者，对某些疾病，患者个体也可以通过自我生活习惯的改变和调节，让疾病回归到正常的健康状态。

（一）数据驱动研究范式与精准医学实现

第四种科学研究范式是数据驱动的方法去解决科学问题。例如，基于大数据收集，可以通过查询患者与目标数据库中的个人资料之间的相似度，提供一种处理患者信息个性化诊断和治疗的方法。临床医生的治疗过程往往使用这种方法，医生脑海里的知识相当于一个知识库，在遇到新来的患者时，首先是问诊，然后便是与自己脑海里的经验（犹如数据库或者知识库）进行比较对照，再进行验证，进一步确认治疗方案。这种方式与实验、理论和计算机模拟的方式不同，可以被称为第四科学研究范式，即数据驱动的研究范式。第四科学研究范式实现的先决条件是：所积累的数据或知识必须足够多，以涵盖尽量多的可能性。此外，基于这些大数据的深度分析需要新的算法来发现新的规则、原理、关键角色和机制，以便理解和控制复杂的生命系统。

数据驱动医学为实现精准医学提供了机遇，但数据驱动医学实现仍然面临着各种挑战。第一方面挑战是生物医学数据的多样性及其标准化。由于第四种科研范式具有数据密集型的特点，高质量的数据积累将是数据驱动的个性化、精准化医学的关键步骤。生物医学数据，如分子、细胞、组织、个体和群体水平的数据，通常是多样性和异质性的。它可以是来自实验室的基本科学数据，也可以是真实世界的临床或健康状况数据，并且这些数据可以是动态的、演化的，并具有时空性。第四科学范式在精准医学实践中的应用，在数据收集方面将面临以下挑战。

挑战1：生物医学数据的标准化问题。为了收集大型生物医学数据，数据格式、术语和术语间关系等应该有共同的规则和标准，才能方便数据和信息的共享。临床科学家需要共享数据和信息，尤其是罕见病的数据和信息，才能提高数据的多样性和代表性。考虑到疾病类型、个体化遗传、动态生活方式、环境因素以及同义词和它们之间的多重复杂关系，生物医学的数据空间非常庞大。

挑战2：数据可测量性和时空信号问题。时空分子医学正在成为研究人类健康动态演化的新方向。现代智能传感器技术虽然可以应用于生理信息和分子水平信息的采集，但动态信号和数据的采集并不容易，基因表达和微生物群落生态动力学等数据的收集仍然具有很大的挑战性。

挑战3：数据共享和隐私保护问题。据报道，仅需要少量基因就可以与已知的个人信息叠加，识别出个人特征，如面部三维重建、声音和姓氏。为了保护个人隐私，需要对临床信息进行脱敏处理，甚至通过差异隐私给数据引入噪声，使用联邦学习、同态加密等密码学方式以保证计算和共享的安全，这将是本书讨论内容之一。

实现数据驱动医学所面临的第二方面挑战是可解释模型的构建与可操作性关键数据的筛选。为了理解隐藏在大数据中的复杂性、识别特定模式，建立个性化模型是必要的。数据密集型算法，如深度学习模型，需要考虑精准医学或医疗保健实施过程中的可解释性和可操作性。

挑战4：表型可塑性和系统稳健性问题。因为健康或疾病状态是由多个基因、生活方式和环境因素的复杂相互作用决定的。一种疾病的表型可能与很多基因型因素有关。将疾病状态转变到健康状态的方法或解决方案并不是唯一的，模型构建与传统的一对一模式不同，考虑到表型的可塑性，医学方程中的疾病与风险因素的关系应该是一对多、多对一或多对多的模式。

挑战5：可解释人工智能（explainable artificial intelligence，XAI）与精准医学实践的问题。传统的机器学习算法大多是分类模型，分类机制和解释都是基于未知的"黑箱原理"，很难将这些模型应用于个性化治疗的设计中去。XAI 将有助于打开黑箱,提高患者或临床医生对人工智能在精准医学实践中应用的可信度。

挑战 6:临床观察和真实世界数据驱动的科学发现方面的问题。对于精准医学和健康管理而言,临床观察相关的临床问题和真实世界的数据是医院的两个主要资源,难以从生命科学基础实验室获得,如何为科学研究提出良好的可转化的临床问题仍然是一个挑战,因为它需要来自融合临床和基础科学的见解和经验。

挑战 7:实验或计算验证问题。基于第四范式的生物标志物、药物靶点和其他关键角色的发现需要通过实验(包括临床实践)或计算辅助模拟进行验证。在安全、广泛地应用于临床医学和健康管理实践之前,还需要进一步改进和验证。

挑战 8:从数据和知识到一般性原理发现方面的问题。尽管基于 XAI 的模型可以解释观察结果,但是数据密集型的研究仍然需要进一步探索,以发现观察到的模式背后的一般原理,这些原则可以更好地指导设计疾病治疗的策略。

数据驱动医学实现面临的第三方面挑战是转化应用与跨学科教育。转化和应用是科学发现的基本目的之一,但目前熟悉第四研究范式应用和实践的人员数量仍明显不足。

挑战 9:数据密集型研究范式在医疗领域的智能应用问题。随着医学资源与老龄化社会慢病普遍性和供需矛盾的加重,数据密集型的研究范式将促进患者自我管理,特别是对慢病智能监测和控制的实现,如知识引导的聊天机器人可以提高诊断、门诊咨询、转诊以及治疗的质量等。但是目前还只是开始,智能聊天机器人的实践还面临很多挑战,如人的智能与人工智能的有效融合等。

挑战 10:数据密集型研究范式的教育和培训,所有上述九项挑战都需要受过良好教育和训练的临床医生和科学家来应对。对于数据密集型的跨学科研究,需要对下一代医生、研究人员甚至患者进行数据标准化、数据安全、知识库、算法和模型等方面的知识培训和普及。

国际上曾有两家著名的公司分别提出了两个著名的健康管理项目,但均已宣布在医疗健康领域运行失败,其主要原因是他们为人工智能建模或分析收集到的数据,在面对复杂的个性化应用时不具有广泛的代表性。医疗行业需要更多高质量的注解数据、知识导向的模型和经验丰富的人力资源。随着四种范式的融合发展,新范式的推广与实践,这些挑战同时也是未来医学发展的重要机遇。尽管数据驱动医学的实现有很多困难,数据是医学信息学学科发展的根本和关键,生物医学数据的共享最重要的前提是包括隐私保护在内的医学信息安全。

（二）医学数据共享与信息安全的矛盾

如前所述,数据共享是精准医学实现的根本,但是由于医学数据涉及隐私安全和资源保护等方面的问题,医学数据的共享和信息安全往往是一对矛盾。这个矛盾可以包括三个方面:①精准医学需要整合个人的多组学、跨测度的数据,因此需要医学数据共享,而这些数据的共享涉及个人隐私、伦理和资源保护问题等;②寻找疾病发展规律,需要基因型、表型及其各种数据的关联,而这种关联深度越强,越容易暴露个人的隐私性;③以患者为中心的医学模式的前提是患者数据、医生其他参与者在网络上及时共享分析数据,但是这种及时共享会造成整个信息链上的信息失真、信息篡改等信息安全问题,如何解决数据共享与信息安全的矛盾正是医学信息安全所要研究和解决的问题。

二、数据共享与通用信息模型

数据共享的第一个挑战是数据结构与数据内容的一致性,只有在内容一致或者共同的语境下,才可能做到共享数据,这是数据共享面临的第一个问题。

（一）通用信息模型与本体

通用信息模型是一个开放式的标准,它是针对软件工程领域的概念,它定义信息技术环境下的通用对象及通用对象之间的关系，用于不同的生产厂商提供一种一致的方法。体系结构是基于统一建模语言（unified modeling language，UML）。本体（ontology）是对某一领域的概念进行标准化，是具有一定结构和关系的术语集，如图 1-4 展示了一种构建好的前列腺癌本体（prostate cancer ontology，PCAO），它是对前列腺癌相关的各类数据进行结构化分类，同义词标准化和建立术语之间的关系，本体主要应用于人工智能领域。

随着工程技术和人工智能的深度融合，通用信息模型与本体概念也在不断地相互渗透，以适应现代软件工程智能化的发展。通用信息模型主要是注重实现和可操作性，而本体注重概念的抽象以及它们之间的关系，本体更强调知识的开发、应用、网络表征以及知识推理等，是一个开放的演化系统，而模型定义常常是一个闭合体系。

```
前列腺癌本体
■ 前列腺癌的诊断方面
  ◆ AJCC v6期前列腺癌
  ◆ AJCC v8期前列腺癌
  ◆ 前列腺癌筛查
  ◆ 前列腺癌的症状
  ◆ TNM前列腺肿瘤分期
■ 前列腺癌的流行病学特征
  ◆ 患者基本信息
  ◆ 前列腺癌的遗传和表观遗传学
  ◆ 前列腺癌的生活方式
  ◆ 个人病史
■ 前列腺癌的治疗方面
  ◆ 去势抗性前列腺癌
  ◆ 化疗
  ◆ 冷冻疗法
  ◆ 递延治疗
  ◆ 激素治疗
  ◆ 转移性前列腺癌
  ◆ 放射治疗科
  ◆ 外科手术
  ◆ 其他处理
```

图 1-4　本体与医学数据融合共享举例：前列腺癌本体

（二）医学信息标准、疾病本体与医学数据共享

医学信息标准是对医学数据分类、疾病描述所制定的通用准则，如卫生信息交换标准（health level 7，HL7）、医学数字成像和通信标准（digital imaging and communication in medicine，DICOM）、系统化医学术语集（the systematized nomenclature of medicine，NOMED）、国际疾病分类（international classification of diseases，ICD）等。除此之外，目前关于疾病本体的研究越来越深化。所谓某个疾病本体是指一个疾病相关的术语和术语之间的关系集合，是关于某个疾病的所有概念的结合。由于疾病的数量大，每个疾病涉及的内容多，所以构建各种疾病特有本体是一个巨大的挑战。

第一，数据的多元性。前面已经讲到如何收集数据，包括组学数据、临床数据、生活习惯数据、环境数据等，收集某个疾病特有的数据，需要有科学根据。

第二，关键数据和相关数据的差别。医生的时间有限，如何确认数据中的关键数据和相关数据仍然是挑战，收集关键数据比收集相关的数据更为重要。

第三，已知数据和未知数据的关系。随着科学的发展，研究人员对与疾病相关因素的了解会越来越多，开始收集的时候，并不知道哪些数据是与疾病相关的，疾病本身具有多样性和演化性。环境因素、生活习惯因素等会随着时间的演变而变化。例如在 20 年前，大多数人没有使用手机这样的生活习惯，但随着科学的发展，它产生了新的生活习惯。所以说本体的内容是开放和演化的，现在以某个特有疾病为基础的本体还很少，尤其在癌症领域里本体研究不多。本体开发所涉及的概念巨大，包括基础科学、临床科学和信息科学等，建立本体需要多方位的学科交叉。

目前疾病特有的本体构建有比较好的条件和基础：①有上层本体如疾病本体（disease oncology，DO）、人类表型本体（human phenotype ontology，HPO），有疾病标准如《国际疾病分类第十一次修订本》（international classification of disease-11，ICD-11）等，这些可以作为构建下层本体（即某个疾病特有的本体，如前列腺癌本体）的基础；②已经有一些疾病特有的本体公布，如前列腺癌、阿尔茨海默病的本体等，它们可作为新的疾病本体构建的参照；③现已开发了大量的软件工具用于具体本体的构建，如 Protégé、SWOOP、OWLGrEd 等。

由于某个疾病的本体构建是以临床应用为目的的信息系统平台构建，目前仍然存在很多挑战：①需要临床医学、基础科学和信息学等多学科的知识融合，这个融合涉及交叉学科的知识理解、同义词鉴定等；②涉及多组学、跨层次的数据提取、整合和标准化；③疾病本体是随着对疾病理解的加深

而不断演化，关于生活习惯、遗传背景和环境影响，包括肠道菌群、营养与疾病等方面的知识也在不断丰富，疾病本体为数据融合和疾病个性化提供了基础。另一方面基于本体的疾病多维数据的信息叠加也为个体身份识别和隐私暴露带来了风险。

三、医学信息安全简介

数据共享面临的第二个挑战是信息隐私安全、社会伦理和人类遗传资源保护等，这是医学数据或信息共享前提下的数据安全，是医学信息安全特有的科学问题。对医学信息安全的保护有多种策略，见图1-5。

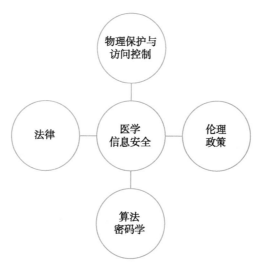

图 1-5　医学信息安全的多维保护模式

（一）医学信息安全的多重保护屏障

如图1-5所示，医学信息安全涉及多方位的保护方案，传统的信息安全保护主要是物理层面的保护，或者说对信息和数据访问进行控制，这是传统的医学信息安全的范畴。当然还涉及法律和政策，对数据的保护包括群体数据和个体数据，各国建立的法律也越来越严格，患者的个人隐私是一个社会伦理问题。在现代数据共享要求的前提下，数据安全相关技术还包括信息脱敏、算法和密码学等医学信息安全科学的前沿。

（二）传统的医学信息安全方法与医学信息技术安全问题

传统的信息安全方法通常是一种物理层面的保护和对信息的访问控制。物理层面的保护涉及备份、网络安全和云计算安全，访问控制涉及对数据进行管理、设置密码、访问权限控制等。传统的医学信息技术安全，还有技术层面的，比方说电脑及其配件的系统稳定性和损坏防控、备份等。

（三）基于共享的医学信息安全问题

基于信息共享的医学信息安全，涉及医学数据共享过程中的多种安全保护方法。如果从数据和信息的内容角度上看，目前已经开发了多种算法用于医学信息安全的保护。常见的安全保护方法有数据脱敏、差分统计、联邦学习、多方安全计算和可信计算等方法，不同的医学信息安全保护策略适合于不同的应用场景和保护等级，本书将有专门章节介绍和讨论。

（四）医学数据流与医院信息安全

医学数据的安全存在于整个医学数据流中，包括医学数据的采集、处理、存储、传播、分析的各个阶段，涉及计算机、操作系统、软件硬件、网络和云端的各种应用，涉及个体、医院和社会网络层次等方面的使用安全，参见图1-6。在以上各个层面上涉及的具体医学信息安全问题，也将是本书讨论的主要内容。

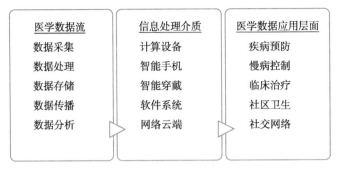

图 1-6   医学信息安全保护存在于整个信息链中

本章小结

　　本章讨论了精准医学范式背景下的大数据,包括各种分子组学数据、影像学数据、临床表型数据、可穿戴设备测定和传输的生理数据等,医学大数据的共享是精准医学实现的前提和保障。此外,第四范式即数据驱动科学研究范式的兴起,进一步加强了医学对数据和信息共享的依赖。因为医学研究对象是复杂的疾病系统,具有很强的异质性和个性化,高质量的、块状的医学数据的获取和共享是实现数据驱动医学的关键。实现医学数据共享需要克服三方面的挑战:①数据内容的统一;②数据结构的统一和计算机可读性问题,这是数据共享的前提和基础,本章讨论了医学通用信息模型的概念,尤其是疾病本体对精准医学、智能健康实施的影响;③医学数据和信息共享涉及社会伦理、个人隐私、法律和群体遗传信息保护等医学信息安全本身特有的科学问题。本书将在保持传统的信息安全内容,即物理安全方面的知识基础上,进一步深入讨论整个医学数据流过程中的数据和信息安全,讨论在医学数据和信息的存储、读、写、提取和应用中的安全,包括在计算机系统、硬软件使用以及互联网在个体、医院和群体社会网络中传播等不同层次上的信息安全问题。

(沈百荣)

思 考 题

1. 说明四种科学研究范式、医学信息共享与医学信息学学科发展之间的关系。
2. 医学信息安全防御系统涉及哪些基本层次?
3. 医学大数据、医学数据流与信息安全之间的关系是怎样的?
4. 为什么说医学信息共享与安全是未来医学发展首先要解决的关键问题?

第二章

医疗信息安全基础知识

医疗行业高度依赖信息系统运营,近年已经成为黑客重点关注和定向攻击的行业之一。医疗行业勒索病毒和网络安全相关事件呈现持续上升态势,医疗数据高价值的特点引起大量黑客关注。本章将介绍医疗信息安全的基础知识、密码学基本概念、访问控制与协议、软件与操作系统安全。

第一节　密码学与加密

密码学中加密过程简单通俗理解是把普通的纯文本转换为难以理解的文本的过程,反之为解密过程。密码学不仅可以保护数据不被窃取或修改,而且还可以用于用户身份验证。早期密码学实际上是加密的同义词,现代密码学主要是基于数学理论和计算机科学的实践。

一、密码学基本思想和概念

（一）密码学

密码学(cryptology)是研究密码编制、密码破译和密码系统设计的一门综合性学科,其包括密码编码学和密码分析学。密码学是一门研究密码与密码活动本质和规律,以及指导密码实践的学科,主要探索密码编码和密码分析的一般规律,它是一门结合了数学、计算机科学与技术、信息与通信工程等多门学科的综合性学科。它不仅具有信息通信加密和解密功能,还具有身份认证、消息认证、数字签名等功能,是网络空间安全的核心技术。

密码学要解决的基本问题包括信息的保密传输、存储和信息的认证问题。例如虎符为中国古代帝王授予臣属兵权和调发军队的信物。虎符分左右两半,有子母口可以相合。右符留存中央,左符在将领之手。帝王若派人前往调动军队,就需带上右符,持符验合,军将才能听命而动。

密码学基本思想是伪装以隐蔽信息,使未经授权者不能理解它的真实含义。伪装是对信息进行一种可逆的数学变换,伪装前的原始信息称为明文,伪装后的信息称为密文。伪装的过程称为加密,去掉伪装还原明文的过程称为解密。加密在加密密钥的控制下进行,解密在解密密钥的控制下进行。用于加密的一簇数学变换称为加密算法,用于解密的一簇数学变换称为解密算法。

（二）密码编码学

密码编码学(cryptography)主要研究对信息进行编码,实现对信息的隐蔽。密码编码学具有三个独立特征。

1. 转换明文为密文的运算类型　传统密码学加密算法都基于两个原理:代替和置换。代替是将明文中的每个元素(如位、字母、位组或字母组等)映射成另一个元素;置换是将明文中的元素重新排列。上述运算的基本要求是不允许有信息丢失(即所有的运算是可逆的)。大多数密码体制,也称为乘积密码系统,都使用了多层代替和置换。

2. 所用的密钥数　如果发送方和接收方使用相同的密钥,这种密码就称为对称密码、单密钥密码、秘密密钥密码或传统密码。反之,称为非对称密码、双钥或公钥密码。

3. 处理明文的方法　分组密码每次处理输入的一组元素,相应地输出一组元素。流密码则是连续地处理输入元素,每次输出一个元素。

（三）密码分析学

密码分析学(cryptanalytics)主要研究加密消息的破译或信息的伪造。密码分析学典型目标是恢复使用的密钥而不是仅仅恢复出单个密文对应的明文。

常见的对加密信息的攻击类型有如下几种。

1. 唯密文攻击　密码分析者知道加密算法和待破译的密文。由于密码分析者所能利用的数据资源仅为密文,因此是最困难的一种攻击方式。

2. 已知明文攻击　密码分析者除了知道加密算法和待破译的密文,而且还知道与待破译密文使用同一密钥加密的一定数量的明文和对应的密文。密码分析者的任务目标就是推出用来加密的密钥,然后对使用该密钥加密的任何新的消息进行解密。

3. 选择明文攻击　密码分析者知道加密算法和待破译的密文,并且可以得到所需要的任何明文所对应的密文,这些明文和待破译的密文是用同一密钥加密得来的,即知道选择的明文和对应的密文。这时密码分析者能够选择特定的明文数据块去加密,并比较明文和对应的密文,去分析和发现更多的与密钥相关的信息。

4. 选择密文攻击　密码分析者知道加密算法和待破译的密文,密码分析者能选择不同的被加密的密文,并可得到对应的解密的密文,即知道选择的密文和对应的明文。解密这些密文所使用的密钥与解密待破译的密文的密钥是一样的。这类攻击主要用于公钥密码算法。

5. 选择文本攻击　选择文本攻击是选择明文攻击和选择密文攻击的结合。密码分析者知道加密算法和待破译的密文,并且知道任意选择的明文和它对应的密文,这些明文和待破译的密文是用同一密钥加密得来的,以及有目的地选择密文和它对应的明文,解密这些密文所使用的密钥与解密待破译的密文的密钥是一样的。

（四）密码学相关术语

1. 数据通信　是指数字计算机或者其他数字终端之间的通信。

2. 数据通信系统　主要划分为信源、信道和信宿三部分。

（1）信源:是产生和发送数据的源头。

（2）信宿:是接收数据的终点。

信源和信宿通常都是计算机或其他数字终端装置。发送端信源发出的信息需要通过变换器转换成适合于在信道上传输的信号,而通过信道传输到接收端的信号先由反变换器转换为原始信息,再发给信宿。

（3）信道:是信息的传输媒介。一个信道可视为一条线路的逻辑部件,一般用来表示向某个方向传送信息的介质。因此一条通信线路往往包含一条发送信道和一条接收信道。

3. 明文　被隐蔽的信息称作明文(message, plaintext),通常用 p 表示。

4. 密文　将明文隐蔽后的结果称作密文(ciphertext),通常用 c 表示。

5. 加密　将明文变换成密文的过程称作加密(encryption)。

6. 解密　用密文恢复出明文的过程称作解密(decryption)。

7. 密钥　控制或参与密码变换的可变参数称作密钥(key),密钥又分为加密密钥和解密密钥。

（1）加密密钥:加密时用的密钥。

（2）解密密钥：解密时用的密钥。

对于一个确定的密钥，加密算法将确定一个具体的加密变换，解密算法将确定出一个具体的解密变换，且解密变换是加密变换的逆过程。

（五）密码学的基本目标

密码学的基本目标就是解决信息安全的三个基本安全需求，即：

（1）信息的机密性保证——由加密算法完成。

（2）信息的真实性认证——由认证算法和配套的协议完成。

（3）承诺的不可否认性保证——由数字签名算法、配套的协议和仲裁机构完成。

如图2-1所示，信源A通过公开的信道向信宿B传递信息。这中间存在一个敌手，可以从公开信道发起攻击。通常包括被动攻击和主动攻击两种攻击方式。

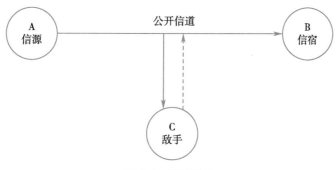

图2-1　通信模型

（1）被动攻击（窃听）：获取但不改变传输的信息。

（2）主动攻击：不仅窃听，而且还改变传输的信息，目的是实现伪造和欺骗。

为了对抗这两种形式攻击，通常采用加密技术和认证技术。

（1）加密技术：对抗被动攻击（窃听），可解决信息的机密性问题——解决信息的传输保密和存储保密的问题。敌手获取的就是加密后的信息，若不能破译出来，就算攻击失败。如图2-2所示。

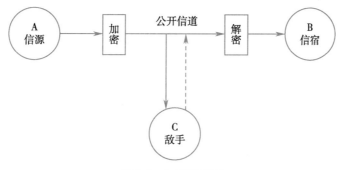

图2-2　加密和解密

（2）认证技术：对抗主动攻击、对抗抵赖，解决信息的真实性认证问题（能够检测出主动攻击）以及互不信任的双方的认证问题。如图2-3所示。

当敌手更改消息内容时，会使认证码与消息不匹配，从而导致攻击失败。主要验证内容包括发送方和接收方的身份、内容的真伪和时间的真伪。

加密过程中对敌手攻击能力的假设：假设敌手具有较强的攻击能力，假设敌手知道除密钥之外的所有知识。密码算法应满足一切的秘密蕴含于密钥之中。如果敌手在最有利的条件下仍然不可破译，则说明密码算法在实际中更加安全。对于性能相同的两个密码算法，一定要选择强度高的密码算法。

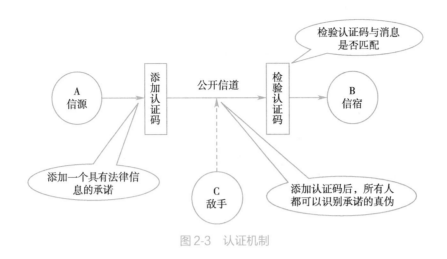

图 2-3　认证机制

二、常用加密方法介绍

（一）对称加密方法

1.对称加密　也称传统加密或单钥加密,是 20 世纪 70 年代公钥密码产生之前唯一的加密类型。如今仍是两种加密类型中使用最为广泛的加密类型。

2.分组密码　是将输入数据划分成固定长度的组进行加密和解密的一类对称密码算法。分组密码的安全性主要依赖于密钥,而不依赖于对加密算法和解密算法的保密。分组密码具有速度快、易于标准化和便于软硬件实现等特点,在计算机通信和信息系统安全领域中有着广泛的应用。

3.流密码　又称为序列密码,是对称密码算法的一种。与分组密码不同,流密码不再以一定大小对输入数据进行分组,而是将每个元素(一个字符或一个位)作为基本处理单元,对每个元素使用随机产生的密钥进行加密,其密钥流与数据流的长度相同。流密码具有实现简单、便于硬件实施、加解密速度快等特点,因此在实际应用中,特别是专用或机密机构中保持着优势,典型的应用领域包括无线通信、外交通信。

（二）数据加密标准

在 2001 年高级加密标准(advanced encryption standard,AES)提出前,数据加密标准(data encryption standard,DES)一直是使用最广泛的加密方案。DES 于 1977 年被美国国家标准局(National Bureau of Standards,NBS),即现在的美国国家标准与技术研究院(National Institute of Standards and Technology,NIST)采纳为联邦信息处理标准。DES 采用了 64 位的分组长度和 56 位的密钥长度,因此算法的理论安全强度是 2^{56}。它将 64 位的输入经过一系列变换得到 64 位的输出。解密则使用了相同的步骤和相同的密钥。

随着计算机技术的飞速发展,元器件制造工艺的进步使得计算机的处理能力越来越强,DES 已不能提供足够的安全性。美国 NIST 于 2001 年发布了新的加密标准 AES 用来替代原先的 DES。AES 也采用分组对称密码体制,分组长度必须为 128 位,所支持的密钥长度可以为 128、192、256 位,因而提供了足够的安全性,加之算法本身复杂的加密过程使得该算法成为数据加密领域的主流。

（三）非对称加密方法

非对称加密也称为公钥密码。需要两个密钥——公开密钥(public key,简称公钥)和私有密钥(private key,简称私钥),来实现互补运算,即加密和解密,或者生成签名与验证签名。公钥与私钥是一对,如果用公钥对数据进行加密,只有用对应的私钥才能解密;如果用私钥对数据进行加密,那么只有用对应的公钥才能解密,并且通过公钥推算出私钥在计算上是不可行的。

公钥密码学的发展是整个密码学发展历史中最伟大的一次革命,甚至可以说是截至目前唯一的一次革命。从密码学产生至今，几乎所有的密码体制都是基于代替和置换这些初等方法。几千年来，对算法的研究主要是通过手工计算来完成的。随着转轮加密/解密机器的出现，传统密码学有了很大进展，利用电子机械转轮可以开发出极其复杂的加密系统，利用计算机甚至可以设计出更加复杂的系统，最著名的例子是 Lucifer 实现数据加密标准（DES）时所设计的系统。转轮机和 DES 是密码学发展的重要标志，但是它们都基于代替和置换这些初等方法之上。

公钥密码学是 Diffie 和 Hellman 在其早期的著名论文中提出的一种新的密码学方法，事实上，它对密码学家提出了一种挑战，即要去寻找满足公钥体制要求的密码算法。之后很多算法被提出，其中有一些刚提出时似乎很有前途，但后来都被攻破。美国麻省理工学院（MIT）的 Ron Rivest、Adi Shamir 和 Len Adleman 于 1977 年提出并于 1978 年首次发表的算法，可以说是最早提出的能满足所有要求的公钥算法。Rivest-Shamir-Adleman（RSA）算法自其诞生之日起就成为被广泛接受且被实现的通用的公钥加密方法。RSA 的安全基于大数分解的难度。其公钥和私钥是一对大素数（100～200位十进制数或更大）的函数。从一个公钥和密文恢复出明文的难度，等价于分解两个大素数之积（这是公认的数学难题）。为提高保密强度，RSA 密钥长度一般推荐使用 1024 位。

（四）两种加密方法的比较

1. 对称加密　基于代替和置换，加密和解密时使用的是同一个密钥。优点是算法公开、计算量小、加密速度快、加密效率高。缺点是密钥的管理和分发非常困难，不够安全。通信双方要事先协商好密钥，然后双方必须要保存好密钥，如果一方泄露了密钥，那么加密信息就不安全了。另外，每对用户间通信都需要协商、保存一份唯一的密钥，会使得发送方和接收方所拥有的密钥数量巨大，密钥的管理成为双方的负担。

2. 非对称加密　基于数学函数，加密和解密使用不同的密钥，一把作为公开的公钥，另一把作为私钥。公钥加密的信息，只有私钥才能解密。私钥加密的信息，只有公钥才能解密。私钥只能由一方安全保管，不能外泄，而公钥则可以发给任何请求它的人。优点是安全性更高，公钥是公开的，私钥是自己保存的，不需要将私钥给别人；同时，用户只需要保存自己的私钥，从而也减轻了密钥管理的负担；另外，公钥加密也为数字签名和身份验证提供了解决方案。缺点是加密和解密过程花费时间较长、速度较慢，只适合对少量数据进行加密。

（五）国密算法

国密算法即国家密码管理局认定的国产密码算法，是国家密码管理局为了保障我国商用密码安全、实现密码算法自主可控而制定的一系列商用密码算法。其中包括了对称加密算法、非对称加密算法、杂凑算法，具体有 SM1、SM2、SM3、SM4 等（SM 是商密的拼音首字母）。

1. SM1　SM1 是一种对称加密算法中的分组加密算法，其分组长度、密钥长度都是 128 位，算法安全保密强度及相关软硬件实现性能与 AES 相当。但该算法不公开，仅以知识产权核（intellectual property core，IP 核）的形式存在于芯片中，需要通过加密芯片的接口进行调用。采用该算法已经研制了系列芯片、智能 IC 卡、智能密码钥匙、加密卡、加密机等安全产品，广泛应用于电子政务、电子商务及国民经济的各个领域。

2. SM2　SM2 是一种非对称加密算法，是椭圆曲线密码算法（elliptic curve cryptography，ECC）的一种，基于椭圆曲线离散对数问题，计算复杂度为指数级，求解难度较大，同等安全程度要求下，椭圆曲线密码较其他公钥密码算法所需密钥长度要小很多。SM2 主要用于替换 RSA 算法，用于实现数字签名、密钥协商和数据加密功能，其算法公开。相对于 RSA 算法，256 位的 SM2 密码强度已经比2048 位的 RSA 密码强度要高，且运算速度快于 RSA。

3. SM3　SM3 是一种密码杂凑算法，该算法作用是将任意长度的输入消息串变化成固定长度的输出串。SM3 主要用于替代信息摘要算法（MD5）、安全散列算法（SHA-1）等国际算法，用于数字签名及验证、消息认证码生成及验证、随机数生成等，其算法公开。为了保证杂凑算法的安全性，其产生的杂凑值的长度不能太短，经典的 MD5 算法输出长度为 128 位、SHA-1 算法输出长度为 160 位，而 SM3 算法的输出长度为 256 位，因此 SM3 算法的安全性要高于 MD5 算法和 SHA-1 算法。

4．SM4　SM4 是一种用于无线局域网的分组对称加密算法。SM4 主要用于替代 DES、AES 等国际算法，用于数据加密，其算法公开。SM4 与 AES 具有相同的密钥长度和分组长度，均为 128 位。

除了以上介绍的几种算法，国密算法还有 SM7、SM9 和祖冲之算法（ZUC）。这些国密算法能够帮助我国摆脱对国外技术和产品的过度依赖，建设各行业网络安全环境，保证核心信息系统的安全可控，从而保障国家安全和社会稳定。目前，我国的 SM2、SM3、祖冲之算法、SM4、SM9 已相继成为国际标准化组织 ISO/IEC 发布的国际标准，这展现了我国先进的密码科技水平，对促进我国商用密码产业发展、提升我国商用密码的国际影响力具有重要意义。

第二节　访问控制与协议

访问控制技术是为防止对任何资源进行未授权的访问，从而使计算机系统在合法的范围内使用。

一、访问认证与授权

网络访问控制（network access control，NAC）是对网络访问管理的总称。NAC 在用户登录网络的时候进行认证，决定其可以获取哪些数据及可以执行哪些行为。NAC 同时还检测用户的计算机及移动设备（终端）的安全状况。

用户认证：用户访问系统资源时系统要求验证用户的身份信息，身份合法方可继续访问。常见的用户身份认证方式有：用户名密码登录、指纹打卡等。

用户授权：用户认证通过后去访问系统的资源，系统会判断用户是否拥有访问资源的权限，只允许访问有权限的系统资源，没有权限的资源将无法访问。

（一）网络访问控制系统的组成元素

1．访问请求者　访问请求者（access requester，AR）是试图访问网络的节点。它可能是 NAC 系统管理的任何设备，包括工作站、服务器、打印设备、摄像机及其他具有互联网协议（IP）地址的设备。AR 通常被认为是请求者或者简单说是客户端。

2．策略服务器　根据 AR 的信息和企业制定的策略，策略服务器决定哪些访问是被允许的。策略服务器通常依赖后台系统，包括反病毒软件、补丁管理系统及用来帮助决定主机环境的用户字典。

3．网络接入服务器　网络接入服务器（network access servers，NAS）是一个接入控制点，为用户远程连接企业的内部网络提供访问控制。通常它也被称为媒体网关、远程访问服务器或者策略服务器。一个 NAS 可能包含自己的认证服务器，或是依赖策略服务器提供的认证服务。

图 2-4 是一张常见的网络接入图。许多不同种类的 AR 通过向相应的 NAS 申请，来尝试访问企业网络。第一步通常是对 AR 进行认证。认证通常包括一些安全协议和密钥的使用。NAS 可能执行这个认证过程，也可能只在认证过程中担当中介的作用。在之后的过程中，认证发生在请求者和认证服务器之间。认证服务器是策略服务器的一部分或者是通过认证服务器接入。

认证过程提供多种目的的服务。它验证请求者所声明的身份，使得策略服务器能够根据身份决定 AR 所拥有的权限。认证的过程可能会产生会话密钥，来确保在企业网络上用户和资源之间的安全通信。

通常，策略服务器或辅助服务器会对 AR 进行检查，决定 AR 是否可以进行远程交互连接的访

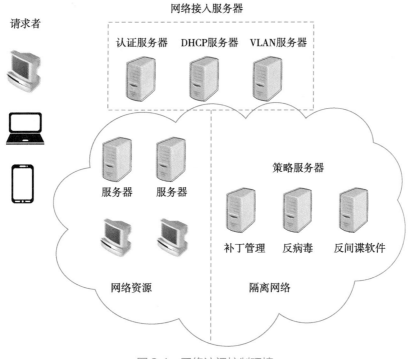

图 2-4 网络访问控制环境

问。这些检查(又称为健康、适配、筛选或评估检查)需要对用户系统上的软件进行认证,来确定其是否符合企业制定的安全配置的基本要求。比如,用户的反恶意软件必须是最新的,操作系统补丁要打满,远程主机必须是由企业拥有并控制的。这些检查必须在 AR 获得访问企业网络的授权之前进行。在这些检查结果的基础上,企业可以决定远程计算机是否可以进行交互远程访问。如果一个用户具有可接受的授权凭证但是远程计算机并没有通过安全检查,用户和远程计算机的网络访问会被拒绝,或者在隔离网络中进行受限的访问,这使得授权用户能够修复安全缺陷。

一旦 AR 经过授权,明确了在企业网络访问中的级别,NAS 就会使 AR 能够与企业网络中的资源进行交互。NAS 可能会为了执行安全策略传递它的每次交换,也可能使用其他方法限制 AR 的权限。

(二)常见的 NAC 实施方法

网络访问实施方法是为了控制对企业网络的访问而实施在 AR 上的行为。许多供应商支持多种实施方法,允许用户使用一种或多种方法的组合来进行配置。

1. IEEE 802.1X 这是一个链路层协议,它在一个端口被分配 IP 之前执行授权。IEEE 802.1X 使用可扩展授权协议进行授权。

2. **虚拟局域网** 企业网络是一系列有联系的局域网(LAN)组成的集合。通过这种方式,它在逻辑上被分割为一系列虚拟局域网(virtual local area network,VLAN)。NAC 系统根据设备是否需要安全修复、只需要网络访问或是需要访问企业资源决定哪些 VLAN 来管理相应的 AR。VLAN 可被动态创建,VLAN 中服务器和 AR 之间的成员关系可重叠。也就是说一个服务器或是一个 AR 可以属于一个或多个 VLAN。

3. **防火墙** 一个防火墙提供一个表单。它允许或是拒绝企业主机和外部用户之间的网络流量。

4. **DHCP 管理** 动态主机配置协议是一个可以给主机动态分配 IP 地址的网络协议。一个 DHCP 服务器收到 DHCP 请求,然后进行 IP 分配。因此,NAC 的实施发生在以子网和 IP 分配为基础的 IP 层。一个 DHCP 服务器的安装和配置是简单的,但是它受限于多种形式的 IP 欺骗,提供了受限的安全性。

上面所介绍的是一些比较常见的方法,其中 IEEE 802.1X 是目前使用最多的实施方案。

5. 可扩展认证协议   可扩展认证协议(extensible authentication protocol,EAP)在 RFC 3748 中定义。它是一个网络访问和授权协议的框架。EAP 提供了许多协议消息,它们可以封装多种认证方法,在客户端和认证服务器之间使用。EAP 可以在多种网络和链路层设备上进行操作,包括点到点链路、LAN 及其他网络,可以适应多种链路和网络的认证需求。图 2-5 展示了组成 EAP 的协议层次。

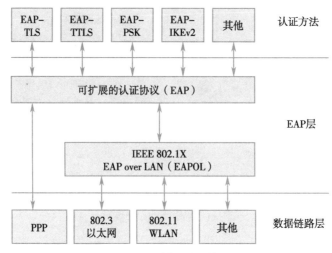

图 2-5   可扩展认证协议

6. 认证方法   EAP 支持多种认证方法,这就是 EAP 可扩展的含义所在。EAP 在客户端系统和认证服务器之间为认证信息交换提供了一个通用的传输服务。基本的 EAP 传输服务通过使用一个特殊的认证协议和方法进行扩展。这些协议会同时装在 EAP 客户端和认证服务器。许多方法都规定可以在 EAP 上工作。

（三）常见的 EAP 支持的方法

1. EAP-TLS   EAP-TLS(EAP transport layer security)(RFC 5216)定义了传输层安全协议(TLS)如何封装在 EAP 消息里。EAP-TLS 使用 TLS 中的握手协议,而非它的加密方法。客户端和服务器使用其数字证书进行相互认证。客户端通过使用服务器的主密钥加密一个随机数产生一个预主密钥,并将其发往服务器。客户端和服务器都使用预主密钥产生相同的密钥。

2. EAP-TTLS   EAP-TTLS(EAP tunneled TLS)和 EAP-TLS 基本相同,不同之处在于服务器首先要通过证书向客户端证明自己。和 EAP-TLS 中相同,它使用密钥建立一个安全的连接("隧道"),这个连接用来对客户进行认证,可能的话,服务器会再次使用 EAP 方法或是老方法如 PAP(口令认证协议)和 CHAP(挑战握手身份认证协议)。EAP-TTLS 在 RFC 5281 中有详细的定义。

3. EAP-GPSK   EAP-GPSK(EAP generalized pre-shared key)在 RFC 5433 中定义。它是一种适用交互认证的 EAP 方法,会话密钥由预共享密钥(PSK)产生。EAP-GPSK 指定了一个基于预共享密钥的 EAP 方法,采用了基于密钥的密码算法。因此,在消息流和计算开销方面十分有效,但是它要求客户端和服务器之间存在预共享密钥。它为成功进行交互认证提供了受保护的安全信道,它是为在如 IEEE 802.11 这种不安全网络上进行认证设计的。EAP-GPSK 不需要公钥密码算法。这种 EAP 方法协议交换最少可 4 步完成。

4. EAP-IKEv2   它的基础是互联网密钥交换协议版本 2(IKEv2)。它支持交互认证,会话密钥建立使用了多种方法,它在 RFC 5106 中进行定义。

二、相关协议

(一) Kerberos 认证协议

Kerberos 认证协议用于实现开放式系统网络中用户双向认证,计算环境由大量的匿名工作站和相对较少的独立服务器组成。服务器提供文件存储、打印、邮件等服务,工作站主要用于交互和计算。Kerberos 的认证服务任务被分配到两个相对独立的服务器:认证服务器(authentication server,AS)和票据许可服务器(ticket granting server,TGS)。完整的 Kerberos 系统由 4 部分组成:AS、TGS、客户端、服务器。

Kerberos 使用两类凭证:票据(ticket)和鉴别码(authenticator)。这两种凭证均使用私钥签名,但签名的密钥不同。票据用来在 AS 和用户请求的服务之间安全传递用户的身份,以及用来确保使用票据的用户必须是票据中指定的用户,同时也传递附加信息。票据一旦生成,在生存周期内可以被客户端使用多次来申请同一个服务器的服务。鉴别码负责对提供的信息与票据中的信息进行匹配,协同完成发出票据的用户为票据中指定的用户的认证。

Kerberos 详细认证过程如图 2-6 所示。在 Kerberos 认证机制中,也存在一些安全隐患。Kerberos 机制的实现要求一个时钟基本同步的环境,这样需要引入时间同步机制,并且该机制也需要考虑安全性,否则攻击者可以通过调节某主机的时间实施重放攻击。在 Kerberos 系统中,Kerberos 服务器假定共享密钥是完全保密的,如果一个入侵者获得了用户的密钥,他就可以假装成合法用户。攻击者还可以采用离线方式攻击用户口令。如果用户口令被破获,系统将会不安全。如果系统的登录程序被替换,用户的口令会被窃取。

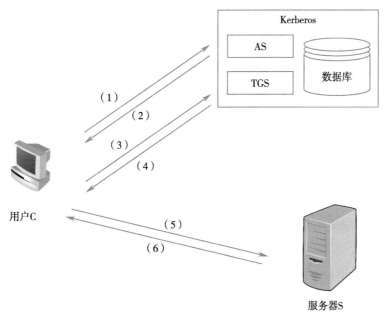

图 2-6　Kerberos 详细认证过程

(二) X.509 认证协议

根据国际电信联盟的建议,将 X.509 作为定义目录业务的 X.500 系列的一个组成部分,这里所说的目录实际上是维护用户信息数据库的服务器或分布式服务器集合,用户信息包括用户名到网络地址的映射和用户的其他属性。X.509 定义了 X.500 目录向用户提供认证业务的一个框架,目录的作用是存放用户的证书。X.509 还定义了基于证书的认证协议。X.509 中定义的证书结构和认证协议已被广泛应用于 S/MIME、IPSec、SSL/TLS 及 SET 等诸多应用过程,因此 X.509 已成为一个重要的标准。

X.509 的基础是公钥密码体制和数字签名,但其中未特别指明使用哪种公钥密码体制,也未特别指明数字签名中使用哪种杂凑函数。

1. 证书的格式　用户的证书是 X.509 的核心问题,证书由某个可信的证书发放机构(认证中心,CA)建立,并由 CA 或用户自己将其放入目录中,以供其他用户访问。目录服务器本身并不负责为用户建立证书,其作用仅仅是为用户访问证书提供方便。X.509 证书如图 2-7 所示。

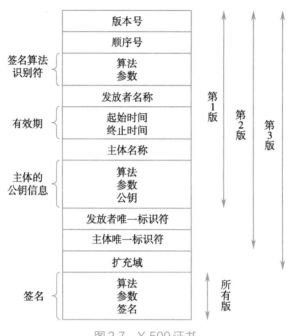

图 2-7　X.509 证书

2. 证书认证方案　X.509 是个重要的标准,除了定义证书结构,还定义了基于使用证书的可选认证协议。该协议基于公钥加密体制。按照双方交换认证信息的不同,可以分为单向身份认证、双向身份认证和三向身份认证三种不同的方案。

第三节　计算机系统安全

软件安全是使软件在受到恶意攻击的情形下依然能够继续正确运行及确保软件被在授权范围内合法使用的思想。操作系统是管理计算机硬件和软件资源的系统软件,是计算机系统运行的基础,也是构筑网络信息系统的基础。计算机硬件上存放了大量的用户资源,操作系统的安全已引起越来越多的重视。

一、计算机病毒

(一)计算机病毒的概念

计算机病毒(virus)是在未被授权的情况下,以破坏软硬件设备、窃取用户信息、扰乱用户心理、干扰用户正常使用为目的而编制的计算机指令或代码片段。这个定义涵盖的范围非常广泛,它包含了所有敌意、插入、干扰、讨厌的程序和源代码。一个软件被看作是计算机病毒的主要依据是创作者的意图,而不是计算机病毒本身的特征。计算机病毒不是有缺陷的软件,也就是说,包含有害漏洞但其目的合法的软件不是计算机病毒。例如某些操作系统,尽管也包含很多有害漏洞,但因为其目的是合法的,因此这些操作系统不是计算机病毒。

计算机病毒是一个具有特殊功能的程序或代码片段,就像生物病毒一样,具有独特的传播和破坏能力。计算机病毒可以很快地蔓延,又常常难以根除。它们能把自身附着在各种类型的对象上,当寄生了计算机病毒的对象从一个用户复制到达另一个用户时,它们就随同该对象一起蔓延开来。除传播和复制能力外,某些计算机病毒还有其他一些特殊性能,例如,特洛伊木马病毒具有窃取信息的特性,流氓软件具有干扰用户的特性,而蠕虫病毒则主要具有利用漏洞传播来占用带宽、耗费资源等特性。

（二）计算机病毒的共同特征

1. 隐蔽性 计算机病毒通常依附在正常程序中或磁盘较隐蔽的地方,不被用户发现它的存在。不经过程序代码分析或计算机病毒代码扫描,计算机病毒程序与正常程序是不容易区别开来的。

2. 感染性 计算机病毒可以通过修改其他正常程序将自身的复制品或其变体传染到其他没有病毒的对象上,这些对象可以是一个程序也可以是系统中的某一个部件。

3. 潜伏性 计算机病毒可以预先设计运行时间。计算机病毒的内部往往有一种触发机制,不满足触发条件时,计算机病毒除了传染外不破坏、攻击其他正常程序。触发条件一旦得到满足,立即执行破坏性活动。

4. 可激发性 计算机病毒因某个事件或数值的出现,诱使计算机病毒实施感染或进行攻击的特性。

5. 目的性 目的性是计算机病毒的基本特征,是判别一个程序或代码片段是否为计算机病毒的最重要的特征,也是法律上判断计算机病毒的标准。

6. 针对性 计算机病毒可以针对特定的计算机和特定的操作系统进行破坏。例如,小球病毒是针对 PC 机及其兼容机上的磁盘操作系统的。

7. 破坏性 破坏性是计算机病毒的表现手段。任何计算机病毒传播到了新的软硬件系统后,都会对系统产生不同程度的影响。它们发作时轻则占用系统资源,影响系统运行速度,降低系统工作效率,使用户不能正常使用系统;重则破坏用户系统数据,甚至破坏系统硬件,给用户带来巨大的损失。

（三）计算机病毒的种类

在计算机病毒技术的发展过程中,其特征不断变化,计算机病毒的种类也不断增加。根据国内外多年来对计算机病毒的研究成果可知,计算机病毒主要包括普通计算机病毒、蠕虫病毒、特洛伊木马病毒、Rootkit 工具、流氓软件、间谍软件、恶意广告、逻辑炸弹、僵尸网络、网络钓鱼、恶意脚本、垃圾信息、勒索软件等。

1. 普通计算机病毒 普通计算机病毒是指破坏计算机功能或破坏数据,影响计算机使用并能够自我复制的一组计算机指令或程序代码。也就是传统意义上的计算机病毒,主要包括引导区型病毒、文件型病毒以及混合型病毒。感染引导区的病毒是比较旧的一种病毒,主要是感染磁盘操作系统的引导过程。文件型病毒分为感染可执行文件的病毒和感染数据文件的病毒,前者主要指感染 COM 文件或 EXE 文件的病毒,如 CIH 病毒;后者主要指感染 DOC、PDF 等格式数据文件的病毒,如宏病毒等。混合型病毒主要指那些既能感染引导区又能感染文件的病毒。

2. 蠕虫病毒 蠕虫病毒（worm virus）是指能自我复制和广泛传播,以占用系统和网络资源为主要目的的恶意程序。它的传播通常不需要激活,通过分布式网络来散播特定的信息或错误,进而造成网络服务遭到拒绝并发生死锁。一般认为,蠕虫病毒是一种通过网络传播的恶性计算机病毒,它具有传播性、隐蔽性、破坏性等特性。此外,蠕虫病毒还具有自己特有的一些特征,如不利用文件寄生（有的只存在于内存中）,对网络宽带进行消耗造成拒绝服务,与黑客技术相结合等。在破坏程度上,蠕虫病毒非常强大,借助于发达的互联网,蠕虫病毒可以在短短的数小时内蔓延至整个互联网,并造成网络瘫痪。

3. 木马病毒 木马病毒的全称是特洛伊木马病毒（Trojan horse），原指古希腊士兵藏在木马内进入特洛伊城从而占领该城市的故事。在网络安全领域中，特洛伊木马是一种与远程计算机建立连接，使远程计算机能够通过网络控制用户计算机系统并且可能造成用户信息损失、系统损坏甚至瘫痪的程序。

4. Rootkit 工具 Rootkit 是攻击者用来隐藏自己的踪迹和保留 root 访问权限的工具。在众多 Rootkit 中，针对 SunOS 和 Linux 两种操作系统的 Rootkit 最多。所有的 Rootkit 基本上都是由几个独立的程序组成的。一个典型 Rootkit 包括以下内容。

（1）网络嗅探程序：通过网络嗅探，获得网络上传输的用户名、账户和密码等信息。

（2）特洛伊木马程序：为攻击者提供后门。例如 inetd 或者 login。

（3）隐藏攻击者的目录和进程的程序：例如 ps、netstat、rshd 和 ls 等。

（4）日志清理工具：例如 zap、zap2 或者 z2，攻击者使用这些清理工具删除 wtmp、utmp 和 lastlog 等日志文件中有关自己行踪的条目。

5. 流氓软件 流氓软件（rogue software）是 20 世纪的一个新生词汇，是一个源自网络的词汇。流氓软件的典型表现是采用特殊手段频繁弹出广告窗口，危及用户隐私，严重干扰用户的日常工作、数据安全和个人隐私。

6. 间谍软件 间谍软件（spyware）是一种能够在计算机使用者无法察觉或者给计算机使用者造成安全假象的情况下，秘密收集计算机信息并把它们传播给他人的程序。间谍软件可以像普通计算机病毒一样进入计算机或通过绑定安装程序而进入计算机。间谍软件经常会在未经用户同意或者用户没有意识到的情况下，以浏览器工具条、快捷方式、驱动程序或单击一些欺骗的弹出式窗口选项等其他用户无法察觉的形式，被安装在用户的计算机内。虽然那些被安装了间谍软件的计算机使用起来和正常计算机并没有太大区别，但用户的隐私数据和重要信息会被间谍软件捕获，这些信息将被发送给互联网另一端的操纵者，甚至黑客可以通过间谍软件来操纵用户的计算机，或者说这些有"后门"的计算机都将成为黑客和病毒攻击的重要目标和潜在目标。

7. 恶意广告 恶意广告（malicious advertisement）也称为广告软件，通常包括间谍软件的成分，也可以认为是恶意软件。广告软件是指未经用户允许，下载并安装或与其他软件捆绑安装，通过弹出式广告或以其他形式进行商业广告宣传的程序。安装广告软件之后，往往造成系统运行缓慢或系统异常。

8. 逻辑炸弹 逻辑炸弹（logic bomb）是合法的应用程序，只是在编程时被故意写入某种"恶意功能"。例如，作为某种版权保护方案，某个应用程序有可能会在运行几次后就在硬盘中将其自身删除；某个程序员可能在他的程序中放置某些多余的代码，以使程序运行时对某些系统产生恶意操作。在大的项目中，如果代码检查措施有限，被植入逻辑炸弹的可能性是很大的。

9. 后门 后门（back door）是指绕过安全性控制而获取对程序或系统访问权的方法。在软件的开发阶段，程序员常常会在软件内创建后门以方便修改程序中的缺陷。如果后门被其他人知道，或是在发布软件之前没有被删除，那么它就成了安全隐患。

10. 僵尸网络 僵尸网络（botnet）是指采用一种或多种传播手段，使大量主机感染僵尸程序（bot 程序），从而在控制机器和被感染主机之间形成一个可实现一对多控制的网络。攻击者通过各种途径传播僵尸程序感染互联网上的大量主机，而被感染的主机将通过一个控制信号通道接收攻击者的指令，组成一个僵尸网络。网络中被寄宿了僵尸程序的主机被称为"肉鸡"。

11. 网络钓鱼 网络钓鱼（phishing）又称为钓鱼执法或钓鱼式攻击，是通过发送大量声称来自权威机构的欺骗性信息来引诱信息接收者给出敏感信息（如用户名、口令、账号 ID、ATM PIN 码、信用卡信息等）的一种攻击方式，是"社会工程攻击"的一种具体表现形式。最典型的网络钓鱼攻击是将收信人引诱到一个精心设计、与目标组织的网站非常相似的钓鱼网站上,并获取收信人在此网站上输入个人敏感信息,通常这个攻击过程不会让受害者警觉。

12. 恶意脚本 恶意脚本(malicious script)是指利用脚本语言编写的以危害或者损害系统功能、干扰用户正常使用为目的的任何脚本程序或代码片段。用于编制恶意脚本的脚本语言包括 Java 攻击小程序(Java attack applets)、ActiveX 控件、JavaScript、VBScript、PHP、Shell 语言等。恶意脚本的危害不仅体现在修改用户计算机的配置方面,而且还可以作为传播蠕虫和木马等计算机病毒的工具。

13. 垃圾信息 垃圾信息(garbage information)是指未经用户同意向用户发送的、用户不愿意接收的信息,或用户不能根据自己的意愿拒绝接收的信息,主要包含未经用户同意向用户发送的商业类、广告类、违法类、不良信息类等信息。根据垃圾信息传播的媒体不同,垃圾信息又可以分为以下不同的类别:垃圾短信息,是指在手机上传播的垃圾信息;垃圾邮件,是指通过电子邮件传播的垃圾信息;即时垃圾信息,是指在即时消息通信工具上传播的垃圾信息。此外,最近还出现了博客垃圾信息、搜索引擎垃圾信息等概念。

14. 勒索软件 勒索软件(ransomware)是黑客用来劫持用户资产或资源并以此为条件向用户勒索钱财的一种恶意软件。通常会将用户系统内的文档、邮件、数据库、源代码、图片、压缩文件等多种文件进行某种形式的加密操作,使其不可用,或者通过修改系统配置文件、干扰用户正常使用系统的方法,使系统的可用性降低,然后通过弹出窗口、对话框或生成文本文件等方式向用户发出勒索通知,要求用户向指定账户支付赎金来获得解密文件的密码,或者获得恢复系统正常运行的方法。

(四)计算机病毒的传播途径

计算机病毒的传染性是体现其生命力的重要手段,是计算机病毒赖以生存和繁殖的条件,如果计算机病毒没有传播渠道,则其破坏性小,扩散面窄,难以造成大面积流行。计算机病毒的传播主要通过文件复制、文件传送、文件执行等方式进行,文件复制与文件传送需要传输媒介。因此,计算机病毒的扩散与传输媒体的变化有着直接关系。通过认真研究各种计算机病毒的传染途径,有的放矢地采取有效措施,必定能在对抗计算机病毒的斗争中占据有利地位。计算机病毒的主要传播途径有以下几种。

1. 软盘 在计算机产生的最初几十年间,软盘作为最常用的交换媒介,对计算机病毒的传播发挥了巨大的作用。过去的计算机应用比较简单,可执行文件和数据文件系统都较小,并且受限于存储设备的水平,许多执行文件均通过软盘相互复制、安装,文件型计算机病毒就能通过软盘进行传播。在通过软盘引导操作系统时,引导区型病毒就会在软盘与硬盘引导区内互相感染。因此,软盘当之无愧地成了最早的计算机病毒传播途径。不过软盘已经成了历史,当今的计算机病毒不再采用软盘作为寄生物。

2. 光盘 在移动硬盘和大容量 U 盘出现以前,光盘以容量大著称。光盘可以存储大量的可执行文件,大量的计算机病毒就有可能藏身于光盘。由于技术特点,大多数光盘都是只读式光盘,不能进行写操作,因此光盘上的计算机病毒不能被有效清除。在以牟利为目的的非法盗版软件的制作过程中,不可能为安全防护担负任何责任,也绝不会有真正可靠的技术来保障避免计算机病毒的寄宿,盗版光盘(特别是盗版游戏光盘)就这样成为了计算机病毒最主要的寄生物。盗版光盘的泛滥给计算机病毒的传播带来了极大的便利,甚至有些存储在光盘上的安全防范工具本身就带有计算机病毒,这就给本来"干净"的计算机带来了灾难。

3. 硬盘 硬盘含移动硬盘、USB 硬盘等。随着电子技术的发展,硬盘逐渐取代软盘、光盘等成为数据交换的主流工具。携带计算机病毒的硬盘在本地或移到其他地方使用、维修时,就会使干净的硬盘传感染病毒导致计算机病毒的扩散。著名的"U 盘病毒"就是这类病毒的典型代表。

4. 互联网 现代通信技术的巨大进步已使空间距离不再遥远,数据、文件、电子邮件可以方便地在各个网络节点间通过双绞线、同轴电缆、光纤、无线通信等多种传输媒介进行传送。节点的距离可以短至并排摆放的计算机,也可以长达上万千米,这就为计算机病毒的传播提供了新的媒介。计算机病毒可以附着在正常文件中,当用户从网络另一端下载一个被感染的程序,并在计算机未加任何防护措施的情况下运行时,计算机病毒就传播开了。这种计算机病毒的传染方式在计算机网络连接很普及的国家是很常见的,国内计算机感染一些"进口"计算机病毒早已不再是什么新鲜事了,在信息国际化的同时,计算机病毒也在国际化。大量的国外计算机病毒随着互联网传入国内。

互联网的快速发展促进了以网络为媒介的各种服务(FTP、WWW、BBS、E-mail 等)的快速普及。同时,这些服务也成为了新的计算机病毒传播途径。

(1)电子公告板系统(bulletin board system,BBS):BBS 是由计算机爱好者自发组织的通信站点,用户可以在 BBS 上进行文件交换(包括自由软件、游戏、自编程序)。由于大多数 BBS 网站没有严格的安全管理,也无任何限制,这样就给一些计算机病毒编写者提供了传播的场所。

(2)电子邮件(e-mail):计算机病毒主要以电子邮件附件的形式进行传播,由于人们可以通过电子邮件发送任何类型的文件,而大部分计算机防病毒软件在这方面的功能还不是十分完善,使得电子邮件成为传播计算机病毒的主要媒介。

(3)社交网络:社交网络的作用不仅仅是社交,也成为各种规模企业的通用沟通工具。事实上,有大量企业依靠社交和视频网站来开展各种商业服务,如客户沟通、视频培训、新闻和广告发布等。由于社交网络的交互功能和用户依赖性,使得社交网络也迅速成为计算机病毒传播的一个重要渠道。

(4)Web 服务:Web 网站在传播有益信息的同时,也成为传播不良信息的最重要的途径。恶意脚本被广泛用来编制恶意攻击程序,它们主要通过 Web 网站传播;不法分子或好事之徒制作的匿名个人网页直接提供了下载大批计算机病毒活样本的便利途径;用于学术研究的样本提供机构,专门关于计算机病毒制作、研究和讨论的学术性质的电子论文、期刊、杂志及网上交流活动等,都有可能成为国内外任何想成为新的计算机病毒制造者学习、借鉴、盗用、抄袭的目标与对象;散布于网站上的大批计算机病毒制作工具、向导、程序等,使得无编程经验和基础者制造新计算机病毒成为可能。

(5)FTP 服务:通过这个服务,可以将文件放在世界上的任何一台计算机上,或者从远程计算机复制到本地计算机。虽然这在很大程度上方便了学习和交流,使互联网上的资源得到最大限度的共享,但是 FTP 能传播现有的所有计算机病毒,所以在使用时就更要注意安全防范。

(6)新闻组(newsgroup):通过这种服务,用户可以与世界上的任何人讨论某个话题,或选择接收感兴趣的有关新闻邮件。这些信息中包含的附件有可能使计算机感染病毒。

(五)感染计算机病毒的症状

计算机病毒入侵计算机系统后,会使计算机系统的某些部分发生变化,引发一些异常现象,用户可以根据这些异常现象来判断是否有计算机病毒的存在。计算机病毒的种类繁多,入侵后引发的异常现象也是千奇百怪,因此不可能一一列举。概括地说,可以从屏幕显示、系统声音、系统运行、键盘、打印机、文件系统等几个方面探查异常现象。

根据计算机病毒感染和发作的阶段,可以将计算机病毒的表现分为三大类,即计算机病毒发作前、发作时和发作后的表现。

1. 计算机病毒发作前的表现 计算机病毒发作前是指从计算机病毒感染计算机系统,潜伏在系统内开始,一直到满足激发条件,计算机病毒发作之前的一个阶段。在这个阶段,计算机病毒的行为主要是以潜伏、传播为主。以下是一些计算机病毒发作前常见的表现。

(1)磁盘空间迅速减少:没有安装新的应用程序,而系统可用的磁盘空间减少得很快,这可能是计算机病毒感染造成的。

（2）计算机经常突然死机：计算机病毒感染了计算机系统后，将自身驻留在系统内并修改了核心程序或数据，引起系统工作不稳定，造成死机现象，如图 2-8 所示。

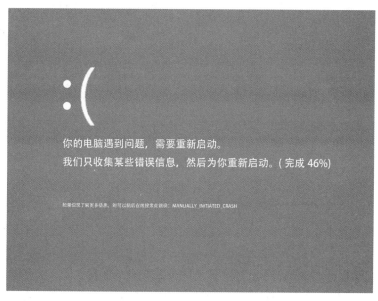

图 2-8　操作系统崩溃

（3）无法正常启动操作系统：关机后再启动，操作系统报告缺少必要的启动文件，或启动文件被破坏，系统无法启动，屏幕显示如图 2-9 所示。这很可能是计算机病毒感染系统文件后使得文件结构发生变化，无法被操作系统加载、引导。

图 2-9　操作系统无法启动

（4）计算机运行速度明显变慢：在硬件设备没有损坏或更换的情况下，本来运行速度很快的计算机，运行同样的应用程序时，速度明显变慢，而且重启后依然很慢。这很可能是计算机病毒占用了大量的系统资源，并且其自身的运行占用了大量的处理器时间，造成系统资源不足，运行变慢。

（5）部分软件经常出现内存不足的错误：某个以前能够正常运行的程序在启动的时候显示系统内存不足或者使用其某个功能时显示内存不足。这可能是计算机病毒驻留后占用了系统中大量的内存空间，使得可用内存空间减小。随着计算机病毒技术的改进以及硬件的发展，导致内存不足现象出现的计算机病毒明显减少。

（6）以前能正常运行的应用程序经常发生死机或者非法错误：在硬件和操作系统没有进行改动的情况下，以前能够正常运行的应用程序产生非法错误和死机的情况明显增加。这可能是由于计算机病毒感染应用程序后破坏了应用程序本身的正常功能，或者计算机病毒本身存在着兼容性方面的问题造成的。

（7）系统文件的属性发生变化：系统文件的执行、读写、时间、日期、大小等属性发生变化是最明显的计算机病毒感染迹象。计算机病毒感染宿主程序文件后，会将自身插入其中，文件大小一般会有所增加，文件的访问、修改日期及时间也可能会被改成感染时的时间。尤其是对那些系统文件，绝大多数情况下是不会修改它们的，除非是进行系统升级或打补丁。对应用程序使用的数据文件，文件大小和修改日期、时间是可能会改变的，并不一定是计算机病毒在作怪。

（8）系统无故对磁盘进行写操作：用户没有要求进行任何读、写磁盘的操作，操作系统却提示读写磁盘。这很可能是计算机病毒自动查找磁盘状态的时候引起的系统异常。需要注意的是，有些编辑软件会自动进行存盘操作。

（9）网络驱动器卷或共享目录无法调用：对于有读权限的网络驱动器卷、共享目录等无法打开、浏览，或者对有写权限的网络驱动器卷、共享目录等无法创建、修改文件。虽然目前还很少有纯粹地针对网络驱动器卷和共享目录的计算机病毒，但计算机病毒的某些行为可能会影响对网络驱动器卷和共享目录的正常访问。

2. 计算机病毒发作时的表现　计算机病毒发作时的表现是指满足计算机病毒发作的条件后，计算机病毒进行破坏活动的阶段。计算机病毒发作时的表现大都各不相同，可以说一百个计算机病毒发作有一百种花样。这与计算机病毒制造者的心态、所采用的技术手段等都有密切的关系。以下列举了一些计算机病毒发作时常见的表现。

（1）硬盘灯持续闪烁：硬盘灯闪烁说明硬盘正在进行读写操作。当对硬盘有持续、大量的操作时，硬盘灯就会不断闪烁。有的计算机病毒会在发作的时候对硬盘进行格式化，或者写入许多垃圾文件，或者反复读取某个文件，致使硬盘上的数据损坏。具有这类发作现象的计算机病毒破坏性非常强。

（2）不相干的提示：宏病毒和磁盘操作系统时期的病毒最常见的发作现象是出现一些不相干的提示文字，例如打开感染了宏病毒的文档，如果满足发作条件，系统就会弹出对话框显示"这个世界太黑暗了！"，并且要求用户输入"太正确了"后单击"确定"按钮。

（3）无故出现特定图像：此类恶作剧式的计算机病毒，如小球病毒，发作时会从屏幕上方不断掉落小球图像。单纯产生图像的计算机病毒破坏性也较小，只是在发作时破坏用户的显示界面，干扰用户的正常工作。

（4）改变操作系统桌面图标：这也是恶作剧式的计算机病毒发作时的典型现象。把操作系统默认的图标改成其他样式的图标，或者将其他应用程序、快捷方式的图标改成操作系统默认图标样式，起到迷惑用户的作用。著名的熊猫烧香病毒就会把系统的默认图标修改为烧香的熊猫，如图 2-10 所示。

（5）自动发送电子邮件：大多数电子邮件计算机病毒都采用自动发送电子邮件的方法作为传播的手段，也有的电子邮件计算机病毒在某一特定时刻向同一个邮件服务器发送大量无用的信件，以达到阻塞该邮件服务器正常服务功能的目的。利用邮件引擎传播的蠕虫病毒具有这种现象。

（6）鼠标指针无故移动：没有对计算机进行任何操作，也没有运行任何演示程序、屏幕保护程序等，而屏幕上的鼠标指针自己在移动，好像应用程序自己在运行，被遥控似的。有些特洛伊木马在远程控制时会产生这种现象。

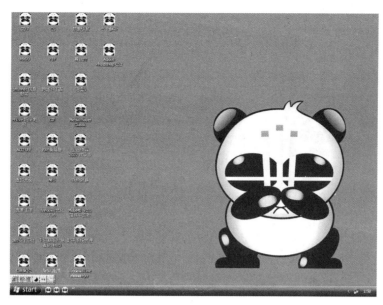

图2-10　熊猫烧香病毒的表现

　　上述现象有些是计算机病毒发作的明显表现，有些表现则很难直接判定是否为计算机病毒在作怪，如硬盘灯不断闪烁，在同时运行多个占用内存较大的应用程序，而计算机本身性能又相对较弱的情况下，启动和切换应用程序的时候也会使硬盘不停地工作，出现硬盘灯不断闪烁的现象。

　　3．计算机病毒发作后的表现　　通常情况下，计算机病毒发作会给计算机系统带来破坏性后果。大多数计算机病毒都属于恶性的，发作后往往会带来很大的损失，以下列举了一些恶性的计算机病毒发作后所造成的后果。

　　（1）引导扇区被破坏：计算机病毒破坏了硬盘的引导扇区后，就无法从硬盘启动计算机系统了。有些计算机病毒修改了硬盘的关键内容（如文件分配表、根目录区等），使得原先保存在硬盘上的数据几乎完全丢失。

　　（2）系统文件丢失或被破坏：通常系统文件是不会被删除或修改的，除非计算机操作系统进行了升级。但是某些计算机病毒发作时删除了系统文件，或者破坏了系统文件，使得以后无法正常启动计算机系统。

　　（3）BIOS 程序混乱：类似于 CIH 病毒发作后的现象，系统主板上的 BIOS 被计算机病毒改写、破坏，使得系统主板无法正常工作，从而使计算机系统的部分元器件报废。

　　（4）文档丢失或被破坏：类似于系统文件的丢失或被破坏，有些计算机病毒在发作时会删除或破坏硬盘上的文档，造成数据丢失。

　　（5）文档自动加密：有些计算机病毒利用加密算法，对被感染的文件进行加密。如近几年出现的危害极大的勒索病毒，该病毒利用各种加密算法对文件进行加密，并勒索受害者索要赎金，被加密的文件一般无法解密，必须拿到解密密钥才有可能破解，中毒后表现如图2-11 所示。

　　（6）目录结构发生混乱：目录结构发生混乱有两种情况：①目录结构确实受到破坏，目录扇区作为普通扇区使用而被填写一些无意义的数据，再也无法恢复；②真正的目录扇区被转移到硬盘的其他扇区中，只要内存中存在该计算机病毒，它就能够将正确的目录扇区读出，并在应用程序需要访问该目录的时候提供正确的目录项，使得从表面上看与正常情况没有两样。

　　（7）网络无法提供正常服务：有些计算机病毒会利用网络协议的弱点进行破坏，使网络无法正常使用。这类计算机病毒的典型代表是 ARP 病毒。ARP 病毒会修改本地计算机的 MAC-IP 地址对照表，使得数据链路层的通信无法正常进行。

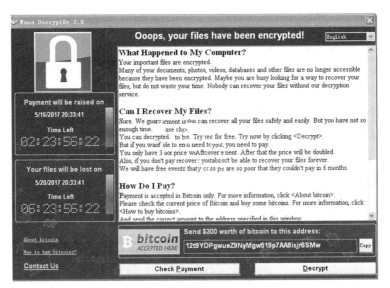

图 2-11   勒索病毒的表现

（8）浏览器自动访问非法网站：当用户的计算机被恶意脚本破坏后，恶意脚本往往会修改浏览器的配置。这类计算机病毒的典型代表是"万花筒"病毒，该病毒会让用户的计算机自动链接某些色情网站。

二、软件与操作系统安全

（一）软件安全

1. 计算机病毒防范技术的发展　　在计算机病毒防范的初期，编写反计算机病毒软件并不困难。在 20 世纪 80 年代末和 90 年代初，许多技术人员通过自己编写针对特定类型的计算机病毒防护程序，来防御专一的计算机病毒。在检测和清除的最初阶段，由于编程技术单一，计算机病毒数量少，计算机病毒非常容易对付（1990 年时才仅仅不到 100 个普通计算机病毒）。初期的计算机病毒容易对付的原因之一是扩散速度非常缓慢，引导区病毒往往要经过一年或者更长的时间才能从一个国家传播到另外一个国家。那个时候的计算机病毒传播只能靠"软盘 + 邮政"的形式，无法和现在的互联网相比较。

1989 年，苏联的 Eugene Kaspersky 开始研究计算机病毒现象。1991—1997 年，他在俄罗斯某大型计算机公司的信息技术中心，带领一批助手研发出了一款反病毒程序。该反病毒引擎和病毒库一直以其严谨的结构、彻底的查杀能力为业界称道。1997 年，Eugene Kaspersky 作为创始人之一成立了以其名字命名的实验室，他也是计算机反病毒研究员协会（CARO）的成员。

在中国，王江民是最早的计算机反病毒专家之一，也是江民杀毒软件创始人。他于 1989 年开始从事计算机反病毒研究，开发出 KV 系列反病毒软件，占反病毒市场的 80%，正版用户接近 100 万。从 20 世纪 90 年代开始至今，我国反计算机病毒软件市场经历多种模式阶段。从用户角度看主要分为两大阶段：第一个阶段是 2009 年前的收费模式，国内外公司推出了一系列知名杀毒软件，但这些软件都是收费的，只有支付费用才能够正常使用；第二个阶段是免费模式，2009 年永久免费的杀毒正版软件发布，开创了杀毒软件市场免费的先河，随后各公司都纷纷推出免费版杀毒软件，中国反计算机病毒市场进入免费时代。

2. 计算机病毒防范思路　　从计算机病毒防范的历史和未来趋势来看，要想成功防范越来越多的计算机病毒，使用户免受计算机病毒侵扰，需要从以下 6 个层次开展：检测、清除、预防、免疫、数据备份及恢复、防范策略。

（1）计算机病毒的检测技术：指通过特定的技术手段判定计算机病毒的一种技术。这也是计算机病毒检测技术中最常用、最有效的技术之一，其典型的代表方法是特征码扫描法。

（2）计算机病毒的清除技术：是计算机病毒检测技术发展的必然结果，是计算机病毒传染过程的一种逆过程。也就是说，只有详细掌握了计算机病毒感染过程的每一个细节，才能确定清除该计算机病毒的方法。值得注意的是，随着计算机病毒技术的发展，并不是每个计算机病毒都能够被详细分析，因此，也并不是所有计算机病毒都能够成功清除。正是基于这个原因，数据备份和恢复才显得尤为重要。

（3）计算机病毒的预防技术：是指通过一定的技术手段防止计算机病毒对系统进行感染和破坏，实际上它是一种预先的特征判断技术。具体来说，计算机病毒的预防是通过阻止计算机软件病毒进入系统或阻止软件病毒对磁盘的操作尤其是写操作，以达到保护系统的目的。计算机病毒的预防技术主要包括磁盘引导区保护、加密可执行程序、读写控制技术和系统监控技术、系统加固（如打补丁）等。

（4）计算机病毒的免疫技术：给生物有机体注射疫苗，可以提高其对生物病毒的抵抗能力。同样，采用给计算机注射计算机病毒疫苗的方法，可以预防计算机系统的计算机病毒。计算机病毒的免疫技术出现非常早，但是没有很大发展。针对某一种计算机病毒的免疫方法已经没有人再用了，目前尚没有出现通用的能对各种计算机病毒都有免疫作用的技术。从某种程度上来说，也许根本就不存在这样一种技术。根据免疫的性质，可以把它归为预防技术。从本质上讲，对计算机系统而言，计算机预防技术是被动预防技术，利用外围的技术提高计算机系统的防范能力；计算机免疫技术是主动的预防技术，通过计算机系统本身的技术提高自己的防范能力。

（5）数据备份及数据恢复：是在清除技术无法满足需要的情况下而不得不采用的一种防范技术。随着计算机病毒的攻击技术越来越复杂，以及计算机病毒数量的爆炸性增长，清除技术遇到了发展瓶颈。数据备份及数据恢复的思路是，在检测出某个文件被感染了计算机病毒后，不去试图清除其中的计算机病毒使其恢复正常，而是直接用事先备份的正常文件覆盖被感染后的文件。数据备份及数据恢复中的数据的含义是多方面的，既指用户的数据文件，也指系统程序、关键数据（注册表）、常用应用程序等。

（6）计算机病毒的防范策略：这是管理手段而不是技术手段。"三分技术，七分管理"已经成为信息安全领域的共识。

3. 计算机病毒的检测　　计算机病毒检测的重要性就如同医生对患者所患疾病准确诊断的重要程度。对于患者，只有确诊以后，医生才能对症下药。对于计算机病毒，同样也必须先确定计算机病毒的种类、症状，才能准确地清除它。如果盲目地乱清除，可能会破坏正常的应用程序。

计算机病毒的检测技术按是否执行代码可分为静态检测和动态检测两种。

（1）静态检测：是指在不实际运行目标程序的情况下进行检测。一般通过二进制统计分析、反汇编、反编译等技术来查看和分析代码的结构、流程及内容，从而推导出其执行的特性，因此检测方法是完全检测。常用的静态检测技术包括特征码扫描技术、启发式扫描技术、完整性分析技术、基于语义的检测技术等。

（2）动态检测：是指在运行目标程序时，通过监测程序的行为、比较运行环境的变化来确定目标程序是否包含恶意行为。动态检测是根据目标程序一次或多次执行的特性，判断是否存在恶意行为。虽然可以准确地检测出异常属性，但无法判定某特定属性是否一定存在，因此动态监测是不完全检测。常用的动态检测技术包括行为监控分析技术、代码仿真分析技术等。

4. 计算机病毒的检测方法　　通常计算机病毒的检测方法包括手工检测和自动检测两类。

（1）手工检测：是指通过一些工具软件，如 Debug 工具、文本编辑工具等进行计算机病毒的检测。

其基本过程是利用一些工具软件,对易遭受计算机病毒攻击和修改的内存及磁盘的有关部分进行检查,通过和正常情况下的状态进行对比分析,来判断是否被计算机病毒感染。用这种方法检测计算机病毒费时费力,但可以检测一些自动检测工具不认识的新计算机病毒,并可以对新计算机病毒进行剖析。这种方法比较复杂,需要检测者熟悉机器指令和操作系统,因而不可能普及。

(2)自动检测:是指通过一些自动诊断软件来判断系统是否感染病毒的方法。自动检测方法比较简单,一般用户都可以进行,但需要较好的诊断软件。这种方法可方便地检测大量的计算机病毒,但是自动检测工具只能识别已知的计算机病毒。

手工检测方法操作难度大并且技术复杂,它需要操作人员具有一定的软件分析经验及对操作系统有深入的了解;而自动检测方法操作简单、使用方便,适合一般的计算机用户学习使用。但是,由于计算机病毒的种类较多,程序复杂,再加上不断地出现计算机病毒的变种,因此自动检测方法不可能检测出所有未知的计算机病毒。在出现一种新型计算机病毒时,如果现有的各种自动检测工具无法检测这种计算机病毒,则只能用手工方法进行计算机病毒的检测。其实,自动检测也是在手工检测成功的基础上把手工检测方法程序化后所得的。因此,可以说,手工检测计算机病毒是最基本、最有力的工具。

5.**计算机病毒的清除** 将感染计算机病毒的文件中的计算机病毒模块摘除,并使之恢复为可以正常使用的文件的过程称为计算机病毒清除(杀毒)。并不是所有的染毒文件都可以安全地清除掉计算机病毒,也不是所有文件在清除计算机病毒后都能恢复正常。由于清除方法不正确,在对感染病毒文件进行清除时,有可能将文件破坏。而且有些时候,只有做低级格式化才能彻底清除计算机病毒,但却会丢失大量文件和数据。不论采用手工还是使用专业杀毒软件清除计算机病毒,都是危险的,有时可能出现"不治病"反而"赔命"的后果,将有用的文件彻底破坏。

6.**系统监控技术** 系统监控技术(实时监控技术)已经形成了包括注册表监控、脚本监控、内存监控、邮件监控、文件监控在内的多种监控技术。它们协同工作形成的防护体系,使计算机预防计算机病毒的能力大大增强。实时监控是先前性的,而不是滞后性的。任何程序在调用之前都必须先过滤一遍。一旦有计算机病毒侵入,它就报警,并自动查杀,将计算机病毒拒之门外,做到防患于未然。这和等计算机病毒侵入后甚至遭到破坏后再去杀毒是不一样的,其安全性更高。互联网是大趋势,它本身就是实时的、动态的,网络已经成为计算机病毒传播的最佳途径,迫切需要具有实时性的反计算机病毒软件。实时监控技术能够始终作用于计算机系统之中,监控访问系统资源的一切操作,并能够对其中可能含有的计算机病毒进行清除,这也与"早发现、早根治"的医学上早期治疗方针不谋而合。

7.**个人防火墙技术** 个人防火墙以软件形式安装在用户计算机上,阻止由外到内和由内到外的威胁。个人防火墙不仅可以监测和控制网络级数据流,而且可以监测和控制应用级数据流,弥补边际防火墙和防病毒软件等传统防御手段的不足。如果一个本不应该使用互联网的应用程序对外发起了网络连接,个人防火墙就会将这个行为报告给用户,这可以预防木马、后门等计算机病毒的攻击。个人防火墙的作用是阻断这些不安全的网络行为。它对计算机发往外界的数据包和外界发送到计算机的数据包进行分析和过滤,把不正常的、恶意的和具备攻击性的数据包拦截下来,并且向用户发出提醒。

8.**系统加固技术** 系统加固是防黑客领域的基本内容,主要是通过配置系统的参数(如服务、端口、协议等)或给系统打补丁来降低系统被入侵的可能性。常见的系统加固工作主要包括安装最新补丁、禁止不必要的应用和服务、禁止不必要的账号、去除后门、内核参数及配置调整、系统最小化处理、加强口令管理、启动日志审计功能等。

(二)操作系统安全

操作系统负责对计算机系统各种资源、操作、运算和计算机用户进行管理与制约,它是计算机系统安全功能的执行者和管理者,是所有应用软件运转的基础。计算机系统大致可分为计算机硬件、操作系统软件以及应用软件三个层次,因此其安全性也需要从这三个方面共同来保障。当前网络及信息安全技术和安全措施层出不穷,如数据传输与存储加密、防火墙、虚拟专用网络、入侵检测系统、网络安全服务器和安全管理中心等,这些安全机制的确能够解决系统安全中某些方面的问题,但均属于应用软件范畴,其自身安全性必须依靠底层操作系统提供的各种安全机制来保护。

1. 操作系统安全基本概念及术语

(1)主体(subject):一个主动的实体,使信息在客体中间流动或者改变系统状态。

(2)客体(object):一种包含或接受信息的被动实体。

(3)可信计算基(trusted computing base,TCB):计算机系统内保护装置的总体,包括硬件、固件、软件和负责执行安全策略的组合体。TCB 的要求:独立、抗篡改、不可旁路、最小化以便于分析与测试。

(4)敏感标记(sensitivity label):用以表示客体安全级别并描述客体数据敏感性的一组信息,在可信计算基中把敏感标记作为强制访问控制决策的依据。

(5)角色(role):系统中的一类访问权限的集合。

(6)隐蔽通道(covert channel):按常规不会用于传送信息但却被利用于泄露信息的信息传送渠道。如存储隐蔽信道、时间隐蔽信道、网络(协议)隐蔽信道。

(7)客体重用(object reuse):对曾经包含一个或几个客体的存贮介质(如页框、盘扇面、磁带)重新分配和重用。

(8)可信通路(trusted path):终端人员能借以直接同可信计算基通信的一种机制。该机制只能由有关终端操作人员或可信计算基启动,并且不能被不可信软件模仿。

(9)多级安全(multilevel secure,MLS):一类包含不同等级敏感信息的系统,它既可供具有不同安全许可的用户同时进行合法访问,又能阻止用户去访问其未被授权的信息。

(10)安全操作系统(secure operating system):能对所管理的数据与资源提供适当的保护级、有效地控制硬件与软件功能的操作系统。

(11)多级安全操作系统(multilevel secure operating system):实现了多级安全策略的安全操作系统。

2. 建立操作系统安全机制的目的　以操作系统的角度划分,计算机系统资源可以分为处理器、存储器、I/O 设备和文件四大类,它们既是操作系统管理的对象,也是被保护的客体。在个人计算机系统中,用户以独占方式使用计算机资源,不存在各用户之间的竞用、互斥和共享等情况,因此操作系统无需提供相应的安全机制。而与此不同的多用户、多任务操作系统需要支持多用户同时使用计算机系统,防止用户之间可能存在的相互干扰和有意或无意的破坏。为使用户和进程公平与安全地使用计算机系统资源,操作系统必须有一套安全的支持机制。该套安全机制应该能够解决进程制约、内存保护、文件保护、对资源的访问制约、I/O 设备的安全管理以及用户认证等问题。

3. 威胁系统资源安全的因素　威胁操作系统资源安全的因素除设备部件故障外,还有以下几种。

(1)用户的误操作或不合理地使用了系统命令,造成对资源的违反意愿的处理。如无意删除文件,无意终止系统正常的处理任务等。

(2)恶意用户设法获取非授权享受的资源访问权,如计算机"黑客"非法获取其他用户的秘密或不想共享的信息。这些信息可以是系统运转时内存中的,也可以是存储在磁盘上的。可以是个人敏感信息,也可以是商业机密。盗取的策略有多种,可以通过破解其他用户的口令来获取该用户的资源,或者通过执行暗藏在正常程序中的"特洛伊木马"程序秘密盗取其他用户在内存或外存上的信息。

(3)恶意破坏系统资源或系统正常运转的程序,如计算机病毒。

(4)多用户操作系统还需要防止各用户程序执行过程中相互干扰。

4．操作系统的安全机制原理 计算机操作系统是硬件与其他应用软件之间的桥梁，到目前为止它的安全措施主要采用隔离制约、访问制约和信息流制约机制。

（1）隔离制约：包括物理上隔离、时间上隔离、逻辑上隔离和加密隔离等。

1）物理上隔离是指在物理设备或部件一级进行隔离，使不同的用户程序或使用不同的物理对象。如不同安全级别的用户分配不同的打印机，特殊用户的高密级运算甚至可以在 CPU 一级进行隔离，使用专门的 CPU 运算。

2）时间上隔离是指具有不同安全要求的用户进程分配不同的运转时间段。对于用户运算高密级信息时，甚至可独占计算机进行运算。

3）逻辑上隔离是指多个用户进程可以同时运转，但相互之间感觉不到其他用户进程的存在，其原理是操作系统限定各进程运转区域，不允许进程访问其他未被允许的区域。

4）加密隔离是指进程以一种其他进程不可见的方式隐藏自己的数据及计算。对用户的口令信息或文件数据以加密形式存储，使其他用户无法访问。

（2）访问制约：访问制约的基本任务是保证对客体（如文件、程序或存储器等）的所有直接访问都是被认可的。它通过对程序与数据的读、写、更改和删除的制约，保证系统的安全性和有效性，以免受偶然的和蓄意的侵犯。

（3）信息流制约：是规定客体能够存储的信息安全类（security class）和客体安全类之间的关系，其中包括不同安全类客体之间信息的流动关系。如将信息按其敏感程度划分为绝密、机密、秘密与无密等四个不同的安全级别，每个级别的所有信息形成一个安全类。根据安全性策略的要求，只能允许信息在一个类内或向高级别的类流动，但不允许向下或流向无关的类。

5．操作系统安全实现 各种类型操作系统的安全原理和机制策略相差不大，但是具体实现方式有所不同。例如 Linux 操作系统使用保护环机制来确保进程不会在彼此之间或对系统的重要组件造成负面影响（图 2-12）。内环中执行的进程比在外环中执行的进程有更高的权限，因为内环只允许最可信的组件和进程在其中执行。在内环中执行的进程往往处于内核模式，在外环中工作的进程则处于用户模式。

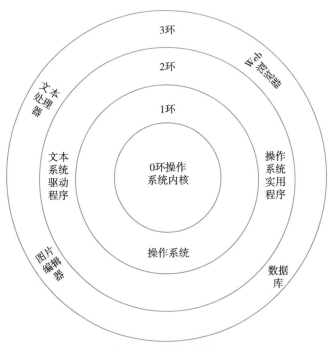

图 2-12 保护环结构

最常见的保护环结构提供4个保护环：0环，操作系统内核；1环，操作系统的其他部分；2环，I/O驱动程序和实用工具；3环，应用程序和用户活动。保护环支持多任务操作系统所要求的可用性、完整性和机密性要求，进程运行所在的环编号越小，进程的可信度越高，进程的权限就越大。这些保护环在主体和客体之间提供了一个中间层。当一个主体试图访问一个客体时，可以用它来进行访问控制。所有实体只能访问它所在环的客体，不能直接与外环的客体通信。当一个应用程序需要访问不允许它直接访问的环中的组件时，它需要向操作系统发出请求，要求执行必要的任务。这一请求通过系统调用来处理，此时操作系统可以执行不允许在用户模式下执行的指令。请求被提交给一个操作系统服务来完成，这个服务在更高权限下运行，能够执行更加敏感的任务。

操作系统组件所在的环为它们提供了对存储器位置、外围设备、系统驱动程序以及敏感配置参数的最大访问权。因为这一环提供了对关键资源更富危险性的访问能力，所以它受到的保护最大。

应用程序通常在3环运行，它限制了存储器的类型、外围设备和驱动程序的访问活动，而且通过操作系统函数或者系统调用进行控制。同时，外环的应用程序发送给CPU的命令和指令类型实际上要更为严格。如果一个应用程序试图发送给CPU的指令不在它的权限级别之内，那么CPU就把这次违规当作是一次异常，而显示为一次一般性保护性错误或异常错误，并且尝试关闭违规的应用程序。

当操作系统为0环和1环执行指令时，它在管理员模式或内核模式下运行。当操作系统为3环中的应用程序和进程执行指令时，它在用户模式下运行。用户模式为在其中运行的应用程序提供一个更加限制性的环境，这反过来又保护系统不会受到行为不端程序的伤害。

6. 操作系统安全访问控制　操作系统安全机制中非常重要的是访问控制，其包括授权、确定访问权限和实施访问。授权是确定可给予哪些主体访问客体的权力，确定访问权限是指读、写、执行、删除、追加等访问方式的组合。访问控制适用于计算机系统内的主体和客体，而不包括外界对系统的访问。控制外界对系统访问的技术是标识与鉴别。访问控制主要分为自主访问控制、强制访问控制和基于角色的访问控制三种形式。

（1）自主访问控制（discretionary access control，DAC）：DAC是最常用的一类访问控制机制，是由客体所有者决定一个用户是否有权访问一些特定客体的一种访问约束机制。

（2）强制访问控制（mandatory access control，MAC）：MAC是将系统中的信息分密级和类进行管理，以保证每个用户只能访问那些被标明可以由他访问的信息的一种访问约束机制。系统中的每个进程、每个文件、每个客体（消息队列、信号量集合和共享存储区）都被赋予了相应的安全属性，这些安全属性是不能改变的，它由管理部门或由操作系统自动地按照严格的规则来设置。

（3）基于角色的访问控制（role-based access control，RBAC）：RBAC将访问许可权分配给一定的角色，用户通过饰演不同的角色获得角色所拥有的访问许可权。RBAC从控制主体的角度出发，根据管理中相对稳定的职权和责任来划分角色，将访问权限与角色相联系。这点与MAC和DAC的方式不同，角色成为访问控制中访问主体和受控对象之间的一座桥梁。

三、案例分析

（一）安全事件异常突出

境外网络攻击组织时常对我国医疗机构发起定向攻击，攻击者利用热点事件相关题材作为诱饵文档，进行鱼叉式攻击，医疗机构、医疗工作领域无疑成为此类攻击的最大受害者。一旦其"攻击阴谋"得逞，轻则丢失数据、引发计算机故障，重则影响各地医疗健康防控工作的有序推进，危及个人乃至国家机构的网络安全。国家互联网应急中心（CNCERT）发布的《2020年我国互联网网络安全态势综述》中统计，云平台上的分布式拒绝服务（DDoS）攻击次数、被植入后门的网站数量、被篡改网站数量均占比超过50%，云平台成为发生网络攻击的重灾区。

（二）业务安全迫在眉睫

互联网医院依托实体医疗机构，将业务延伸到互联网，和实体医疗机构、互联网医疗服务监管平台、支付平台、医保、医联体、物流、药企等单位间的互联互通增加了业务对外的暴露面，系统漏洞和泛在网络边界增加了病毒蔓延、网络攻击、数据泄露等安全风险。

本章小结

本章主要介绍了信息安全基础知识，其中密码学是信息安全的基础和核心，是防范各种安全威胁的最重要的手段，信息安全领域的许多技术都与密码学密切相关。访问控制是保证信息安全的核心策略之一，是通过某种途径对访问能力进行准许或者限制的控制手段，能对重要资源的访问进行有效的控制，从而防止黑客的入侵或者避免合法用户的非授权访问。操作系统是构成医疗信息系统的核心关键组件，通过计算机病毒的防治技术以及操作系统自身完善的安全机制，确保了计算机系统的安全性和可靠性，从而保障了医疗信息系统的安全稳定运行。

（蔡永铭   王   猛）

思 考 题

1. 密码学中有哪两种加密体制？两者有何不同？

2. 访问控制协议有哪些？Kerberos 协议的工作过程是怎样的？

3. 计算机病毒有哪些？在日常使用计算机过程中，应该如何防治病毒？

第三章

医疗信息安全伦理审查和数据安全政策法规

医疗信息安全涉及个人隐私、社会公众利益、国家安全，相对于其他领域的信息安全，有其领域特殊性。第一，医疗信息事关个人生命健康，其隐私敏感性更加突出；第二，疾病的相关信息如传染病相关信息又不完全是"私事"，事关他人利益、社会公众利益；第三，一些医疗信息如涉及人类遗传资源数据，又上升到了生物种族安全，事关国家安全。正是由于健康医疗数据的这些特殊性，在健康医疗数据的处理中，需要满足伦理及相关法律法规的要求，这一章将介绍医学信息安全伦理审查和数据安全相关的政策法规。

第一节　医疗信息安全伦理建设和相关政策

在医学研究过程中，会产生大量的医疗数据。医疗数据是医生对患者诊疗和治疗过程中产生的数据，包括患者基本数据、入出转院数据、电子病历、诊疗数据、医学影像数据、医学管理、经济数据等，以患者为中心。对这些数据进行分析整理及解释，就成为医疗信息的主要来源。

一方面，和其他领域研究的伦理要求类似，医学研究也要遵循相关伦理；另一方面，由于医疗的高度专业化和由此带来的信息不对称，一些医疗活动的开展并不能完全依赖患者的决定，在一些情况下，医务人员需要根据自己的专业判断作出决策，或是根据一定程序作出集体决策。由于医疗活动对生命健康的影响以及在此过程中的隐私敏感性，需要遵从相关伦理原则；相应地，在医疗信息的处理过程中，也需要遵从相关伦理原则。伦理审查的前提是满足法律法规要求，并且满足科学性要求。

在临床研究伦理审查方面，最早的规范性文件是 1947 年的《纽伦堡法典》，主要规范了医学实验中的知情同意。1964 年宣布的《赫尔辛基宣言》，规定了对研究方案的审查、知情同意等。成立伦理审查委员会（institutional review board，IRB），对涉及人体的生物医学研究进行伦理审查和监督，逐渐成为国内外医药学界的常规做法。按照《赫尔辛基宣言》的要求进行伦理学审查，以维护相关者的权益和安全，是医学伦理委员会的重要职能。2000 年世界卫生组织制定的《评审生物医学研究的伦理委员会工作指南》，促进了伦理委员会审查工作的规范化。

我国各部委陆续颁布了《药物临床试验管理规范（试行）》（1998 年）、《药物临床试验质量管理规范》（2003 年）、《人类辅助生殖技术和人类精子库伦理原则》（2003 年）、《人体器官移植技术临床应用管理规范（2020 年版）》。2007 年卫生部颁布了《涉及人的生物医学研究伦理审查办法（试行）》，明确了生物医学研究和相关技术应用的审查范围，规定了伦理委员会的设立、人员构成、审查职责、审查程序以及监督管理等一系列内容。

一、《赫尔辛基宣言》

《赫尔辛基宣言》全称《世界医学大会赫尔辛基宣言》，是涉及人类受试者的医学研究伦理原则，宣言所称研究包括对可识别身份的人体材料和数据进行的研究。2013 年在巴西福塔雷萨召开的第 64 届世界医学会联合大会通过了《赫尔辛基宣言》的第九次修订。

2013 版《赫尔辛基宣言》包含 37 个条款，划分为十二个部分：前言，总体原则，风险、负担、受益，弱势群体和个人，科学要求与研究方案，研究伦理委员会，隐私和保密，知情同意，安慰剂使用，试验结束后的规定，研究注册及研究结果的出版和传播，以及临床实践中未被证实的干预措施。

《赫尔辛基宣言》只有被研究所在国的法律引用，才具有法律效力。我国《药物临床试验质量管理规范》第三条和《医疗器械临床试验规定》第四条都强调应当遵守《赫尔辛基宣言》，因此《赫尔辛基宣言》在我国具有法律效力。

（一）研究目的和前提条件

涉及人体受试者医学研究的首要目的是了解疾病的起因、发展和影响，并改进预防、诊断和治疗干预措施。研究工作应从患者的最佳利益出发，尽管医学研究的主要目的是产生新的知识，但这一目的不能超越受试者个体的权益。

只有受过适当伦理和科学教育、培训并具备一定资格的人员方可开展涉及人体受试者的研究。针对患者或健康志愿者的研究需要由一位有资质并能胜任的医生或其他医疗卫生专业人员负责监督。参与医学研究的医生有责任保护受试者的生命、健康、尊严、自我决定权、隐私等。

（二）平衡风险和受益

只有当研究潜在的预防、诊断或治疗被证明有价值，而且医生有正当的理由相信患者作为受试者参加研究对其健康不会造成不良影响时，医生才可以让患者参与到该研究中，并将医学研究与医疗照护结合起来。在医学实践和医学研究中，大多数干预措施具有风险，会造成负担，只有研究的重要性超出受试者承担研究带来的风险和负担时，涉及人体受试者的研究方可开展。应当确保因参与研究受到伤害的受试者能得到恰当的补偿和治疗。

所有涉及人体受试者的研究在实施前，必须对参加研究的受试个体和群体，就预期的研究风险和负担，与带给他们及其他受到该研究疾病影响的个体或群体的可预见益处对比，进行谨慎评估。在研究过程中，应采用使风险最小化的措施，并针对风险持续监测、评估和记录，一旦发现研究的风险大于潜在获益，或已获得了肯定的研究结论时，医生必须评估是否继续、修改或是立即停止该研究。

（三）知情同意

1. 有知情同意能力的个体作为受试者参加医学研究必须是自愿的。医生必须完全告知患者医疗中的哪些方面与研究有关。绝不能因患者拒绝参加研究或决定退出研究而对医患关系造成不利影响。

2. 涉及有知情同意能力受试者的医学研究，每位潜在受试者必须被充分告知研究目的、研究方法、资金来源、任何可能的利益冲突、研究人员的机构隶属关系、研究预期的获益和潜在的风险、研究可能造成的不适、试验结束后的条款、任何与研究有关的其他信息。潜在受试者必须被告知有权拒绝参加研究或可以随时撤回同意参加研究而不会因此受到不当影响。应特别关注个体潜在受试者对于特定信息的需求，以及传递信息所用的方式。在确保潜在受试者理解了告知信息后，医生或其他适当的有资格的人员必须寻求其自主的知情同意，最好是书面形式。所有医学研究的受试者有权选择是否被告知研究的一般性结局和结果。

3. 对无知情同意能力的潜在受试者，医生必须寻求其法定代理人的知情同意。上述潜在受试者绝不能被纳入一个不可能带给他们益处的研究中，除非研究旨在促进该潜在受试者所代表的人群的健康，且研究不能用有知情同意能力的受试者来替代进行，同时研究仅造成最小风险和负担。当一个被认为无知情同意能力的潜在受试者能够做出赞同参加研究的决定时,医生除了寻求法定代理人的同意之外,还必须寻求该受试者的赞同意见。该潜在受试者做出的不赞同意见应予以尊重。

4.研究涉及因身体或精神状况而不能做出同意意见的受试者时,如无意识的患者,唯有在阻碍给出知情同意的身体或精神状况是该研究人群的一个必要特征时,研究方可开展。在这种情况下,医生应寻求法定代理人的知情同意。如果无法联系到法定代理人,而且研究不能延误时,研究可以在没有获得知情同意的情况下进行,前提是研究方案中陈述了需要纳入这类受试者的特殊理由,且该研究已得到了伦理委员会的批准。研究者必须尽早地从受试者或法定代理人处获得继续参与研究的同意意见。

对于使用可识别身份的人体材料或数据的医学研究,例如采用生物标本库或类似来源的材料或数据,医生必须寻求受试者对其采集、储存和/或二次利用的知情同意。可能有一些例外的情况,如对这类研究而言,获得受试者同意已不可能或不现实。在这种情况下,只有经过伦理委员会审查并批准后,研究才可以进行。

（四）专业责任

在个体患者的治疗过程中,若尚没有被证明有效的干预措施,或其他已知干预措施已经无效,医生在寻求专家意见后,并得到患者或法定代理人的知情同意后,如果根据自己的判断,干预措施有望挽救生命、重获健康或减少痛苦,那么医生可以采用未被证实的干预措施。继而对该干预措施进行研究,旨在评价其安全性和有效性。无论如何,新信息都应被记录,并在适当情况下将其公开。

保护受试者的责任必须始终由医生和其他医疗卫生专业人员承担。必须采取一切防范措施保护受试者的隐私并确保其个人信息的保密性。

（五）伦理委员会

研究开始前,研究方案必须提交到伦理委员会,以供考虑、评论、指导和批准。伦理委员会的工作必须透明,必须独立于研究者、申办者和其他任何不当影响之外,且应能胜任工作。

伦理委员会必须有权监督正在进行中的研究。研究人员必须向伦理委员会提供监督所需的信息,特别是关于任何严重不良事件的信息。未经伦理委员会的审查和批准,不得修改研究方案。研究者在研究结束后,应当向伦理委员会提交最终报告,内容包含研究发现的总结和结论。

2013版《赫尔辛基宣言》中对伦理委员会的资质、定位有了更明确的表述,要求委员会必须透明运作,必须独立于研究者、申办方及其他任何不当影响,并且必须有正式资质,必须考虑到本国或研究项目开展国家的法律、法规以及适用的国际规范和标准。

（六）研究者要求

研究者在涉及人体的医学研究过程中设计并执行研究方案,保证研究质量,参加研究培训,保障受试者安全以及接受监查、稽查等。在研究方案开始、跟踪、暂停或终止以及结题时,研究者承担向伦理委员会报告的主要义务;在研究开展前和实施过程中,研究者必须做好风险管控,尽可能降低受试者面临的风险;而在受试者知情同意的过程中,研究者则是执行信息沟通、保证受试者理解并自愿同意的最主要的责任人。2013版《赫尔辛基宣言》对研究者在这几方面的要求进行了进一步的深化,促使研究者的关注点不仅仅停留在研究的申请和实施上,也要重视研究的结题,并尽可能改善研究的风险管理,不中断对风险/获益比的评估,同时在知情同意过程中给予受试者更多的信息。

（七）过程管控

涉及人体受试者的研究必须符合公认的科学原则,并以对科学文献、其他相关信息、实验室研究、动物实验等的充分了解为基础。

任何涉及人体受试者的研究,其设计和操作必须在研究方案中明确描述和论证。对于临床试验,研究方案也必须说明研究结束后的恰当安排。

每项涉及人体受试者的研究在招募第一个受试者前,必须在公众可及的数据库上注册登记。对研究结果的出版以及传播,研究者、作者、申办者、编辑和出版方均负有伦理义务。研究者有责任公开涉及人体受试者的研究成果,并对其报告的完整性和准确性负责。相关各方应遵守相关指南,进行符合伦理的报告。阴性的或未得出结论的研究结果应同阳性结果一样发表,或通过其他途径使公众可及。

（八）研究方案设计

科学合理的方案设计,有助于增强对健康和医学知识的认知,通过对医学研究结果的了解与分享,最终促进医学研究的不断发展。涉及人类受试者的医学研究必须符合普遍认可的科学原则,应当基于对科学文献和其他相关信息的充分了解。2013 版《赫尔辛基宣言》要求研究方案必须明确描述研究项目的科学要素。这些科学要素包括了研究目的、受试者纳入和排除标准、研究方法、研究过程、研究风险及其处置等极为重要的信息。在伦理审查中,对研究项目科学性的评估应该先于伦理评估。任何不科学的医学研究都是不合伦理的,因为这类研究可能会给受试者带来毫无意义的风险或是不便。

（九）受试者保护与获益

伦理审查的目的是保护参与医学研究的人类的权利和利益,作为医学伦理的国际性指南,《赫尔辛基宣言》对受试者保护及获益提出了诸如安全研究、风险管理、知情同意、隐私保护等各方面的具体要求,并尤其关注弱势群体的保护及其获益。2013 版《赫尔辛基宣言》在原来的基础上,进一步明确了受试者伤害赔偿的权责问题,并提出了受试者获取研究信息的选择权,同时表明受试者在研究结束后有持续获益的权利,使得受试者的保护与获益得到更为全面的体现。这些保护与获益不仅应当发生在研究方案设计时、研究进行过程中,同样也应该发生在研究结束之后,甚至是研究结束后相当长的一段时间内。

（十）国家、研究机构、申办方义务

涉及人体的医学研究中,以往对申办方的要求多停留在申请并组织研究、设计研究方案、建立质控体系、提供研究资源以及负责伤害赔偿等方面,这些申办方职责集中在研究开始前和研究进行中,而研究结束后向受试者继续提供研究信息则容易被忽视。很多对受试者有益的信息,比如干预措施的有效性和安全性,通常要在受试者随访结束后才能得到收集和总结。因此,研究结束后信息的持续公开对受试者的保护和获益具有重要作用。2013 版《赫尔辛基宣言》不仅对申办方提出持续公开信息的要求,同时也将这一要求视为主办国、研究机构和研究者的共同义务,使研究后信息向受试者公开上升到机构义务和国家义务的高度。

二、涉及人的生物医学研究伦理审查

随着医学科技进步和社会发展,为适应国内外临床研究管理工作的需要,为保护人的生命和健康,维护人的尊严,尊重和保护受试者的合法权益,规范涉及人的生物医学研究伦理审查工作,2014 年国家卫生和计划生育委员会向社会征求《涉及人的生物医学研究伦理审查办法(试行)》(以下简称《办法(试行)》)的修改意见,并于 2016 年 10 月发布《涉及人的生物医学研究伦理审查办法》(以下简称《办法》),自 2016 年 12 月 1 日起施行。

《办法》的适用范围包含开展涉及人的生物医学研究的各级各类医疗卫生机构。《办法》明确,医疗卫生机构未设立伦理委员会的,不得开展涉及人的生物医学研究工作。对受试者参加研究不得收取任何费用,对于受试者在受试过程中支出的合理费用应给予适当补偿。涉及人的生物医学研究包括 3 类:①采用现代物理学、化学、生物学、中医药学和心理学等方法,对人的生理、心理行为、病理现象、疾病病因和发病机制,以及疾病的预防、诊断、治疗和康复进行研究的活动;②医学新技术或者医疗新产品在人体上进行试验研究的活动;③采用流行病学、社会学、心理学等方法,收集、记录、使用、报告或者储存有关人的样本、医疗记录、行为等科学研究资料的活动。

《办法》的正文条文由《办法（试行）》的五章三十条增加到七章五十条，根据临床研究管理工作要求，统筹规划制度建设，进一步细化伦理审查、知情同意内容和规程，加强涉及人的生物医学研究伦理审查工作的法制化建设，提高伦理审查制度的法律层级，从而进一步明确法律责任，更好地保障受试者的合法权益。《办法》进一步明确了医疗卫生机构伦理委员会的职责和任务；补充了伦理审查的原则、规程、标准和跟踪审查的相关内容；进一步阐述了知情同意的基本内容和操作规程。

关于伦理审查的研究活动范围，在《办法（试行）》的基础上增加伦理审查范围，从"在人体上"扩展到"有关人的样本、医疗记录、行为等科研活动"。即强调人的权利并不局限于人体本身，还包括离开人体的器官、组织以及个人信息等。参照世界卫生组织《涉及人的生物医学研究国际伦理准则》和世界医学大会《赫尔辛基宣言》等文献，在《办法（试行）》基础上还补充了采用流行病学、社会学、心理学等方法收集、记录、使用、报告或储存有关人的样本、医疗记录、行为等科学研究资料的活动。

《办法》在监管方面明确了医疗卫生机构是涉及人的生物医学研究伦理审查日常管理的责任主体；规定了县级以上地方卫生行政部门对伦理委员会备案和伦理审查监管的职责和监督检查的内容；明确了国家和省级医学伦理专家委员会在监管工作中各自的职责任务。《办法》还补充了中医药管理部门对中医药研究项目伦理审查工作的监督管理职责以及中医药研究伦理委员会的职责任务。

（一）知情同意原则

《办法》明确了知情同意书必须包含的基本信息：①研究目的、基本研究内容、流程、方法及研究时限；②研究者基本信息及研究机构资质；③研究结果可能给受试者、相关人员和社会带来的益处，以及给受试者可能带来的不适和风险；④对受试者的保护措施；⑤研究数据和受试者个人资料的保密范围和措施；⑥受试者的权利，包括自愿参加和随时退出、知情、同意或不同意、保密、补偿、受损害时获得免费治疗和赔偿、新信息的获取、新版本知情同意书的再次签署、获得知情同意书等；⑦受试者在参与研究前、研究后和研究过程中的注意事项。

除了知情同意书必须包含的基本信息之外，《办法》还对知情同意获取的过程、再次获取知情同意和免除知情同意等问题有了较详细的描述。

《办法》规定在知情同意获取过程中，项目研究者应当按照知情同意书内容向受试者逐项说明，其中包括：受试者参加的是研究而不是治疗，研究的目的、意义和预期效果，可能遇到的风险和不适，以及可能带来的益处或者影响；有无对受试者有益的其他措施或者治疗方案；保密范围和措施，以及发生损害的赔偿和免费治疗等。

项目研究者应当给予受试者充分的时间理解知情同意书的内容，由受试者作出是否同意参加研究的决定并签署知情同意书。

在心理学研究中，因知情同意可能影响受试者对问题的回答，从而影响研究结果准确性的，研究者可以在项目研究完成后充分告知受试者并获得知情同意书。

研究者应再次获取受试者签署的知情同意书的情形有：①研究方案、范围、内容发生变化的；②利用过去用于诊断、治疗的有身份标识的样本进行研究的；③生物样本数据库中有身份标识的人体生物学样本或者相关临床病史资料，再次使用进行研究的；④研究过程中发生其他变化的。

可免除签署知情同意书的情形为：①利用可识别身份信息的人体材料或者数据进行研究，已无法找到该受试者，且研究项目不涉及个人隐私和商业利益的；②生物样本捐献者已经签署了知情同意书，同意所捐献样本及相关信息可用于所有医学研究的。

（二）控制风险原则

研究中的风险／获益评估一直是受试者保护的核心，也是伦理审查的重要关注点之一。《办法》将试验风险控制作为审查原则之一，可以看出十分重视对于受试者参与临床试验过程中预期风险的控制与防范工作，这对研究者提出了非常高的要求，同时也对伦理委员会提出了更高的要求。《办法》

在控制风险原则中不仅提及了个人风险,还特别强调了个人风险与社会获益之间的关系。《办法》指出:"首先将受试者人身安全、健康权益放在优先地位,其次才是科学和社会利益,研究风险与受益比例应当合理,力求使受试者尽可能避免伤害。"从这一点不难看出,牺牲受试者个人安全和健康权益而获得科学和社会利益的临床研究是不被允许的。对于伦理审查而言,要尽量避免因为创新性研究所带来的成果和影响力而忽视了对部分受试者的保护。

(三)免费和补助原则

免费和补偿问题一直是伦理委员会在审查过程中经常提及的内容。从"不得收取任何费用"到"合理费用的适当补偿"可以看出,《办法》对受试者参与研究的费用以及相关补偿有了明确的规定,避免了研究机构以研究的名义向受试者收取费用。与研究有关的任何费用都必须免费,除了受试者本来的常规检查和治疗。并且只要受试者因为参与研究而受到伤害或者不便,就要给予一定的补偿,包括交通费、误工费等。

(四)保护隐私原则

《办法》中提及"切实保护受试者的隐私,如实将受试者个人信息的储存、使用及保密措施情况告知受试者,未经授权不得将受试者个人信息向第三方透露",重点提出了受试者个人信息储存、使用及保密措施的重要性和受试者的知情权利。

(五)依法赔偿原则

依法赔偿原则将补偿和赔偿的概念进行了区分。受试者参加研究受到损害时,应当得到及时、免费治疗,并依据法律法规及双方约定得到赔偿。这一原则要求伦理审查过程中一定要督促研究者:受试者受到损害时,先给予及时、免费的治疗,之后再依据法律法规及合同约定给予一定的赔偿。

(六)特殊保护原则

作为伦理审查重要的要素之一,受试者中弱势群体的保护一直是伦理委员会十分关注的问题。特殊保护原则就是针对弱势群体的保护所提出的原则,该原则中涉及的弱势群体包括儿童、孕妇、智力低下者、精神障碍患者等特殊人群。在伦理审查工作中针对以上弱势群体,要求方案中能够有明确的特殊保护措施。

当伦理委员会审查项目时,如果碰到受试人群是弱势群体,首先要考虑是否一定只有纳入弱势群体才能完成研究,如果非必要,建议从一般人群研究开始。其次,如果弱势群体是必要的研究对象,伦理委员会应进一步考量研究者是否有针对弱势群体制定特殊的保护措施。例如,对于儿童受试者考虑其法定监护人代为签署知情同意并考虑儿童自身的意愿,研究风险中更多地关注儿童在未来成长中可能遇到的风险;对于孕妇受试者,更加关注孕妇本人及腹中胎儿的安全;对于智力低下和精神障碍的受试者则更要关注其参加研究的自愿性如何得到保证等问题。

(七)伦理委员会及批准标准

伦理委员会对本机构开展涉及人的生物医学研究项目进行伦理审查,包括初始审查、跟踪审查和复审等;在本机构组织开展相关伦理审查培训,以保护受试者权益,维护受试者尊严,促进本机构生物医学研究规范开展。

《办法》第二十二条明确提出了7项伦理委员会批准研究项目的基本标准,具体包括:①坚持生命伦理的社会价值;②研究方案科学;③公平选择受试者;④合理的风险与受益比例;⑤知情同意书规范;⑥尊重受试者权利;⑦遵守科研诚信规范。只有同时满足以上7个标准的生物医学研究才符合伦理的要求。

(八)责任主体和监督管理

《办法》进一步明确了伦理审查的责任主体和监管部门,开展涉及人的生物医学研究的医疗卫生机构是伦理审查管理的责任主体,负责加强对本机构设立的伦理委员会及其所开展的涉及人的生物医学研究伦理审查工作的日常管理,要求伦理委员会在成立之后的三个月内向本机构的执业登记机关备案,并定期评估伦理委员会工作和伦理审查质量,对发现的问题及时进行整改等。

《办法》中指出:国家卫生健康委员会负责全国涉及人的生物医学研究伦理审查工作的监督管理,成立国家医学伦理专家委员会。省级卫生行政部门成立省级医学伦理专家委员会。县级以上地方卫生行政部门负责本行政区域涉及人的生物医学研究伦理审查工作的监督管理。

（九）处罚办法

医疗卫生机构未按照规定设立伦理委员会擅自开展涉及人的生物医学研究的,由县级以上地方卫生行政部门责令限期整改;逾期不改的,由县级以上地方卫生行政部门予以警告,并处以 3 万元以下罚款;对机构主要负责人和其他责任人员,依法给予处分。

医疗卫生机构及其伦理委员会、项目研究者违反《办法》有关规定的将由卫生部门视情节轻重给予通报批评、警告,并对主要负责人、责任人给予相应处分;违反《办法》规定的机构和个人,给他人人身、财产造成损害的,应当依法承担民事责任;构成犯罪的,依法追究刑事责任。

（十）法规动向

2021 年 3 月,国家卫生健康委员会发布《关于涉及人的生命科学和医学研究伦理审查办法（征求意见稿）》（以下简称《意见稿》）。《意见稿》提出,所有涉及人的生命科学和医学研究活动均应当接受伦理审查,尊重受试者的自主意愿,同时遵循有益、不伤害、公正和保护隐私的原则。

《意见稿》界定的研究活动包括:①采用物理学、化学、生物学等方法对人的生殖、生长、发育、衰老进行研究;②采用物理学、化学、生物学、中医药学和心理学等方法对人的生理、心理行为、病理现象、疾病病因和发病机制,以及疾病的预防、诊断、治疗和康复进行研究;③采用新技术或者新产品在人体上进行试验研究;④采用流行病学、社会学、心理学等方法收集、记录、使用、报告或者储存有关人的涉及生命科学和医学问题的生物样本、医疗记录、行为等科学资料的研究。

《意见稿》提出,开展涉及人的生命科学和医学研究的二级以上医疗机构和设区的市级以上卫生机构（包括疾病预防控制、妇幼保健、采供血机构等）、高等院校、科研院所等机构是伦理审查工作的管理责任主体,应当设立伦理审查委员会。国家卫生健康委员会负责全国医疗卫生机构开展的涉及人的生命科学和医学研究伦理审查监督。教育部负责全国高等学校开展的涉及人的生命科学和医学研究伦理审查监督。

《意见稿》明确,对受试者参加研究不得收取任何研究相关的费用,对于受试者在研究过程中支出的合理费用应当给予适当补偿。对儿童、孕妇、老年人、智力低下者、精神障碍患者等特殊人群的受试者,以及受精卵、胚胎、胎儿或其他辅助生殖技术涉及的潜在受试者,应当予以特别保护。

三、临床研究伦理审查体系建设

临床研究日渐增加,主要包括以注册为目的药物 / 器械临床试验和临床科研项目;与日常的临床诊疗工作存在一定程度的交错,参与或接触临床研究的医务人员数量也在不断扩大。优化临床研究管理,强化伦理准则全程贯彻显得更加重要。

（一）药物临床试验伦理审查

2010 年,国家食品药品监督管理局发布《药物临床试验伦理审查工作指导原则》（以下简称《指导原则》）,旨在促进国内药物临床试验伦理审查能力的提高,充分发挥伦理委员会在保护受试者安全和权益中的作用,进一步规范药物临床试验的研究行为。

《指导原则》的制定是在我国《药物临床试验质量管理规范》（Good Clinical Practice,GCP）的基础上,参考了国际上的有关规定,重点是对伦理审查中的关键环节提出了明确的要求和规定,主要明确了伦理委员会伦理审查的目的,组织管理的要求和条件,伦理审查的程序、方式、内容要点和要求,跟踪审查的形式和要求，以及文件档案的管理要求。《指导原则》共九章五十二条，分为总则、伦理委员会的组织与管理、伦理委员会的职责要求、伦理审查的申请与受理、伦理委员会的伦理审查、伦理审查的决定与送达、伦理审查后的跟踪审查、伦理委员会审查文件的管理、附则。伦理审查的主要内容、伦理委员会存档的文件目录和术语表以附件的形式列出。

《指导原则》规定从 9 个方面对药物临床试验伦理进行重点审查，包括研究方案的设计与实施、试验的风险与受益、受试者的招募、知情同意书告知的信息、知情同意的过程、受试者的医疗和保护、隐私和保密、涉及弱势群体的研究、涉及特殊疾病人群、特定地区人群 / 族群的研究。

《指导原则》明确，临床试验必须至少符合 7 个标准方可被批准。这 7 个标准是：①对预期的试验风险采取了相应的风险控制管理措施；②受试者的风险相对于预期受益来说是合理的；③受试者的选择是公平和公正的；④知情同意书告知信息充分，获取知情同意过程符合规定；⑤试验方案应有充分的数据与安全监察计划，以保证受试者的安全；⑥保护受试者的隐私和保证数据的保密性；⑦涉及弱势群体的研究，具有相应的特殊保护措施。

《指导原则》规定，药物临床试验伦理委员会可以批准或者不批准一项药物临床试验；应对所有批准的临床试验进行跟踪审查，直至试验结束；有权终止或暂停已经批准的临床试验。

（二）临床研究项目管理

为加强医疗卫生机构临床研究管理，规范临床研究行为，2014 年 10 月，国家卫生和计划生育委员会、国家食品药品监督管理总局、国家中医药管理局发布了《医疗卫生机构开展临床研究项目管理办法》。共分七章二十八条，包括总则、组织管理、立项管理、财务管理、实施管理、监督管理、附则，重点规定了如下内容。

1. 临床研究的定义　临床研究是指在医疗卫生机构内开展的所有涉及人的药品（含试验药物，下同）和医疗器械（含体外诊断试剂，下同）医学研究及新技术的临床应用观察等。

2. 临床研究资质　医疗卫生机构开展临床研究应当取得法律法规规定的资质，药物和医疗器械临床试验机构应当按相应要求获得资格认定，并具备相应的能力。

3. 组织管理　开展临床研究的医疗卫生机构应当成立临床研究管理委员会、伦理委员会和临床研究管理部门，分别承担临床研究管理工作。

4. 立项管理　临床研究实行医疗卫生机构立项审核制度。临床研究项目经医疗卫生机构审核立项的，医疗卫生机构应当与临床研究项目负责人签订临床研究项目任务书，并在 30 日内向核发其医疗机构执业许可证的卫生行政部门进行临床研究项目备案。医疗卫生机构受其他机构委托、资助开展临床研究或者参与多中心临床研究的，项目资金应当纳入医疗卫生机构统一管理。

5. 财务管理　医疗卫生机构对批准立项的临床研究经费进行统一管理，实行单独建账、单独核算、专款专用。医疗卫生机构内设科室和个人不得私自收受临床研究项目经费及相关设备。临床研究项目的委托方、资助方已经支付临床研究中受试者用药、检查、手术等相关费用的，医疗卫生机构不得向受试者重复收取费用。

6. 实施管理　医疗卫生机构临床研究管理委员会及临床研究管理部门对临床研究项目实施全过程监管，定期组织进行伦理、安全性、财务合规性和效果评价，确保临床研究项目的顺利进行。

7. 监督管理　明确了卫生行政部门和医疗机构的监督管理责任。

（三）医疗器械临床试验伦理审查

2016 年，国家食品药品监督管理总局会同国家卫生和计划生育委员会发布了《医疗器械临床试验质量管理规范》（以下简称"2016 年《规范》"）。该规范的实施，确立了医疗器械临床试验的准则，对加强医疗器械临床试验管理、维护受试者权益起到了积极的作用。随着医疗器械审评审批制度改革不断深入，医疗器械临床试验机构由资质认定改为备案管理等多项改革政策相继出台，2016 年《规范》中的部分内容已经不能满足当今临床试验发展需要。为落实医疗器械审评审批制度改革要求，配合新修订的《医疗器械监督管理条例》《医疗器械注册与备案管理办法》《体外诊断试剂注册与备案管理办法》实施，积极转化适用国际医疗器械监管协调文件，国家药品监督管理局和国家卫生健康委员会对 2016 年《规范》进行修改和补充，以适应当前医疗器械临床试验监管工作的需求，以 2022 年第 28 号公告的形式发布，以下简称"《规范》"，自 2022 年 5 月 1 日起施行。

1．**适用范围**　在中华人民共和国境内，为申请医疗器械（含体外诊断试剂）注册而开展的医疗器械临床试验的相关活动应当遵守《规范》。《规范》涵盖医疗器械临床试验全过程，包括医疗器械临床试验的方案设计、实施、监查、稽查、检查，数据的采集、记录、保存、分析、总结和报告等。

2．**主要内容**　《规范》有九章六十六条，章节名称分别是总则、伦理委员会、医疗器械临床试验机构、研究者、申办者、临床试验方案和试验报告、多中心临床试验、记录要求和附则。总则章节明确法律依据和适用范围等；伦理委员会章节规定伦理审查原则和审查要求；医疗器械临床试验机构章节明确了医疗器械临床试验机构应当具有相应的临床试验管理部门，承担医疗器械临床试验的管理工作；研究者章节强调了研究者应具备的条件和承担的职责；申办者章节突出申办者主体责任，要求申办者的质量管理体系应当覆盖医疗器械临床试验的全过程；临床试验方案和试验报告章节概述了方案和报告的一般要求、主要内容、签章要求等；多中心临床试验章节明确多中心定义及要求；记录要求章节规定了临床试验记录的基本原则，并对病例报告表填写、电子数据采集做出要求；附则章节提出术语和施行日期。

3．**整体框架**　将 2016 年《规范》中的临床试验前准备、受试者权益保障、试验用医疗器械管理等章节内容划归到临床试验各参与方职责章节中。此次调整结构更加明确和强调各方职责，一是突出申办者主体责任，引入了风险管理理念，明确规定申办者的质量管理体系应当覆盖医疗器械临床试验的全过程；二是强化医疗器械临床试验机构要求，临床试验机构应当建立临床试验管理组织架构和管理制度；三是强调研究者职责，研究者应当按照《规范》和相关法律法规的规定实施医疗器械临床试验。

4．**将体外诊断试剂纳入《规范》管理**　本次修订为了适应体外诊断试剂产业和监管需求，将体外诊断试剂临床试验质量管理要求纳入《规范》中，体现临床试验质量管理理念与要求的统一性。

5．**调整安全性信息报告流程**　《规范》对安全性信息报告流程进行了优化调整。一是改"双报告"为"单报告"。由申办者向所在地省级药品监督管理部门、医疗器械临床试验机构所在地省级药品监督管理部门和卫生健康管理部门报告。二是将报告范围确定为试验医疗器械相关的严重不良事件。三是要求死亡或者危及生命的报告时限为申办者获知后的 7 日内，非死亡或者非危及生命以及其他严重安全性风险报告时限为申办者获知后的 15 日内。

6．**简化优化相关要求**　《规范》结合产业需求和监管实际，切实解决当前反映较为集中的问题。删除了"医疗器械临床试验应当在两个或者两个以上医疗器械临床试验机构中进行"的要求，解决了部分医疗器械难以且无需在两家临床试验机构开展临床试验的问题。取消了检验报告 1 年有效期的要求，有利于临床试验的顺利开展。

7．**体现最新国际监管制度要求**　《规范》借鉴国际医疗器械监管者论坛（IMDRF）的监管协调文件相关内容，如吸收 IMDRF MDCE WG/N57 FINAL：2019《临床试验》内容，引入在不同国家或者地区开展的多区域临床试验的概念，有利于全球创新产品同步在中国开展医疗器械临床试验。修订过程中充分参考了 ISO 14155：2020《医疗器械临床试验质量管理规范》和 ISO 20916：2019《体外诊断医疗器械 - 使用人体样本进行临床性能研究 - 良好研究质量管理规范》）的相关内容，在正文和术语多处体现了国际标准最新版本内容。

8．**配套文件**　为配合《规范》实施，进一步指导临床试验开展，制定了《医疗器械临床试验方案范本》《医疗器械临床试验报告范本》《体外诊断试剂临床试验方案范本》《体外诊断试剂临床试验报告范本》《医疗器械/体外诊断试剂临床试验严重不良事件报告表范本》《医疗器械/体外诊断试剂临床试验基本文件目录》六个文件,与《规范》同步实施。

（四）伦理委员会建设

为进一步规范临床研究,加强伦理审查委员会的制度建设和能力建设,国家卫生健康委医学伦理专家委员会办公室、中国医院协会组织专家研究制定了《涉及人的临床研究伦理审查委员会建设指南(2019版)》。2020年,受国家卫生健康委员会科教司委托,国家卫生健康委医学伦理专家委员会办公室、中国医院协会组织专家对《涉及人的临床研究伦理审查委员会建设指南(2019版)》进行修订,形成《涉及人的临床研究伦理审查委员会建设指南(2020版)》。

2020年,为加强我国医院伦理审查委员会的制度及能力建设,提升医学研究伦理审查能力,进一步推动医院临床研究规范化发展,受国家卫生健康委员会科教司委托,国家卫生健康委医学伦理专家委员会办公室与中国医院协会共同组织专家根据《涉及人的临床研究伦理审查委员会建设指南》起草了《涉及人的临床研究伦理审查委员会建设评估细则(试行)》。

四、中医药临床研究伦理审查平台建设

2011年,世界中医药学会联合会成立了伦理审查委员会,2013年发布了《伦理审查体系评估标准》。国家中医药管理局大力推动中医药研究伦理审查体系建设,2008年部署了中医药临床研究伦理审查研究课题,2010年颁布《中医药临床研究伦理审查管理规范》,2011年成立中医药伦理专家委员会,发布《中医药临床研究伦理审查平台建设规范》(试行)、《中医药临床研究伦理审查平台建设质量评估要点》,2012年委托世界中医药学会联合会伦理审查委员会开展中医药临床研究伦理审查平台建设评估。

中医药临床研究从研究方法、干预手段、疗效评价等方面都异于西医,中医药有其自身的规律、特色,如果用西医的伦理审查模式审查中医,势必影响中医药发挥优势。

（一）中医化的研究方案设计

中医讲究辨证论治,从整体上调理全身阴阳气血,一人一方,随证取穴,这是与西医最大的区别,在进行临床试验时,应该遵循辨证论治原则设计试验方案、筛选受试者。但这又给中医药的伦理审查带来了挑战:首先,审查时研究者要向伦理委员会报告药物或针刺等治疗所对应的证候,包括药物组方、配伍依据,针刺、艾灸选穴依据;其次,审查受试者证候与临床治疗适用的证候是否一致,既要辨病,更要辨证;最后,要重视理法方药的内在逻辑关系,中药与针、灸、拔罐的协同拮抗,中药与西药的协同拮抗作用,以保障受试者的安全。

（二）重视签署知情同意的过程

签署知情同意书不但是保护受试者安全和权益的重要措施,客观上也避免了很多不必要的纠纷。在中医药临床研究过程中,研究者往往对知情同意书的重要性认识不足,或者对有关伦理法规规范的理解不够深入。目前,中医临床科研项目的知情同意仍存在3个方面的问题:①研究者倾向于从现代医学角度交代疾病的转归,而忽视告知受试者中医治疗方案和疗程,造成受试者对治疗风险缺乏了解,对疗效预期过高;②大多数患者认为中医药无创无毒副作用,研究者也未告知中医治疗过程中可能出现的不良反应、禁忌证,如中药注射液的过敏反应、晕针等,从而导致医疗纠纷;③对于保护受试者隐私和一切能识别受试者身份记录的相关工作不够重视。中医理论、中医诊治不同于现代医学,患者往往将两者混为一谈,为受试者耐心讲解病情、中医治疗方案,以及可能出现的并发症、不良反应等信息,这不仅是对受试者的一种尊重,也是帮助受试者对治疗结果有较为切合实际的预期,作出最佳治疗选择。

（三）中医药研究伦理审查体系认证

中医药研究伦理审查体系认证(Chinese Accreditation Program of Ethics Review for CM Research),

简称 CAP 认证,是具有中国特色的中医药研究伦理审查体系认证,由国家中医药管理局、国家认证认可监督管理委员会、世界中医药学会联合会共同促进。

CAP 认证项目是国家认证认可监督管理委员会 2014 年 12 月 29 日正式批准的首个中医药领域认证项目,是我国医学伦理领域唯一国家认证项目,也是国际范围内首个传统医药研究伦理体系和认证项目。世界中医药学会联合会是获准开展 CAP 认证的唯一合法认证机构,CAP 认证的前期基础,是国家中医药管理局委托世界中医药学会联合会开展的"中医药临床研究伦理审查平台评估"项目。

CAP 认证依据的技术标准,是国家认证认可监督管理委员会批准备案的"涉及人的生物医学研究伦理审查体系要求",其内容包括医疗卫生组织机构、伦理委员会、伦理委员会办公室、研究人员等四部分要求。

(四)伦理审查平台建设

伦理委员会的工作能力决定了伦理审查平台的建设水平,但伦理审查平台的建设绝不仅限于成立一个伦理委员会。伦理委员会的顺利运作,需要有完备的运作监管体系作为保障。伦理委员会需要其所在单位的领导、管理人员的重视和各种形式的支持;需要临床专业科室和研究人员伦理素养的提高以及对伦理审查规定的遵从。伦理审查平台是伦理委员会工作有效开展的重要载体,能在整合资源的基础上充分且高效地发挥培训研究、沟通交流、质量管理等功能,最大限度地发挥这些活动在强化伦理委员会工作能力中的作用。

组织机构建设包括管理体系、组建与换届、行政与财政资源、培训和质量管理五大项内容。在组织机构建设方面,特别注重伦理委员会所在单位对伦理委员会的支持,保证伦理委员会独立但不是孤立地工作。强调各有关部门制定相关制度规定确保所有涉及人的生物医学研究项目都提交伦理审查;要有专门的部门负责研究利益冲突的管理;要有独立的质量管理部门和专门的培训管理部门。

伦理委员会是伦理审查平台的核心,而伦理委员会的组织架构是确保伦理审查质量、伦理审查工作独立性的基础。伦理委员会根据要求必须有中医药相关背景专业人员参加,其他委员也应对中医药有所了解。在确定组织架构组建规范的伦理委员会后,制度建设和能力建设就是保证临床研究伦理审查质量的关键。对伦理审查要进行严格的过程管理。按照事先规定的工作流程,抓住伦理审查的每个关键环节,使每次审查活动做到有章可循、有据可查,减少人为因素干扰,提高伦理审查质量。

伦理委员会办公室人员或秘书负责伦理审查的组织和日常工作,包括方案送审的管理、审查会议的管理、审查决定的传达、提醒研究者按期提交研究进展报告、沟通交流记录、经费的管理、成员的培训、年度工作总结、文件档案管理等。伦理委员会办公室规范、高效管理是高质量伦理审查工作的前提和基础。伦理委员会秘书不仅是工作流程的执行者,同时还是解释者和推行者。随着国家对伦理审查质量监管力度的加强以及需要进行伦理审查的临床科研项目日益增多,伦理委员会办公室的工作量不断增大,设立专职办公室人员已成为必然趋势。

广大的生物医学科研人员、临床医务工作者是临床研究方案的设计者、执行者。他们处于临床研究的第一线,直接与受试者交互,受试者的权利实现都与他们的伦理素养息息相关。研究过程中对受试者保护的责任不仅仅是伦理委员会的责任,也是参与研究各方的共同责任,各方对受试者的保护就构成了受试者保护体系。通过培训提高医学科研、临床工作者的伦理素养,使他们熟知受试者保护,自觉遵循法规和方案,才能将伦理审查工作真正落到实处。

五、案例分析

(一)未获知情同意案例

2007 年 1 月 30 日,原告薛某因突发脑梗死到被告某医院急诊。此时该医院正受托参与一项获药监局批准的临床医学试验,即"以某药物治疗脑梗死的有效性和安全性的临床研究"。2007年2月1日,在征得原告女儿同意并签署知情同意书后,被告对原告进行人体药物试验,自2007年2月1日至15日每日向原告薛某注射该药物。2月17日原告出院后,出现左侧肢体偏瘫。原告遂起诉被告要求对方承担损害赔偿责任。2015年二审法院终审裁判认为:被告未将实验内容告知原告本人并征求本人的同意,未尽到严格合理的说明告知义务,存在过错,应当承担赔偿责任。

鉴于薛某入院急诊当时,医院还可以采取另外一种常规治疗方案。虽然采取该常规治疗方案未必一定能够避免薛某之后出现的肢体偏瘫,但是至少给了薛某行使选择权的机会以及因选择该常规治疗方案使病情更加好转的可能性。医院在未能告知并征求薛某是采取常规治疗还是参与试验的意愿的情况下,就擅自对其采取试验医疗措施,该侵权行为与薛某的人身损害之间存在一定的因果关系,故法院终审裁判该医院需承担一定比例的损害赔偿责任。

(二)人工智能伦理案例

2017年,芝加哥大学医学院(University of Chicago Medicine,UCM)的数据分析团队使用人工智能来预测患者可能的住院时长。其目标是确定可以提前出院的患者,从而释放医院资源并为新的患者提供救治。然后,医院还会指派一名案例管理人员来帮助患者处理保险事宜,确保患者及时回家,并为其早日出院铺平道路。在测试系统时,研究小组发现,预测患者住院时间最准确的因素是他们的邮政编码,这立刻给研究团队敲响了警钟。他们知道,邮政编码与患者的种族和社会经济地位密切相关。依靠邮政编码做预测,会对芝加哥最贫困社区的非裔美国人造成不良影响,这些人往往住院时间更长。因此该团队认为使用该算法分配案例管理员将是有偏见和不道德的。

"如果你要在实践中实施这个算法,你会得到一个矛盾的结果,那就是把更多(病例管理)资源分配给更富裕的白种人患者",UCM内科医生、医疗伦理学教授Marshall Chin说道。最终数据分析团队删除了邮政编码这个预测因素。该算法仍在开发中,尚未测试出新模型。

这个案例指出了基于人工智能的医疗保健工具的弱点:算法通常可以反映现有的种族或性别健康差异。这个问题如果没有得到解决,就可能会导致长期性偏见并固化医疗保健领域现有的不平等现象。偏见还会影响罕见病或新疾病的治疗,这些疾病的治疗数据有限。人工智能系统可能会直接给出一般治疗方案,而不考虑患者的个人情况。这时,人工智能拟议的治疗方案是无效的。

第二节   医疗数据安全保护法规

在大数据时代,每个人都不可避免地留下"数据脚印",而对一定批量的医疗数据进行二次分析利用的数据和用于临床研究涉及的患者个人属性、健康状况和医疗应用的数据较多,一旦被泄露、滥用或不正当披露,就会对个人信息安全造成侵害,甚至可能影响个人正常生活。所以医疗服务行业、医药企业、科研机构等医疗企业的医疗数据安全管理就变得尤为重要。各国政府也要从法律法规方面来保护这些医疗数据。

一、国内外相关法规介绍

(一)医疗数据安全的特点

1. 医疗数据使用者的角色不明确,无法提前设置好"跑道"   传统的医院信息化在数据安全防护上通常是基于角色的,如医生、护士、挂号员、收费员等都是有角色的,可以按照角色去授权使用数据,使用者的职责明确了,他所涉及的数据范围也就明确了,就可以给使用者授权。

但在大数据领域,数据使用者是做数据研究的,往往打破了传统的业务角色,处于角色不明确的状态。使用者应该接触到的数据范围与角色无关,而是与所研究的问题紧密相关,但研究的问题又是随机的,所以就没办法像传统信息系统那样按照业务职责来授权,没办法提前设置好"跑道"。

2.在大数据环境下,数据是不受保护的　在传统应用系统里的数据,首先有应用系统的保护,用户要通过系统的授权才能拿到数据,而且拿到的数据永远是在系统的框架下。也就是说,用户是受软件制约的,可以在软件里加一层限制来保护数据。

大数据研究并非如此,使用者能直接接触裸数据。或者说,数据是"裸奔"的,使用者拿到的都是原始数据。

3.数据所处的技术环境更加复杂,是多元化的　大数据所处的技术环境既有关系型数据库,也有 Hadoop 架构,还有些数据是文件类型。过去在数据库里做好数据防护就可以了,现在技术环境更复杂、更多元化,导致技术上的防护难度更大。传统的数据审计、追踪等手段,在新的环境下不见得有效了。

4.接触数据的人员更加复杂,要加强管理　传统信息系统的用户基本是医院内部人员,而大数据的使用人员更加复杂,包括外部的研究人员与合作研发人员,更要加强管理。外来人员首先要签署数据保密协议,他们接触的数据都是脱敏的。比如做影像人工智能,把影像相关的数据脱敏后放在平台上,外来人员可以在平台上训练模型,模型能拿走,但数据不能拿走;有些做软件研发的,就仅提供一些测试数据。

(二)国外健康医疗数据及隐私保护法规

目前,全球已有近 50 多个国家和地区在健康医疗信息安全保护方面制定了法律。从立法模式上来看,健康医疗信息安全保护立法模式有分散立法和统一立法两种模式,分别以美国和欧盟为代表。

1.美国个人健康医疗信息相关保护法律　作为典型的普通法国家,美国司法体系以数目众多、内容全面而闻名世界。在医疗信息化领域开发与应用方面,美国以隐私权作为健康医疗信息保护的立法基础,在国家层面实行分散立法模式,先后出台多部法律,如表 3-1 所示。

表 3-1　美国个人健康医疗相关保护法律

法律名称	时间	具体内容
《隐私权法》 (*Privacy Act*, PA)	1974 年	明确政府在信息采集、应用、公开和保护等方面的义务与责任
《健康保险便利与责任法案》 (*Health Insurance Portability and Accountability Act*, HIPAA)	1996 年	针对信息交互过程中的机构识别、从业者认证、医疗信息安全、隐私保护等问题,制定了详细的规定
《儿童在线隐私权保护法案》 (*Children's Online Privacy Protection Act*, COPPA)	1998 年	规定在线服务方要注明网站的信息保护政策,并且在获取 13 岁以下儿童信息前必须获取其监护人的同意,并保证监护人能够修改这些信息
《经济与临床健康信息技术法案》 (*Health Information Technology for Economic and Clinical Health*, HITECH)	2009 年	对 HIPAA 在隐私、安全和实施等方面的法规作出的修订,扩大法律覆盖的范围,并加重了信息泄露的处罚办法

其中,HIPAA 是美国健康医疗信息安全保护体系的核心。自 1996 年颁布以来,经过 20 多年的修订与完善,HIPAA 及其补充法案已成为一套相对完善、系统并具备较强可操作性的健康医疗信息保护专门法。法案对于健康医疗信息共享和开放过程中,相关主体的定义、范围、责任等细节都作出了详细的规定。

(1)规定了履行隐私保护义务主体:HIPAA 将必须履行隐私保护义务的主体称为受限实体(covered entities,CE),其中包括:①医疗保险(health plans,HP):社会保险部门、商业保险公司、健康管理机构

（health management organization，HMO）、公司保险计划；②医疗健康服务提供方（health care provider，HCP）：医生、医疗机构、养老院、医学检验检查机构、药店；③医疗健康清算机构（health care clearinghouse）：从其他机构得到信息后转化为标准信息的相关团队；④商业合作伙伴（business associate，BA）：医疗健康服务中的相关方，包括软件开发商、硬件设备供应商、租赁公司、研究机构等。

（2）确定了需要受到隐私保护的信息范围：HIPAA 规定，受限实体以任何形式（电子、纸质、口头等）持有或传输的"个人可辨识健康信息"，都属于条例保护的范畴，并将其统称为受保护健康信息（protected health information，PHI），其中通过网络传输的、储存于硬盘中的、光盘上的等相关存储、传输形式的受保护健康信息定义为电子保护健康信息（electronic protected health information，EPHI）。

HIPAA 明确规定以下 18 种 PHI 受到保护：姓名、地址、社会保障密码、生日、医疗记录编码、电话号码、电子邮件地址、驾照号码、全部脸部相片、传真号码、健康保险编码、个人账户密码、银行账户号码、证书 / 执照编码、设备标示、网络统一资源定位、IP 地址、生物标示以及任何其他唯一可辨别数字、特征或编码。

（3）提出了允许使用隐私信息的情况：HIPAA 提出了使用和披露 PHI 时必须取得个人的书面授权，经过多轮的修改和补充，最新版的 HIPAA 明确提出在以下六种情况下允许使用 PHI。

1）PHI 当事人自己需要从受限实体处调取隐私信息。

2）受限实体为 PHI 当事人提供医疗健康服务及相应财务支付服务。

3）征得当事人同意，或当事人无法同意的情况之下，使用 PHI 对其最有益。

4）在采取适当信息保护措施的前提下，对 PHI 进行可控的使用或披露。

5）涉及国家安全或社会公众利益。

6）去掉可辨识身份的信息后，用于研究、诊疗、提供公共服务等目的。

此外，2008 年 5 月，美国国会批准通过了《遗传信息非歧视法》（*Genetic Information Nondiscrimination Act*，GIAN）。这是保护美国人免受遗传歧视的联邦授权。这个法案针对的是医疗保险公司以及雇主对患者和工作场所的歧视，保护人们不受遗传偏见的影响。《遗传信息非歧视法》禁止提供团体或个人保险的公司，根据基因检测结果提高保险费或拒绝申请，但不包括人寿保险、残疾保险和长期护理保险。

2. 欧盟个人健康医疗信息相关保护法律　欧盟主张以立法模式保护个人信息。这种做法的目的是通过统一立法，将自然人对其个人信息享有的权利变为一项法律保障的基本权利。欧盟于 1995 年制定了《个人信息处理相关的信息保护及此类数据自由流动的指令》（简称《个人信息保护指令》，已废除）。2016 年通过《一般数据保护条例》（以下简称《条例》）、《网络与信息系统安全指令》等。除上述统一立法外，欧盟内部各成员国也可基于自身情况制定国内法。但从个人健康信息保护体系的整体来看，欧盟各国都需遵守《条例》的相关规定，并在 2018 年 5 月 25 日正式实施前将其转化为国内法。

《条例》通过制定详细的个人信息管理规范，确保信息安全保护责任主体在实施保护措施时的可操作性。同时《条例》的法律等级更高，相关法条加大了对个人健康信息的保护力度和违规处罚力度。具体内容包括：①法律关系范围不再严格按照地域划分；②明确界定何为隐私信息；③要求处理个人信息必须有合法理由；④将信息保护作为企业处理信息的基本要求；⑤法律赋予信息主体相关权利；⑥对信息泄露规定了严苛的罚款制度。

欧盟的统一立法模式对于个人健康医疗信息起到更好的保护作用。其优势在于：①将健康医疗信息作为公民基本权利的一部分，并在此基础上明确信息主体对于信息的决定、变更、删除等相关权利，有利于个人健康医疗信息的保护；②统一立法可避免制度泛化，并通过设立统一的个人健康信息保护标准，建立信息共享与保障机制，促进信息的互联互通；③统一立法具有较强的执行性，相关政策的执行可由国家强制力保障实施，更容易得到普遍的遵从。虽然统一立法模式在某种程度上可能影响信息技术的应用,但从全球范围来看部分国家选择此种模式开展个人健康信息保护。

3.欧美法律比较　美国与欧盟在健康医疗信息安全保护体系构建上有明显的区别。这种区别主要源于二者在立法基础、立法模式等方面都存在巨大差异。首先,在立法基础方面,美国是以隐私权作为立法基础,相关立法从保护个人隐私的角度出发,不涉及个人隐私的信息并不在法律保护的范围之内;而欧盟则以信息主体的权利为核心,立法的目的是保证信息主体的个人权利不被侵犯,其保护范围比美国更为宽泛。其次,在立法模式方面,美国强调以行业自律为主,辅以各项政府法规;而欧盟则以统一立法为主,强调由政府对个人健康信息进行统一规范的保护。

美国与欧盟的健康信息保护措施也有诸多相似之处。美国与欧盟在对于健康医疗信息保护的具体措施方面是殊途同归,其中最主要的是二者都明确提出个人拥有对自己健康医疗信息的控制权,这种控制权主要体现在以下几个方面。

(1)个人有权获得自己的个人健康医疗信息

1)美国法律规定患者有获得 PHI 的权利。

2)欧盟法律规定信息主体可访问个人的健康医疗信息。

(2)个人有权修改自己的个人健康医疗信息

1)美国法律规定患者有权修改 PHI 中的个人输入信息。

2)欧盟法律规定信息主体对个人信息享有修改权。

(3)个人有权知晓授权单位披露、使用个人健康医疗信息的细节

1)美国法律规定采集、使用 PHI 时必须提交授权书,并注明相关细节。

2)欧盟法律规定信息主体对个人健康医疗信息的使用情况享有知情权。

(4)个人有权取消对个人健康医疗信息使用单位的授权

1)美国法律规定患者可根据个人意愿选择撤回授权书。

2)欧盟法律规定信息主体对个人信息享有被遗忘权。

(5)个人有权在不同医疗机构之间传递个人健康医疗信息

1)美国法律规定患者有权下载和传输个人的健康医疗信息。

2)欧盟法律规定信息主体享有个人健康医疗信息的可携带权。

(三)中国医疗健康数据保护发展过程

国内对个人信息保护立法经历了一个长期发展的过程。以前,对个人信息的保护偏向于间接和侧面,与信息安全相关的法律规定主要分散在《网络安全法》等法规中,条款的规定相较于国外法律条款略显粗犷,缺乏系统性。2017 年 12 月 29 日正式发布,2018 年 5 月 1 日实施的 GB/T 35273—2017《信息安全技术　个人信息安全规范》是一部相对较完善的个人信息安全规范,从个人信息的收集、保存、使用、共享、转让、公开披露等环节出发,提出了保护个人信息安全应遵循的原则和安全要求。2021 年 9 月 1 日起,中国第一部有关数据安全的专门法律《中华人民共和国数据安全法》正式施行。这部法律分别从监管体系、数据安全与发展、数据安全制度、数据安全保护义务、政务数据安全与开放、法律责任等方面,对数据处理活动进行规制,同时也明确建立了一个数据分类分级保护制度,建立健全数据交易管理制度、安全审查制度,对违法行为的处罚力度加大。2021 年 11 月 1 日,《中华人民共和国个人信息保护法》正式实施,这是我国首部针对个人信息保护的专门法律。

医疗大数据对于传统的医疗行业,意味着高效整合医疗信息资源、分享诊疗技术、加快药品研发、协助医生精准判断、预测治疗方案及疗效、降低医疗成本、消除城乡医疗信息壁垒等。我国先后发布的《关于积极推进"互联网 +"行动的指导意见》《促进大数据发展行动纲要》《关于促进和规范健康医疗大数据应用发展的指导意见》和《"健康中国 2030"规划纲要》等政策,表明了政府对医疗大数据的期望和大力支持。

二、中国医疗信息安全保护法规解析及规范建立

（一）中国医疗信息保护法规解析

1.《信息安全技术　个人信息安全规范》（GB/T 35273—2020）　近年来，随着互联网应用的普及和大数据产业的发展，确实给生活带来很多便利，与此同时，个人信息安全也面临着严重威胁，个人信息被非法收集、泄露与滥用等。2020年，中国电子技术标准化研究院对2017年版《信息安全技术　个人信息安全规范》进行了修订。2020年3月6日，国家市场监督管理总局、国家标准化管理委员会发布的中华人民共和国国家标准公告（2020年第1号），全国信息安全标准化技术委员会归口的GB/T 35273—2020《信息安全技术　个人信息安全规范》正式发布，并于2020年10月1日实施。

本标准针对个人信息面临的安全问题，根据《中华人民共和国网络安全法》等相关法律，严格规范个人信息在收集、存储、使用、共享、转让与公开披露等信息处理环节中的相关行为，旨在遏制个人信息非法收集、滥用、泄露等乱象，最大限度地保护个人的合法权益和社会公众利益。

本标准适用于规范各类组织的个人信息处理活动，也适用于主管监管部门、第三方评估机构等组织对个人信息处理活动进行监督、管理和评估。本标准按照GB/T 1.1—2009给出的规则起草，代替GB/T 35273—2017《信息安全技术　个人信息安全规范》。相比GB/T 35273—2017，此标准除了授权同意、账户注销、实现个人信息主体自主意愿的方法等内容的修改外，还新增了多项业务功能的自主选择、用户画像、个性化展示、个人信息汇聚融合、个人信息安全工程、第三方接入管理等相关要求。

2.《人口健康信息管理办法（试行）》　规定医疗卫生服务机构在收集人口健康信息时，应当遵守"一数一源，最少够用"原则，严格实行信息复核程序，避免重复采集，多头采集。

3.《中华人民共和国人类遗传资源管理条例》　规定人类遗传资源是指"含有人体基因组、基因及其产物的器官、组织、细胞、血液、制备物、重组脱氧核糖核酸（DNA）构建体等遗传材料及相关的信息资料"。我国对人类遗传资源实行分级管理，统一审批制度，即人类遗传资源采集、收集、买卖、出口、出境须获得主管部门的行政许可。重要遗传家系和特定地区遗传资源实行申报登记制度，未经科技部许可，任何单位和个人不得擅自采集、收集、买卖、出口、出境或以其他形式向外提供该等数据。

4.《个人信息保护法》　是2021年信息安全领域一项重要立法，也是我国首部针对个人信息保护的专门法律。该法贯彻了"保护个人信息权益""规范个人信息处理活动""促进个人信息合理利用"三大立法目标，呈现出不少兼具理论高度和现实关怀的立法亮点。这部法律的颁行，对于用户和行业都将产生深远的影响，是一部保护个人信息的法律。条款涉及法律名称的确立、立法模式问题、立法的意义和重要性、立法现状以及立法依据、法律的适用范围、法律的适用例外及其规定方式、个人信息处理的基本原则、与政府信息公开条例的关系、对政府机关与其他个人信息处理者的不同规制方式及其效果、协调个人信息保护与促进信息自由流动的关系、个人信息保护法在特定行业的适用问题、关于敏感个人信息问题、法律的执行机构、行业自律机制、信息主体权利、跨境信息交流问题、刑事责任问题，对个人及行业有着很大的作用。个人信息保护可以通过数据库安全的技术手段实现，核心数据加密存储，通过数据库防火墙实现批量数据防泄露，也可以通过数据脱敏实现批量个人数据的匿名化，通过数字水印实现溯源处理。

（1）法律制定：2020年10月13日，十三届全国人大常委会第一百一十三次委员长会议提出了关于提请审议《个人信息保护法草案》的议案。草案规定侵害个人信息权益的违法行为，情节严重的，没收违法所得，并处5 000万元以下或者上一年度营业额5%以下罚款，5%的额度甚至超过了在个人信息保护方面规定"最严"的欧盟。

2021年4月26日，全国人大常委会第二十八次会议对《中华人民共和国个人信息保护法（草案二次审议稿）》（简称《二次审议稿》）进行了审议。2021年8月20日，十三届全国人大常委会第三十次会议表决通过了《中华人民共和国个人信息保护法》，自2021年11月1日起正式实施。

（2）社会现象：非法买卖个人信息已成新兴产业，中国社会科学院2009年3月2日发布"法治蓝皮书"。蓝皮书指出，随着信息处理和存储技术的不断发展，我国个人信息滥用问题日趋严重，社会对个人信息保护立法的需求越来越迫切。2007年9月—2008年12月，中国社会科学院法学研究所针对个人信息保护现状专门组成课题组，在北京、成都、青岛、西安4个城市进行调研。根据调研结果，课题组将我国个人信息滥用情况大致归纳为如下类别。

第一，过度收集个人信息。有关机构超出所办理业务的需要，收集大量非必要或完全无关的个人信息。比如，一些商家在办理积分卡时，要求客户提供身份证号码、工作机构、受教育程度、婚姻状况、子女状况等信息；一些银行要求申办信用卡的客户提供个人党派信息、配偶资料乃至联系人资料等。

第二，擅自披露个人信息。有关机构未获法律授权、未经本人许可或者超出必要限度地披露他人个人信息。比如，一些地方对行人、非机动车交通违法人员的姓名、家庭住址、工作单位以及违法行为进行公示；有些银行通过网站、有关媒体披露欠款者的姓名、证件号码、通信地址等信息；有的学校在校园网上公示师生缺勤的原因，或者擅自公布贫困生的详细情况。

第三，擅自提供个人信息。有关机构在未经法律授权或者本人同意的情况下，将所掌握的个人信息提供给其他机构。比如，银行、保险公司、航空公司等机构之间未经客户授权或者超出授权范围共享客户信息。

第四，更为恶劣的是非法买卖个人信息。调查发现，社会上出现了大量兜售房主信息、股民信息、商务人士信息、车主信息、电信用户信息、患者信息的现象。比如，个人在办理购房、购车、住院等手续之后，相关信息被有关机构或其工作人员卖给房屋中介、保险公司、母婴用品企业、广告公司等。调查发现，虽然绝大多数人认为自己有权了解个人信息的存在情况，如果滥用造成损失可以请求赔偿，但在是否有权拒绝提供信息上，不少人认为自己没有这个权利。42.5%的受访者对课题组表示，曾遇到过有关机构不当处理其个人信息的情况。不过，课题组认为，这一数据仅在一定程度上反映出那些明确感受到自身个人信息被滥用的公众的情况，并不能够反映出那些自身个人信息虽被滥用但自己尚不知情的公众的情况。

受访者普遍感到，有关机构在处理个人信息过程中问题不少。例如不明确告知个人信息的用途；很多信息与所要办理的业务无相关性；有关机构超出原有的目的使用个人信息；有关机构的个人信息保管机制不健全，存在信息被泄露、篡改的可能等。这种情况在政府机关也相当数量地存在着。

在调查过程中，很多受访者表达了希望有关机构删除本人的部分或者全部信息的想法。因为他们或者不再接受其服务，或者经常遭受电话、邮件的骚扰。"个人信息被滥用正在威胁着我的生活安宁、生命财产安全，令自己感到压力或者心情不愉快。"一位受访者说。

需要注意的是，在个人信息曾被滥用的被调查者中，仅有4%左右的人进行过投诉或提起过诉讼。导致公众在进行投诉、诉讼时遇到困难或不愿意投诉、提起诉讼的因素有：无法确定哪些机构应承担责任、无法确定向什么机构投诉或者以谁为对象提起诉讼、无法获得有力的证据、投诉或者诉讼成本过高等。

即便采取了投诉或者诉讼等救济手段，也仅有8.1%的人获得了救济或者达到了目的，其他的或者因为处理个人信息的机构推诿、搪塞而不了了之，或者因为预料到无法通过投诉或诉讼获得救济而中途放弃。课题组认为，这种结果和当时个人信息保护规定存在缺陷关系很大。由于个人信息保护尚缺乏专门性规定，个人信息处理活动应当遵循怎样的原则、信息主体在个人信息处理活动中享有哪些权利、对滥用个人信息的信息处理者如何予以制裁、由什么机构负责执法等，都存在疑问。

（3）现象分析：个人信息的法律保护问题是近半个世纪以来随着信息社会的发展而日益凸显的问题。由于社会观念、信息产业、科学技术以及立法规划等方面的原因，我国很长一段时间以来没有认识到保护个人信息的重要性，因此直到课题组调研时为止，我国还没有制定专门的个人信息保护方面的法律。当然，这并不意味着我国对个人信息不进行保护。在制定专门法律前，我国对个人信息的保护，主要体现在两个方面：一是在与个人信息保护有关的法律法规中设置个人信息保护条款对个人信息加以法律保护。个人信息的法律保护又可以表现为法律的直接保护和间接保护，所谓法律的直接保护即法律法规明确提出对"个人信息"进行保护；间接保护即法律法规通过提出对"人格尊严""个人隐私""个人秘密"等与个人信息相关的范畴进行保护进而引申出对个人信息的保护。二是通过信息控制人的单方承诺或特定行业的自律规范的承诺对个人信息加以自律性质的保护。个人信息在自律保护也表现为两方面，即企业通过单方承诺这种市场运作方式对个人信息加以保护，以及特定行业组织通过行业自律规范对个人信息确立行业保护标准进而进行保护。

（4）立法需求：国内相关法律专家指出，一些电信、金融等单位在提供服务活动中获得的公民个人信息被非法泄露的情况时有发生，对公民的人身、财产安全和个人隐私构成严重威胁。对这类侵害公民权益情节严重的行为，应当追究刑事责任。随着信息技术的高速发展，个人信息的搜集变得越来越容易。对此类信息的不当使用或予以公开会给个人造成财产、精神上的损失。因此，对个人隐私权的保护不能只停留在所谓独处权的保护上，而应该朝着保护个人信息的方向发展。隐私权已经从传统的"个人生活安宁不受干扰"的消极权利演变为现代的具有积极意义的"信息隐私权"。另外，根据《中华人民共和国个人信息保护法》对犯罪主体的描述：行为人违反国家规定，将履行本单位职责或者提供服务过程中获得的公民个人信息，出售或者非法提供给他人，或者以窃取、收买等方式非法获取上述信息，情节严重的，将构成犯罪。可见，侵犯公民信息权方面的犯罪主体不仅有特殊主体，也包括一般主体。也就是讲专门从事金融、电信、交通、教育、医疗等单位的工作人员是构成本罪的特殊主体，那些以窃取、收买等方式非法获取上述信息的行为人也可以构成本罪的主体。

5.《信息安全技术　健康医疗数据安全指南》《信息安全技术　健康医疗数据安全指南》（GB/T 39725—2020，以下简称《安全指南》）是 2021 年 7 月 1 日实施的一项中华人民共和国国家标准，归口于全国信息安全标准化技术委员会。该标准给出了健康医疗数据控制者在保护健康医疗数据时可采取的安全措施，适用于指导健康医疗数据控制者对健康医疗数据进行安全保护，也可供健康医疗、网络安全相关主管部门以及第三方评估机构等组织开展健康医疗数据的安全监督管理与评估等工作时参考。

（1）健康医疗数据的概念：《安全指南》对健康医疗数据进行了较为明确的界定，"包括个人健康医疗数据以及由个人健康医疗数据加工处理之后得到的健康医疗相关电子数据。"其中，"个人健康医疗数据"与《信息安全技术　个人信息安全规范》（GB/T 35273—2020，以下简称《个人信息安全规范》）中的"个人信息"基本保持同样的逻辑基础，是指"单独或者与其他信息结合后能够识别特定自然人或者反映特定自然人生理或心理健康的相关电子数据"。可以理解为"个人健康医疗数据"是一种特殊的"个人信息"。而"由个人健康医疗数据加工处理之后得到的健康医疗相关电子数据"则包括群体总体分析结果、趋势预测、疾病防治统计数据等。值得注意的是，《安全指南》中对健康医疗数据的界定仅限于电子数据，主要是基于"互联网＋医疗健康"的快速发展扩大了电子数据的应用，并提升了电子数据安全保护的重要性和迫切性，而且纵览《安全指南》，其内容也基本是围绕电子数据展开的。

此外，在我国现有法律法规以及其他标准中，对健康医疗数据相关的术语表述及内涵也各有差异，此次《安全指南》通过定义和划分类别及范围的方式，已基本将相关数据纳入并统一整合，如表 3-2 所示。

表 3-2　健康医疗数据相关术语及内涵

相关术语	内涵	相关法律法规、标准
人口健康	依据国家法律法规和工作职责，各级各类医疗卫生服务机构在服务和管理过程中产生的人口基本信息、医疗卫生服务信息等人口健康信息	《人口健康信息管理办法（试行）》
人类遗传资源信息	利用人类遗传资源材料产生的数据等信息资料。（人类遗传资源材料是指含有人体基因组、基因等遗传物质的器官、组织、细胞等遗传材料）	《人类遗传资源管理条例》
电子病历	医务人员在医疗活动过程中，使用信息系统生成的文字、符号、图表、图形、数字、影像等数字化信息，并能实现存储、管理、传输和重现的医疗记录，是病历的一种记录形式，包括门（急）诊病历和住院病历	《电子病历应用管理规范（试行）》
健康医疗大数据	在人们疾病防治、健康管理等过程中产生的与健康医疗相关的数据	《国家健康医疗大数据标准、安全和服务管理办法（试行）》
个人健康信息	个人因生病医治等产生的相关记录，以及与个人身体健康状况相关的信息	《个人信息安全规范》

（2）健康医疗数据安全目标：与立法目的相似，安全目标是制定《安全指南》所要达到的任务目的，决定了《安全指南》的具体内容并统领其价值取向。在《安全指南》中，健康医疗数据保护的安全目标共分为三个层次：一是从数据本身的角度，确保其保密性、完整性和可用性；二是从数据使用和披露安全性角度，确保合法合规性，保护个人信息安全、公众利益和国家安全；三是从业务的角度，确保在符合安全要求的前提下满足业务发展需求。

可以看出，在目标设计上，《安全指南》兼顾了安全需要和发展需要，并且安全的含义不仅仅是技术上的保密性、完整性和可用性要求，也包含了对其他主体合法权益的保护要求。

（3）安全目标实现的基础与指导原则：《安全指南》参考健康医疗数据的应用场景、特征等因素，将健康医疗数据进行分类，并划定相应范围（表 3-3）。

表 3-3　健康医疗数据类别与内涵

数据类别	内涵
个人属性数据	人口统计信息，包括姓名、出生日期、性别、民族、国籍、职业、住址、工作单位、家庭成员信息、联系人信息、收入、婚姻状态等 个人身份信息，包括姓名、身份证、工作证、居住证、社保卡、可识别个人的影像图像、健康卡号、住院号、各类检查检验相关单号 个人通信信息，包括个人电话号码、邮箱、账号及关联信息等 个人生物识别信息，包括基因、指纹、声纹、掌纹、耳郭、虹膜、面部特征等 个人健康监测传感设备 ID 等
健康状况数据	主诉、现病史、既往病史、体格检查（体征）、家族史、症状、检验检查数据、遗传咨询数据、可穿戴设备采集的健康相关数据、生活方式、基因测序、转录产物测序、蛋白质分析测定、代谢小分子检测、人体微生物检测等
医疗应用数据	门（急）诊病历、住院医嘱、检查检验报告、用药信息、病程记录、手术记录、麻醉记录、输血记录、护理记录、入院记录、出院小结、转诊（院）记录、知情告知信息等
医疗支付数据	医疗交易信息，包括医保支付信息、交易金额、交易记录等 保险信息，包括保险状态、保险金额等
卫生资源数据	医院基本数据、医院运营数据等
公共卫生数据	环境卫生数据、传染病疫情数据、疾病监测数据、疾病预防数据、出生死亡数据等

《安全指南》根据数据重要程度、风险级别以及对个人健康医疗数据主体可能造成的损害和影响的级别进行分级，如表3-4所示。

表3-4　健康医疗数据等级划分

等级	使用范围	举例
第1级	可完全公开使用	医院名称、地址、电话等，可直接在互联网面向公众公开
第2级	可在较大范围内供访问使用	不能识别个人身份的数据，各科室医生经过申请审批可用于研究分析
第3级	可在中等范围内供访问使用，如未经授权披露，可能对主体造成中等程度损害	经过部分去标识化处理，但仍可能重标识的数据，仅限于获得授权项目组范围内使用
第4级	在较小范围内供访问使用，如未经授权披露，可能对主体造成较高程度损害	可以直接标识个人身份的数据，仅限于参与诊疗活动的医护人员访问使用
第5级	仅在极小范围内且在严格限制条件下供访问使用，如未经授权披露，可能对主体造成严重程度损害	特殊病种如艾滋病、性病的详细资料，仅限于主治医护人员访问且需要进行严格管控

尽管《安全指南》仅为推荐性标准，但此处分类分级对于相关组织开展数据分类分级工作具有重要现实意义，一方面可以满足遵从性的合规要求，另一方面也可以提升其自身信息化水平和运营能力。具体而言，数据分类可以更好地将数据资产化，保护数据的可用性，以便持续性提供精准的数据服务；数据分级可以从安全角度保驾护航，明确不同等级数据在不同场景的安全策略，以实现聚焦和资源的合理化配置，更好地保护数据的完整性、保密性。此外，健康医疗数据分类分级是安全目标实现的基础，数据开放形式划分和使用披露原则也是基于数据分类分级而确定，从而实现更精细化的管理。

1）原则之一：数据开放形式划分。《安全指南》根据数据公开共享类型划分为完全公开共享、受控公开共享、领地公开共享，相应确定常见数据开放形式及其适用的公开共享类型。具体而言，《安全指南》列出常见的数据开放形式有：网站公开（完全公开共享）、文件共享（受控公开共享）、应用程序接口接入（受控公开共享）、在线查询（匿名查询：完全公开共享；用户查询：受控公开共享）、数据分析平台（领地公开共享）。可以看出，完全公开共享可对应数据分级中的第1级，受控公开共享和领地公开共享可以对应数据分级中的第2级至第5级，其中，受控公开共享强调通过数据使用协议对数据使用进行约束，领地公开共享则强调将数据限定在物理或虚拟的领地范围内。

2）原则之二：使用披露原则。《安全指南》共列出18条健康医疗数据使用披露原则，包含数据收集、使用、委托处理、提供、存储、汇聚融合、跨境传输、主体权利等方面，基本覆盖数据全生命周期环节。值得注意的是，由于健康医疗数据的特殊性，《安全指南》中提出的部分使用披露原则相对现有法律法规、标准具有一定特别之处，鉴于《安全指南》仅为推荐性标准，仍建议在实践中遵照现有生效的法律法规予以执行。披露原则主要针对得到数据授权同意之外的例外情况。

《安全指南》明确了四种可以使用或披露相应个人健康医疗数据的授权同意例外情形，具体为：①向主体提供其本人健康医疗数据；②治疗、支付或保健护理；③涉及公共利益或法律法规要求；④受限制数据集用于科学研究、医学/健康教育、公共卫生目的。并指出控制者可依靠法律法规要求、职业道德、伦理和专业判断来确定哪些个人健康医疗数据允许被使用或披露。

其中，受限制数据集是指"经过部分去标识化处理，但仍可识别相应个人并因此需要保护的个人健康医疗数据集"。《中华人民共和国民法典》规定经过加工无法识别特定个人且不能复原的个人信息才可向他人提供，《个人信息安全规范》中规定在个人信息控制者为学术研究机构，出于公共利益开展统计或学术研究所必要，且其对外提供学术研究或描述的结果时，对结果中所包含的个人信息进行去标识化处理的，才可不必征得主体的授权同意。《安全指南》将可识别相应个人的受限数据集用于科学研究、医学/健康教育、公共卫生目的作为授权同意的例外，可以看出是在健康医疗数据的可用性与公共利益保护之间寻求平衡。此外，《安全指南》指出控制者可依靠法律法规要求、职业道德、伦理和专业判断来确定哪些个人健康医疗数据允许被使用或披露，提出了一种具有一定操作性的豁免同意的实现路径，但鉴于健康医疗数据本身的复杂性、敏感性，依靠职业道德、伦理等判断是否可在未取得个人授权同意的情况下使用或披露存在较大不确定性，也有可能被司法、行政机关认定为非法提供数据行为而具有一定风险。因此，稳妥的做法仍然是遵照现有生效法律法规要求。

（4）个人信息控制者的具体权利与限制

1）限制使用或披露的主体权利：对于数据主体要求控制者限制使用或披露、限制向相关人员披露数据，《安全指南》明确控制者没有义务同意该限制请求，但一旦同意，除非法律法规要求以及医疗紧急情况下，控制者宜遵守约定的限制。《中华人民共和国民法典》《网络安全法》《个人信息安全规范》等并未明确规定主体要求控制者限制使用、披露的权利，但主体有权撤回授权同意，控制者应提供撤回授权同意的方法并对主体提出的请求及时响应。《安全指南》规定控制者可以不响应数据主体的限制请求，很可能是基于健康医疗数据个体性与群体性相结合的特殊之处，出于维护公共安全、公共卫生等公共利益的考量，但结合现有规定，建议控制者在不同意主体限制请求时说明理由，且该理由应出于维护国家利益、公共利益等的需要。

2）历史回溯查询的主体权利：《安全指南》规定，主体有权对控制者或处理者使用或披露数据的情况进行历史回溯查询，最短回溯期为 6 年。《中华人民共和国民法典》《个人信息安全规范》等并未对主体的历史回溯查询的权利进行明确规定，且在《安全指南》中历史回溯查询的权利并不同于访问的权利。此外，最短回溯期的时间也不完全等同于数据存储时间，《个人信息安全规范》明确个人信息存储期限应为实现个人信息主体授权使用的目的所必需的最短时间，但回溯期则要求了最短时限，并未限制健康医疗机构可存储数据的最长期限。主体可查询历史数据主要是基于对既往病史等健康医疗信息了解的需要，值得注意的是，《电子病历应用管理规范（试行）》规定门（急）诊电子病历保存时间自患者最后一次就诊之日起不少于 15 年，住院电子病历保存时间自患者最后一次出院之日起不少于 30 年。针对不同规定中的不同时限要求，建议在实际操作中同时结合现有法律法规的规定予以执行。

3）健康医疗数据的跨境传输：根据《安全指南》，基于学术研讨需要的健康医疗数据跨境传输宜进行必要的去标识化处理。对于不涉及国家秘密、重要数据或者其他禁止或限制向境外提供的数据，宜经主体授权同意和数据安全委员会讨论审批同意，且累计数据量控制在 250 条以内。

关于重要数据的概念，《个人信息和重要数据出境安全评估办法（征求意见稿）》中规定，重要数据是指"与国家安全、经济发展，以及社会公共利益密切相关的数据，具体范围参照国家有关标准和重要数据识别指南"。

健康医疗数据普遍具有重要性，对其是否可以跨境传输更需谨慎。根据《个人信息和重要数据出境安全评估办法（征求意见稿）》，出境数据中包含人口健康领域数据的，应报请行业主管或监管部门组织安全评估。《国家健康医疗大数据标准、安全和服务管理办法（试行）》规定，"健康医疗大数据应当存储在境内安全可信的服务器上，因业务需要确需向境外提供的，应当按照相关法律法规及有关要求进行安全评估审核"。《人口健康信息管理办法（试行）》明确要求"不得将人口健康信息存储于境外服务器，不得托管、租赁在境外的服务器"。《生物安全法》和《人类遗传资源管理条例》均规定，将我国人类遗传资源信息向境外提供或者开放使用的，应当向国务院科学技术行政部门事先报告（或备案）并提交信息备份。

首先，健康医疗数据中的非涉密非重要数据认定本身就具有较大的不确定性；其次，将 250 条以内不涉及国家秘密、重要数据或者其他禁止或限制的数据允许跨境传输中"其他禁止或限制的数据"的兜底规定也给数据认定带来了困难。因此，在实践层面，完整执行《安全指南》关于健康医疗数据跨境传输规定的可行性仍有待时间考验。

（5）安全目标实现的措施要点：根据前述健康医疗数据安全目标实现的基础和原则，《安全指南》分别确定了相应的分级安全措施要点、场景安全措施要点和开放安全措施要点。

1）分级安全措施要点：分级安全措施要点针对不同级别的数据实施不同安全保护措施，重点在于授权管理、身份鉴别、访问控制管理。具体而言，对于第1级数据仅需评审是否可公开；对于第2级数据宜进行去标识化处理，通过协议或领地公开共享模式管控，确保数据的完整性和真实性；对于第3级数据需部分遮蔽个人信息，环境与接收人数量需受到限制；对于第4级数据宜严格管控环境与接收人，高标准保证数据完整性和可用性；对于第5级数据需采取严格的身份鉴别、访问控制等措施。

2）场景安全措施要点：结合健康医疗数据实际场景，《安全指南》将相关组织或个人划分为四类角色，具体包括：①个人健康医疗数据主体（简称"主体"），即个人健康医疗数据所标识的自然人；②健康医疗数据控制者（简称"控制者"），即能够决定健康医疗数据处理目的、方式及范围等的组织或个人；③健康医疗数据处理者（简称"处理者"），即代表控制者采集、传输、存储、使用、处理或披露其掌握的健康医疗数据，或为控制者提供涉及健康医疗数据的使用、处理或者披露服务的相关组织或个人；④健康医疗数据使用者（简称"使用者"），即对健康医疗数据进行利用的相关组织或个人。对于任何组织或个人而言，首先需要围绕特定数据，结合所处的特定场景或特定的数据使用处理行为来判断自身角色定位，且只能定位为其中一个角色。

《安全指南》基于不同角色之间的数据流动，划分了6类数据流通使用场景，并针对不同场景以及各角色在健康医疗数据使用过程中所涉及的不同安全环节与责任，明确相应安全措施要点（图3-1）。需要明确的是，在控制者与控制者之间的数据流通使用场景，双方均需要满足数据传输、存储、使用相关要求。另外，《安全指南》区分了采集与收集的内涵，将控制者从外部获取数据的过程界定为"采集"，将控制者内部数据使用过程中的数据获取界定为"收集"。值得注意区别的一点是，《中华人民共和国民法典》《网络安全法》仅仅规定了"收集"这一概念，并未使用"采集"的概念。

3）开放安全措施要点：开放安全措施要点针对健康医疗数据开放形式，明确所有开放形式均宜满足以下要点：遵循"最少必要原则"；确保符合合法性、正当性和必要性要求；根据使用目的尽可能去标识化；明确数据开发和使用目的、使用方需承担的安全责任、安全措施等，涉及出境的宜依规进行安全评估，涉及重要数据的宜依规进行评估审批。此外，针对前述五类不同的数据开放形式，还需要满足对应的安全措施要点。

（6）安全目标实现的方式：为实现安全目标，健康医疗机构进行数据分类分级，采取有针对性的安全措施后，需对实施措施后的效果进行检查，并持续改进。在安全管理方面，《安全指南》明确了组织、过程和应急处置相关的管理要求。在组织上，宜建立完善的组织保障体系，组织架构中至少包括健康医疗数据安全委员会和健康医疗数据安全工作办公室。其中，委员会应是健康医疗数据安全的最高领导机构，全面负责相关工作并讨论决定重大事项，办公室则负责健康医疗数据安全日常执行工作。在过程上，《安全指南》划分规划、实施、检查、改进阶段，并明确各阶段的主要工作，将健康医疗数据安全工作覆盖事前、事中、事后全过程，实现全流程的数据安全管理。在应急处置上，包含建立应急预案，制定专门应急支撑队伍、专家队伍，制定灾难恢复计划，数据安全事件报告，以及综合评估等工作，保证在遇到数据安全事件时能够及时有序地应对。

针对健康医疗数据的安全技术要求，《安全指南》在明确通用安全技术的基础上，结合健康医疗数据的特殊性进一步规范了去标识化工作。关于通用安全技术，宜对承载健康医疗数据的信息系统

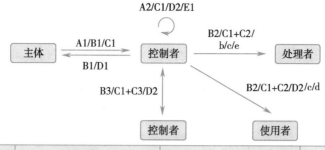

	控制者	处理者	使用者
采集/收集	A1：采集数据知情同意 A2：收集数据知情同意、审批		
传输	B1：加密、存储介质管控 B2：传输前的审查、评估、授权；加密、审计、流量控制、存储介质管控 B3：对接安全、加密、审计、流量控制、存储介质管控	b：数据传输加密、传输方式控制	
储存	C1：境内存储、加密、分类分级、去标识化、备份恢复、存储介质管控 C2：管理处理者/使用者数据存储过程 C3：销毁机制	c：境内存储、加密、分类分级、去标识化、备份恢复、存储介质管控、销毁机制	c：境内存储、加密、分类分级、去标识化、备份恢复、存储介质管控、销毁机制
使用	D1：身份鉴别、访问控制、敏感数据控制 D2：审批授权、身份鉴别、访问控制、审计		d：审批授权、身份鉴别、访问控制、审计
处理	E1：去标识化、权限管理、质量管理、元数据管理	e：去标识化、权限管理、质量管理、元数据管理、审计	

图 3-1　数据流通使用场景及安全措施要点

和网络实施以及云平台等进行安全保护，针对数据生命周期的各项活动实施安全措施，建立安全的数据管理基础设施，实施身份鉴别、访问控制、安全审计、入侵防范、介质使用管理、备份恢复、剩余信息保护等安全措施。关于去标识化，《安全指南》明确宜去除个人属性数据中可唯一识别到个人的信息或披露后会给个人造成重大影响的信息，对于个人属性数据中可间接关联到个人的信息宜进行泛化、转换等处理，数据集中所有属性值相同的人数最低宜在 5 人，控制者内部建立患者代码索引，去标识化中使用的参数配置仅限于内部专人管理，禁止使用者参与去标识化相关工作等。

（7）典型场景数据安全：《安全指南》列举了 8 个典型场景中的重点数据安全措施，分别为医生调阅、患者查询、临床研究、二次利用、健康传感、移动应用、商业保险对接、医疗器械。这 8 个场景是健康医疗数据实际使用或披露过程中的常见场景，对于健康医疗数据安全保护的实践具有指导意义。相较于征求意见稿，《安全指南》删除了互联互通、远程医疗场景，增加了医生调阅场景，将器械维护修改为医疗器械场景，器械维护作为医疗器械场景中的一部分。以商业保险对接安全场景为例，购买商业保险的主体在定点医疗机构就医时，商业保险公司通过与医疗机构建立连接的医疗信息系统，及时掌握主体就诊情况以及相关费用，从而根据规则进行理赔业务。在该场景中，涉及的数据有个人属性数据、健康状况数据、医疗应用数据、医疗支付数据、卫生资源数据。医疗机构与商业保险公司建立连接时，可在医疗信息系统对接前、对接中、对接后三个阶段采取相应安全措施（表 3-5）。可以看出，数据分类分级贯穿于整个安全场景，分权管理、访问权限和限制、不同加密传输方式等措施则是对数据分级、数据开放形式划分的体现。结合前述场景安全措施要点，在商业保险对接安全场景中，针对医疗机构向商业保险公司传输的 5 类相关数据，医疗机构为控制者，商业保险公司为使用者,表 3-5 中的重点安全措施也是对控制者—使用者间数据流通使用场景安全措施要点的细化。此外,安全管理要求和技术要求也被落实在具体措施之中,从而实现在确保数据保密性、完整性和可用性,以及数据使用和披露合法合规的基础上,满足商业保险理赔业务的发展需求。

表 3-5　商业保险对接安全场景重点安全措施

阶段	对象	重点安全措施
对接前	医疗机构	评估商业保险公司资质,数据对接方案安全评估 签署协议 建立衡量合同履行情况和终止合同流程 明确数据传输方法和安全技术,数据内容与范围等 要求商业保险公司获取主体的明确授权 签署保密协议 安全测试、安全扫描、评审
	商业保险公司	评估医疗机构资质和级别 取得医疗机构相关数据的披露授权 数据对接方案安全评估 确保披露数据的安全性
对接中	数据传输	通过专线、VPN 等链路,采用数据加密或链路加密等方式 通过密码技术实施完整性控制 医疗信息系统登录用户的身份鉴别 建立数据同步管理模块 分权管理 无专线的,采用加密移动数据存储介质
	数据使用	针对不同角色制定访问控制规则、访问权限和限制 界面展示环节进行去标识化处理 商业保险公司使用者提交健康医疗数据使用申请 商业保险公司审核数据使用申请的有效性、可行性,并制定实施方案,审核通过后建立数据接口 商业保险公司通过专用接口使用数据 商业保险公司对使用者进行合法性校验
	数据存储	基于国家标准设计与建设数据中心,并通过审核认证,原始数据存储历史数据库,去标识化后形成去标识结果数据 设置数据冗余与数据副本(不少于 3 份),避免单点故障,确保可用性 安全加密技术,确保保密性 安全哈希算法或其他技术措施,确保完整性 定期数据备份,建立介质存取、验证、转储管理制度,定期验证备份数据有效性
对接后	数据销毁	明确数据使用期限,采取安全措施销毁数据,防止泄露 使用移动介质进行数据传输的,对移动介质采取数据分区低级格式化,利用无关数据将该分区写满并再次采取低级格式化的方式销毁数据

《安全指南》确立了健康医疗数据安全目标,并围绕安全目标的实现,在明确数据分类分级、数据开放形式以及使用披露原则等原则性要求的基础上,针对健康医疗数据应用过程中出现的安全问题,提出相应数据安全措施要点,以及管理和技术两方面要求,并结合典型场景予以说明,对于实践中健康医疗数据安全的保护具有较强的指导作用,也为监管部门、第三方测评机构等开展监督管理和评估等工作提供了指南和依据。对于相关企业单位,建议在《安全指南》的指导下,按照现有相关法律法规开展健康医疗数据安全合规检视工作,以保证在业务发展的同时确保实现数据安全。

（二）我国医疗信息规范体系逐步建立

《网络安全法》《中华人民共和国民法典》《数据安全法》《刑法》《电子商务法》《消费者权益保护法》，以及《个人信息保护法》等构建了网络安全和数据安全领域近乎完整的法律体系，各个地方已经推出或正在推出的《数据条例》也将进一步强化数据保护和利用中的规则。《国务院办公厅关于促进和规范健康医疗大数据应用发展的指导意见》《国务院办公厅关于促进"互联网＋医疗健康"行业发展的意见》《关于深入开展"互联网＋医疗健康"便民惠民活动的通知》《关于进一步推动互联网医疗服务发展和规范管理的通知》《关于深入推进"互联网＋医疗健康""五个一"服务行动的通知》等政策文件的出台，以及大数据、人工智能等新型技术的发展，健康医疗数据应用、"互联网＋医疗健康"和智慧医疗蓬勃发展。与此同时，各种新业务、新应用的不断出现也使得健康医疗数据在全生命周期各阶段面临着越来越多的安全挑战。

（三）对于医疗数据保护的合规建议

1. **去身份标识化**　患者医疗数据以患者个人身份信息为依托。医疗机构在选择网络服务提供商的时候，尽量选择可以提供患者匿名服务的供应商。如果医护人员用户（一些医疗机构还为患者建立了用户系统）不可避免地上传了敏感信息，比如患者单位地址、联系电话、诊治报告等，那就需要对这些患者标识予以删除，这是一种简易可行的安全措施。互联网的本质是共享，而在共享之前，医疗机构需要做脱敏处理。特别是患者姓名、出生日期、电话号码、地址、身份证号码、病历号、照片等。

2. **安全存储患者信息和采用第三方安全技术**　医院不可避免地需要云存储患者档案，如患者病历、检验报告图片、彩超图片等。建议医疗机构使用文件分块存储和 SM1、SM2 等国产加密算法，即患者用户的病历图片通过手机上传到云端前，被切割成文件块加密传输。同时，利用第三方安全厂商可有效抵御海量 Ddos 攻击和挑战黑洞攻击，确保服务的持续运转。

3. **提高医院医护人员对患者信息保护的警惕意识**　提高医护人员的信息保护意识非常重要。无论是在门诊挂号，还是在住院时，无论是在就诊过程中，还是在离院之后，医疗机构及其医护人员应时刻谨记保护患者的数据和隐私。

4. **提高病历保管的安全性**　无论是电子病历还是纸质版病历，需提高病历管理工作人员的法律风险意识。对于纸质版病历材料在保管中要时刻谨记避免病历材料丢失、泄露、破损。对于保存电子病历的信息系统，一定要避免出现黑客、病毒等入侵的情况，要保障电子系统的安全性，定期对系统进行扫毒或者安检。最后，医疗机构及其管理人员需把握好信息共享的尺度，切忌为了商业利益将患者的医疗数据公开或者提供给任何第三方机构。

5. **不得随意共享、传输（含跨境）患者的医疗数据**　很多共建或者合作、关联方医疗机构都希望能够将医院之间的患者信息进行共享，若是外资医疗机构还希望能够跨境传输患者医疗数据，将医疗信息汇总后，进行数据分析，进而针对某种疑难疾病治疗方案进行改进，提高整个机构的医疗技术水平。目前已经实行的法律法规中，对基于非诊疗目的且未经患者同意进行的医疗数据传输（含跨境）、共享行为，进行了明确的处罚规定。按照《个人信息保护法》的规定，医疗机构未经患者允许，将患者个人信息提供给境外人员或者机构，可能涉及民事责任，如赔礼道歉、消除影响以及赔偿损失；如存在合规瑕疵，对于情节严重的违法行为，将面临五千万以下或上一年度营业额百分之五以下的罚款，直接主管人员可被处以十万元以上一百万元以下的罚款；此外，还可能构成侵犯公民个人信息罪。医疗机构违反《数据安全法》的规定，给患者造成损害的，同样应承担民事责任；如违反规定向境外提供数据，情节严重的，将面临一百万元以上一千万元以下罚款，直接主管人员可被处以十万元以上一百万元以下罚款。违反相关规定向境外提供我国人类遗传资源或非法携带我国人类遗传资源出境的，根据 2021 年 3 月 1 日生效的《刑法修正案（十一）》第三百三十四条以及 2021 年 4 月 15 日生效的《生物安全法》第七十九条，可能面临数额较大的罚款及刑事责任。

三、案例分析

1. **血液肿瘤中心泄露事件** 2016 年 8 月，密歇根辛格阿罗娜血液肿瘤中心遭到黑客攻击。该中心随后在 2017 年 2 月通知了 2.2 万名患者，其信息可能会遭到泄露。根据当地 ABC 电台（American Broadcasting Company）报道，黑客入侵了包含 2016 年 2 月—7 月数据的服务器，可能遭泄露的数据包括患者姓名、社保号、家庭住址、电话号码、出生日期、保险信息等。

2. **圣何塞医疗集团泄露事件** 作为加利福尼亚州 Verity 医疗系统的成员，Verity 医疗基金 - 圣何塞医疗集团的网站遭受黑客攻击，1 万余名患者信息可能遭到泄露。Verity 集团在加利福尼亚州运营有 6 家综合医院、Verity 医疗基金及 Verity 医生网络。2016 年，一名未经授权的用户通过集团网站入侵，直到 2017 年 1 月 6 日才被发现。

这些信息泄露事件，给每一个医务人员敲响了警钟，一定要引以为戒，加强对患者的隐私保护。我国《侵权责任法》第六十二条明确规定：医疗机构及其医务人员应当对患者的隐私保密。泄露患者隐私或者未经患者同意公开其病历资料，造成患者损害的，应当承担侵权责任。

本章小结

本章首先介绍了医疗信息安全伦理建设和相关政策。随着各种新兴医疗技术的发展和推广，引发了一系列复杂的伦理问题和法律争议，医疗伦理建设就是要合理制定相关政策和法规，来解决这些问题和争议。其次介绍了医疗数据安全保护法规。医疗数据涉及患者个人隐私，一旦泄露，会对患者的个人信息造成侵害，严重影响个人正常生活。世界各国都从本国国情出发，制定法律来保护医疗数据安全。我国医疗信息规范体系正逐步建立，以《个人信息保护法》和《数据安全法》为代表的一系列法律法规构建了网络安全和数据安全领域近乎完整的法律体系，切实保护医疗行为中的各种数据安全。

（温川飙　金　涛）

思 考 题

1. 医疗伦理审查的基本原则有哪些？
2. 在伦理审查过程中，如何平衡风险和受益？
3. 开展医疗数据研究时，如何实施知情同意？
4. 医疗数据分析研究伦理审查获批的重要标准有哪些？
5. 人工智能医疗器械研发过程中如何符合伦理原则？
6. 如何在满足伦理要求的前提下促进医疗数据的流通使用？

第四章

医学信息隐私风险评估与隐私保护方法

现代医学信息学研究需要对海量的生物医学数据进行共享与联合分析，然而生物医学数据种类繁多，并且包含了大量敏感的患者隐私信息，这就使得在数据共享和分析过程中需注重数据隐私保护。生物医学数据的隐私保护有两个重要的前提：一是有效地评估生物医学数据在共享和使用前的隐私泄露风险；二是在共享和使用过程中提供充分的隐私安全保护。基于这两个前提，本章将介绍生物医疗数据的隐私风险评估方法与数据脱敏、数据隐私保护计算技术，以及与数据隐私保护相关的工具和应用案例。

第一节　医学数据隐私风险评估与数据脱敏

医疗大数据含有大量的患者隐私信息，对医疗数据进行隐私风险评估，可以在数据分享和使用前为数据提供方、数据监管方提供数据风险参考信息，同时也可以指导相关数据保护政策和法律的制定。此外，数据脱敏是数据隐私保护中常用的技术手段之一。不同的数据脱敏技术通常应用于不同的假设条件，因此充分了解各数据脱敏技术的适用边界和保护能力范围对于保护数据隐私具有重要意义。

一、数据隐私风险评估

近年来，信息技术的不断发展使生产力及生产要素发生了本质上的改变。当今社会正逐渐由传统的农耕社会及工业社会转变为信息化和数字化社会。数据这一新兴生产要素，早已被广泛应用于各个领域。以医疗为例，从智慧医疗、分级诊疗、精准医学等公共卫生层面的布局，到新药研制、智慧医学影像等具体药物研发及临床诊疗技术，都是在传统医疗行业的基础上，结合大数据人工智能技术，衍生出的新兴领域。在这些领域中，数据是根本，是新兴领域得以发展的基础。

然而，大数据的应用面临着诸多挑战，其中最显著挑战为是如何安全使用数据防范数据隐私泄露。在传统的数据共享概念中，共享就意味着原始数据的交换，数据持有方需提供原始数据，才能完成从小数据积累转化成大数据的过程。然而通过原始数据交换方式实现的数据流通和共享存在多种安全隐患。数据一旦脱离数据源的控制就存在泄露风险，如在数据流通过程中将面临重识别攻击（reidentification attack）等攻击风险，进而造成数据隐私泄露。这些不可控的风险因素导致的隐私泄露问题在生物医学数据应用中所带来的危害尤为明显。

得益于信息技术的进步，近年来，国内多家医院都在普及使用电子病历，以便于大范围地收集临床信息进行分析。然而在促进了医疗系统和公共卫生发展的同时，电子病历也带来了数据隐私与数据安全方面的挑战，包括如何保证电子病历中的患者隐私信息不泄露以及如何安全地分析敏感数据等问题。数据隐私保护的需求催生出了许多数据隐私保护手段，如匿名化和去识别化等。但是，已经有多项研究显示，传统的隐私保护手段已经无法满足人工智能时代所需的隐私安全保护需求，尤其对于生物医疗数据这类高度敏感的数据。为了更好地应对生物医疗数据隐私安全问题，首先要做的是能够准确判断、评估医疗生物数据中可能存在的隐私泄露风险。

（一）数据隐私风险概述

根据是否具有预定义的数据组织方式，生物医疗数据可以分为结构化数据和非结构化数据。结构化数据如基因表达数据、体检报告统计表等，非结构化数据的典型代表有影像、临床病历数据等。两种类型各有不同的隐私泄露风险。

按信息的敏感程度分类，结构化的医疗数据通常包含三种：①标识符，指那些可以直接用来识别出个人具体身份的信息，例如姓名、身份证号等。②准标识符，指那些可以通过结合其他外部信息完成对于个人身份识别的信息，例如人口统计学信息中的邮编、性别、生日等。③敏感属性，是与患者个人疾病、诊断、治疗、用药等相关的敏感信息。根据不同敏感程度信息泄露，其所造成的隐私安全风险可分为如下两种。

1.**身份泄露**　患者的身份信息通过电子病历中的标识符或准标识符被识别出来。在电子病历中标识符需要被严格限制直接共享，因为其与患者身份信息直接相关，是最容易造成隐私泄露的关键信息。除标识符之外，如果结合含有身份信息的公开数据库，并关联分析准标识符信息，也可确认患者的身份信息。一项来自美国的研究表明，通过人口普查中收集的数据，仅凭借生日、邮编和性别三个字段的交集，就能与 63%～87% 的美国人一一对应。2020 年，一项针对中国患者数据的研究则显示，类似的重识别风险也存在于中国的医疗卫生系统中。

2.**属性泄露**　除身份信息之外，属性信息也含有敏感信息，当属性信息在未授权情况下被识别或推断出时，则可断定发生了属性泄露。由于属性信息的敏感性，其相比于身份信息，更可能对患者造成社会性或经济性伤害。比如，求职者可能因其病历中的疾病属性遭受歧视。此外，医学数据中的基因数据一旦被泄露，由于基因数据的特殊性，数据持有者的血亲的基因情况也将部分被泄露，其导致的负面影响更为深远。

对于非结构化的数据，情况则更为复杂。例如，在影像学数据中，患者头部位置的影像图片比其腿部位置的影像图片更敏感，因为患者的头部图像可以用来进行脸部轮廓重建，进而识别出这份图像所属的个体。这种重新识别已经被证明在医学影像数据中很容易实现。因此，易于识别所属个体信息的数据集需进行更严格的处理。例如，头部的计算机断层扫描图像在被共享时，应当从图像中删除面部或颅骨区域，以避免患者身份被识别出来。

（二）医疗数据隐私风险评估

信息的唯一性是一种用来衡量数据敏感程度和潜在隐私泄露风险的指标。当一个个体具有一组能够将其与其他个体区分开来的特征时，这个个体被认为是唯一的。严格来说，任何能够将某个个体与其他个体区分开来的信息都可以称作具有唯一性，例如个体的某种标识符。近年来更多的研究表明，即便数据经过了脱敏、隐藏标识信息处理后（例如去掉了识别符信息），通过结合处理后数据中的准标识符和一些外部信息，也能够对患者的身份信息进行重新识别。因此，这些经过处理的去掉识别符的数据依然被认为具有唯一性。

g-独特性（g-distinct）是一种常用的量化医疗数据唯一性的方法。当一个个体所具有的一组特征与数据集中的 $g-1$ 个其他个体相同，即称其为具有 g-独特性。如果一个个体是唯一的，则称其具有 1-独特性，也即其具有的一组特征与数据集中其他个体不相同。g-独特性的计算公式如式（4-1）：

$$h(g) = \sum_{i \leqslant g} i \left| \mathrm{bin}(i) \right| \tag{4-1}$$

其中，g 是模型参数，$\mathrm{bin}(i)$ 代表有 i 个相同记录的子集，$|\mathrm{bin}(i)|$ 是满足有 i 个相同记录的子集的总数。图 4-1 展示了不同数据脱敏方法作用于某敏感医疗数据集后的 g- 独特性计算结果，其中，该数据集经过安全港（safe harbor）方法处理后保留了患者的出生年份和性别信息；经过有限数据（limited data）方法处理后保留了出生日期、性别和地理位置信息。可以看到在有限数据集方法下，由于保留了更详细的患者信息，有限数据集的唯一性（50% 唯一性）显著高于安全港方法处理后的数据（12.5% 唯一性）。

私有的敏感医疗数据					安全港数据				有限数据					公共数据（投票、人口普查数据库）		
姓名	性别	出生日期	家乡	病情	性别	出生年份	病情	bin(i)	性别	出生日期	家乡	病情	bin(i)	姓名	性别	出生年份
刘一	男	1/1/1980	上海	癌症	男	1980	癌症	bin(1)	男	1/1/1980	上海	癌症	bin(1)	刘一	男	1980
陈二	女	2/1/1953	北京	流感	女	1953	流感	bin(2)	女	2/1/1953	北京	流感	bin(1)	郑十	女	1954
张三	女	6/4/1953	北京	流感	女	1953	流感		女	6/4/1953	北京	流感	bin(1)	吴九	男	1970
李四	男	3/1/1974	深圳	心脏病	男	1974	心脏病	bin(2)	男	3/1/1974	深圳	心脏病	bin(2)			
王五	男	3/1/1974	深圳	心脏病	男	1974	心脏病		男	3/1/1974	深圳	心脏病				
赵六	女	4/1/1965	天津	HIV	女	1965	HIV	bin(3)	女	4/1/1965	天津	HIV	bin(2)			
孙七	女	4/1/1965	天津	HIV	女	1965	HIV		女	4/1/1965	天津	HIV				
周八	女	2/1/1965	天津	HIV	女	1965	HIV		女	2/1/1965	天津	HIV	bin(1)			

$$h(g)=\sum_{i\leqslant g} i|\mathrm{bin}(i)|$$

$h(1)=1\times 1$（12.5%唯一性）
$h(2)=1+2\times 2=5$[62.5%的人可以找到1（$g-1$）个或者更少的相同记录]
$h(3)=1+2\times 2+1\times 3=8$

$h(1)=1\times 4=4$；（50%唯一性）
$h(2)=4+2\times 2=8$

图 4-1　g- 独特性医疗数据唯一性量化方法示例

二、数据脱敏

（一）安全港方法

在美国《健康保险便利与责任法案》（HIPAA）中提出的安全港方法，是一种常用的基于数据脱敏方式的数据隐私保护方法。安全港方法定义了 18 项可用来识别个体信息的标识符（表 4-1）。虽然，数据发布者按照 HIPAA 安全港方法对数据进行脱敏后，即可免责地与 HIPAA 管辖范围内的第三方进行数据分享，但有研究表明，即便在使用安全港方法进行数据脱敏后，依然存在患者信息被重新识别的风险，因此基于该方法处理后的脱敏数据只是把数据风险控制在一定范围内，并不是完全无风险。

表 4-1　美国 HIPAA 中安全港方法规定的 18 种需要剔除的个人信息标识符

序号	标识符	序号	标识符	序号	标识符
1	姓名	7	社会安全号码	13	设备标识符和序列号
2	电子邮件地址	8	病历号	14	网址
3	传真号码	9	证书或许可证号	15	互联网协议地址
4	电话号码	10	账号	16	指纹或声纹
5	车辆标识符和序列号，包括车牌号	11	健康计划受益人编号	17	摄影图像，不仅限于脸部图像
6	地址（所有小于州的地理分区，包括街道地址，城市县和邮政编码）	12	可以唯一识别个人的任何其他特征	18	日期（年份除外，包括生日、入院日期、出院日期、死亡日期和确切年龄）

（二）k- 匿名化

k- 匿名化（k-anonymity）的概念在 1998 年被首次提出，主要理念是通过使用数据泛化和抑制技术降低数据的粒度来达成数据隐私保护的目的，使攻击者在特定概率假设下无法识别某个体。具体来讲，一个数据集如果满足 k- 匿名化，则这组数据中的每一个个体的信息都无法与该组中其他 $k-1$ 个个体的信息通过准识别符的组合进行区分。拥有相同准标识符组合的记录子集通常称为等价类（equivalent class），参数 k 用来表示等价类中的记录数，k 值越大则重新识别风险越小。

以表 4-2 和表 4-3 为例，表 4-2 是一组患者的原始数据，表 4-3 是经过 k- 匿名后的版本。在这组数据中，邮编、年龄属于准标识符，疾病名称则是敏感属性。这组数据满足 3- 匿名化的条件，例如，邮编 123** 和年龄 <20，都有 3 条记录，从而使得观察者无法具体识别出特定患者的信息。上文所提到的，k- 匿名中使用的数据泛化和抑制也表现在了表 4-3 中。具体来说，数据泛化的含义在于用更大的数值范围来替代原有的具体数据，例如该组数据中用年龄 <20 来替代了等价类 1 中原有的具体年龄 17、19 等；数据抑制则是将具体数据的整体或部分用"*"隐去。例如在表 4-3 中，经过 $k=3$- 匿名化后，邮编部分用"*"隐去了后两位。

表 4-2 原始数据

年龄 / 岁	邮编	疾病名称
24	12302	病毒感染
28	12303	心血管疾病
27	12301	健康
31	12401	心血管疾病
33	12402	心血管疾病
38	12403	癌症
19	12501	病毒感染
17	12502	病毒感染
19	12503	病毒感染

表 4-3 经过 k- 匿名化后的数据集

等价类	年龄（n）	邮编	疾病名称
等价类 1	<20	125**	病毒感染
	<20	125**	病毒感染
	<20	125**	病毒感染
等价类 2	20≤n≤30	123**	病毒感染
	20≤n≤30	123**	心血管疾病
	20≤n≤30	123**	健康
等价类 3	>30	124**	心血管疾病
	>30	124**	心血管疾病
	>30	124**	癌症

然而，k- 匿名仍然具有很多不足。首先，经过 k- 匿名化的数据，由于其颗粒度下降，虽然保证了隐私安全，但也一定程度降低了数据的可用性。特别是在处理高维度数据集（即含有非常多字段的数据集）时，可能导致过高的同质性。其次，k- 匿名化过程中可能由于过度地泛化或抑制某些字段，从而导致数据集的特征呈现偏态分布。更重要的是，当一组数据内的敏感属性比较单一时，k- 匿名存

在明显缺陷，即无法抵抗同质性攻击和背景知识攻击。同质性攻击是指当一个等价类中的所有记录在某一项敏感属性上高度一致时，k-匿名将失去其保护作用。例如，在表 4-3 中所展示的数据，等价类 1 中所有记录在疾病名称这一敏感属性上表现出同质化，即所有该等价类中的患者都患有病毒感染性疾病。因此，假如观察者确定有一名年龄小于 20 岁的患者的信息存在于这个数据集中，那么就可以推断出其患有病毒感染性疾病，而该名患者具体对应等价类 1 中的哪一条记录则变得无关紧要了。背景知识攻击是指当观察者掌握了足够多的信息时（即背景知识），那么就可以通过公开的数据缩小其想知道的目标信息的范围甚至直接获得目标信息，意味着 k-匿名的保护失去作用。仍然以表 4-3 为例，如果观察者通过邮编和年龄确定某个患者在等价类 3 中，那么就可以确定该患者至少患有心血管疾病或癌症中的一种。而假如观察者更进一步得知该患者患有心血管疾病的概率极小，那么就可以大致推断出该患者很大概率患有癌症，这极有可能给患者的日常生活造成负面影响。对于一些医疗保险公司来说，有意识地筛选出患有某些疾病的个人能有效降低理赔风险。因此，针对医疗数据重新识别风险的隐私保护是极其重要的。

（三）l-多样性

l-多样性（l-diversity）的概念在于，当一个等价类中含有至少 l 个具有代表性的敏感属性时，则称这一等价类具有 l-多样性。进一步，当一个数据集中的所有等价类都具有 l-多样性时，称这一数据集具有 l-多样性。l-多样性模型是 k-匿名模型的扩展，它同样使用包括泛化和抑制在内的技术以降低数据表示的粒度，使得任何给定的记录都能映射到数据中至少 $k-1$ 个其他记录。l-多样性模型填补了 k-匿名模型中的一些缺陷。在 k-匿名化机制的基础上，l-多样性增加了对于同一等价类中敏感属性的组内多样性的约束，以降低观察者通过同质化攻击和背景知识推断出目标患者的可能性。

根据 l-多样性的定义中所谓"有代表性的敏感属性"的内涵，l-多样性有以下三种典型的定义。

1. **基于独特性的 l-多样性（distinct l-diversity）**　在一个等价类中，对于一个敏感属性，如果存在 l 个不同的具有代表性的值，则该等价类具有基于独特性的 l-多样性。进一步，如果数据集中所有等价类都具有基于独特性的 l-多样性，则该数据集具有基于独特性的 l-多样性。

2. **基于熵的 l-多样性（entropy l-diversity）**　如果一个等价类 E 满足 $\text{Entropy}(E)=-\sum_{s\in S}p(E,s)$ $\log p(E,s)\geq\log l$，则该等价类被称为满足基于熵的 l-多样性。其中，S 表示等价类 E 中敏感属性取值的集合，$p(E,s)$ 为该等价类中某敏感属性取值为 s 的概率（$s\in S$）。当每一个等价类都满足这一条件时，则这一组数据被认为具有基于熵的 l-多样性。

3. **基于递归的 (c,l)-多样性[recursive(c,l)-diversity]**　一种折中的定义，可确保高频出现的值不会出现太频繁，而低频出现的值不会出现太少。对于一个给定的常数 c，如果一个等价类满足 $r_1<c(r_2+r_3+\cdots+r_m)$，则该等价类被称为递归 (c,l)-多样性，其中 r_i 是按降序排列的该等价类中敏感属性取值为 s_i 的频率，m 是该等价类中敏感属性可能的取值个数。当数据集中每一个等价类都具有这一特性时，则这一组数据被认为具有基于递归的 (c,l)-多样性。

和 k-匿名一样，l-多样性也会一定程度降低数据的可用性。与此同时，在一些情况下，l-多样性很难实现。例如在电子病历数据中常见的疾病检测报告中，敏感属性只有"阴性"和"阳性"两种可能。假设在若干条记录中，阴性和阳性的占比分别为 99% 和 1%，则在这组数据的大多数等价类中，极有可能出现敏感属性均为阴性的情况，因此无法实现 l-多样性。此外，在这种情况下，阴性人群往往并不介意有第三方知道其检测结果，因此在该等价类中，其实并没有必要实现 l-多样性。

在另一些较为特殊的情况下，l-多样性还有可能导致数据特征呈现偏态分布或是保护失效。以上述疾病检测报告的结果为例，如果一个等价类中恰好有一半阴性和一半阳性，那么这一等价类可满足上述的 l-多样性定义，然而该等价类中的个体被认定为阳性的概率是 50%，远远高于整体的

1%，呈现偏态分布。这个案例中还存在另一种较为极端的情况：假设有两个等价类 A 和 B，都包含 100 条记录。其中，等价类 A 有 98 个阳性和 2 个阴性，等价类 B 则相反，有 2 个阳性和 98 个阴性。这两个等价类都满足基于熵和基于独特性的 l- 多样性。然而，由于这一敏感属性的特殊性，等价类 A 和 B 具有完全不同的隐私风险。观察者很容易推断出等价类 A 中的个体极有可能为阳性，而对于等价类 B，尽管其敏感属性被反推出阴性的可能性和 A 中反推为阳性的可能性一样，但由于其结果阴性本身并不敏感，因此等价类 B 对个体造成的影响远小于等价类 A 的影像。

（四）t- 亲密度

t- 亲密度（t-closeness）是基于 l- 多样性在数据隐私保护上的进一步拓展。鉴于在 l- 多样性中，可以根据 l- 多样性中敏感属性的分布来推断患者的隐私信息，t- 亲密度技术将一组数据中敏感属性的分布也纳入保护范围，以进一步保证患者的隐私安全性。t- 亲密度的具体定义为：如果等价类中敏感属性在该类中的分布与该属性在整个数据中的分布之间的距离不超过阈值 t，则称该等价类具有 t- 亲密度。如果所有等价类都具有 t- 亲密度，则称该数据集具有 t- 亲密度。

第二节　医学数据隐私计算技术

本章第一节介绍了医学数据的隐私风险评估与数据脱敏方法，可以看到医学数据存在很多敏感的患者信息。数据脱敏方法可以有效地为敏感的医学数据在共享和使用过程中提供数据隐私保护，但同时相关的研究也发现不同的数据脱敏方法对于数据隐私的保护具有局限性。因此，本节介绍的医学数据隐私计算相关技术，对医学数据在共享、使用和结果分发过程中提供额外的数据隐私保护。本节将介绍基于联邦学习技术的多中心研究、基于硬件的可信执行环境实现计算过程可验证的数据隐私保护、基于密码学的多方安全计算和同态加密技术实现对计算过程的保护，以及差分隐私技术实现对于数据结果的保护。

一、联邦学习

数据挖掘、统计算法和机器学习在医疗数据中有着大量的应用，例如基因组关联分析、医学影像诊断、临床辅助诊断等。这些方法的实际应用效果通常与参与计算样本数量的多少、数据特征的丰富程度相关。但是通常情况下，个体医院的样本量比较有限（例如罕见疾病），需要多中心数据合作来开展研究。考虑到医疗数据的敏感性，这种多中心合作过程中直接的数据共享受到了很大程度的限制。因此联邦学习（federated learning）技术应运而生，通过联邦学习可以实现在不需要交换个体数据的前提下，只通过交换分析过程中的中间信息实现多中心的联合分析，从而有效地解决多中心合作过程中数据共享和隐私保护的痛点。

具体来讲，联邦学习将传统的机器学习模型拆解，分别在多个数据提供方进行本地模型训练获得中间结果，然后通过中心服务器或者去中心化的方式进行中间结果融合，最终得到全局的训练模型。在这个过程中，各方交换的是模型中间结果，而不是传统机器学习里面的原始数据，从而实现保护敏感原始数据的效果。按照数据样本分布不同，联邦学习可以分为横向联邦学习和纵向联邦学习（图 4-2）。

横向联邦学习的主要目的是通过虚拟融合多源的数据来有效地增加训练样本量，适用于参与各方拥有不同的样本，但是样本特征重叠多的场景。例如，罕见病研究中每个医院的数据样本量有限，每个医院拥有不同的患者，但每个患者的疾病数据维度基本一样，通过横向联邦学习可以丰富样本量，增加所得到模型的统计检验力。

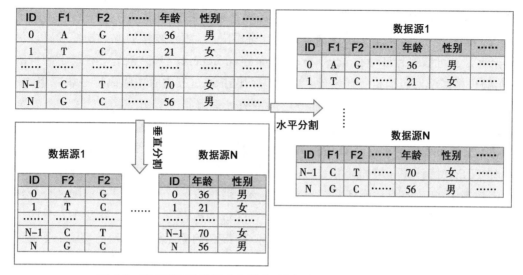

图4-2 联邦学习的数据分布模式：横向联邦学习和纵向联邦学习

纵向联邦学习主要是针对相同样本群体下，不同数据源拥有不同的数据特征的场景。由于各个参与方的特征不同，每个参与方运行不同的局部模型，分别对各自的特征数据进行处理，得到中间结果，然后可以通过中心化或者去中心化的方式汇总中间结果，形成全局模型。例如，同一个患者癌症相关的数据在癌症的专科医院，其体检数据在体检中心，其常规的诊疗数据在社区医院，通过纵向联邦学习可以构建一个对于患者更精准的画像。

在联邦学习的训练过程中，各个参与方拥有基于其本地数据生成的本地梯度，通过反复交换各参与方的本地梯度来实现全局模型参数的更新，并直到模型参数收敛，具体每一轮的迭代过程可分为如下四步：①参与方各自使用本地样本完成模型的更新，发送加密的梯度到聚合服务器；②聚合服务器对各方的梯度进行聚合；③聚合服务器把聚合后的梯度发送给各个参与方；④各个参与方使用收到的新梯度更新本地模型参数。这里示例中传递的是梯度，实际应用中也可以是模型参数或者其他模型中间计算结果。

根据梯度的聚合方式和模型拆分方式的不同，联邦学习也可以分为无损联邦学习和近似联邦学习。其中无损联邦学习可以保证通过虚拟数据融合生成的全局模型在各方面（例如模型参数和性能）完全等效于数据汇总后的模型。近似联邦学习的目标是保证通过虚拟数据融合生成的全局在模型的某些性能上和数据汇总后的模型相当（例如预测精度）。

相比于传统的机器学习，联邦学习增加了通过网络通信交换中间结果和使用隐私保护技术保护交换中间结果的过程，性能上除了与各个数据节点的计算资源有关系，还会受到网络通信条件和具体的隐私保护成本的影响。

此外，有研究表明，通过联邦学习过程中交换的模型中间结果（如梯度信息），或者联邦学习的最终结果，可以反推出原始数据中的部分敏感信息。为了保护各方交换的模型中间结果不被泄露，借助接下来将要介绍的可信执行环境、同态加密、多方安全计算等隐私保护技术对模型中间结果进行保护。同时也可以结合差分隐私技术实现对于最终建模结果的隐私保护。

二、可信执行环境

现代计算机系统的设计为了达到较高的资源利用效率，通常是建立在资源共享之上，也正是由于资源共享，使得安全性问题时有发生。针对资源共享的隐私安全保护，目前有两类解决方法。一类是基于软件的方式，例如操作系统中通过引入进程机制，不同的程序运行在不同的进程中，达到资源隔离的效果。另外还有通过虚拟化的方式，通过在同一台机器上运行不同的操作系统或者容器，实现资源隔离。另一类是基于硬件的方式进行资源隔离，相比软件的方式硬件隔离提供了更强的数据安全保证。可信执行环境（trusted execution environment，TEE）就是一种基于硬件的解决方案，其安全假设是基于对可信执行环境硬件的信任。TEE 通过在内存中隔离出一块专用的区域，并使用基于硬件的内存加解密技术，并添加专门的中央处理器指令等方式，建立了一个安全的计算环境（enclave）。在这个安全计算环境中，安全环境内的计算代码和数据与外界的程序进行了硬件级别的隔离，安全环境内的程序可以访问外部的数据，但外部的程序却无法访问安全环境内部的数据。同时 TEE 支持计算环境和计算过程的远程校验，从而可以提供对于计算过程的数据安全保护。高性能是基于 TEE 的隐私计算方案的亮点之一。理想情况下，基于 TEE 的隐私计算解决方案的性能可以接近原生的程序。但是受限于安全计算区域的内存大小限制，以及在安全区域和非安全区域间切换的延时等因素的影响，实现高效的基于 TEE 的隐私计算解决方案，需要有针对性的算法优化。TEE 是一种适用于通用场景下的高性能隐私计算解决方案，可以用于各种医学数据处理场景。

三、多方安全计算

多方安全计算（secure multi-party computation）是一种基于密码学的隐私计算解决方案，源于 20 世纪 80 年代姚期智教授提出的百万富翁问题。在多方安全计算中，参与计算的每一方都只拥有计算所需的部分输入信息，最终每一方只能得到函数的输出结果而无法获知其他参与方的输入信息。多方安全计算主要通过下面几项技术实现：①不经意传输（oblivious transfer，OT）。一种密码学的基础协议，它主要解决的是如下问题：甲拥有隐私数据 v_0、v_1，乙拥有选择信息 i，$i \in \{0, 1\}$，乙希望获取甲的 v_0 或者 v_1，但乙不想让甲知道它的选择 i，同时甲也不想让乙获取除了他选择的信息以外的其他信息。②混淆电路（garbled circuit，GC）。将两方参与的安全计算任务转化成布尔函数，并将真值表加密打乱，结合不经意传输（OT），实现电路的正常输出而又不泄露电路计算结果以外的双方隐私信息。③秘密分享（secret sharing）。通过将隐私数据划分为多份，每一份分别发给不同的参与方进行基于电路的联合计算，任何单一参与方在不串谋的前提下无法恢复出原始的隐私数据。多方安全计算虽然一定程度上解决了多方联合计算过程中数据隐私保护的问题，但其在实际应用过程中也存在一定缺陷。首先，多方安全计算需要交互大量的加密数据来实现不经意传输、混淆电路和秘密分享，因此多方安全计算在实际使用中对于网络带宽的要求较高。其次，复杂计算任务在分解为软件电路后的执行效率与明文下直接计算相比显著降低。此外，受到复杂性的限制，多方安全计算通常只有不超过 4 方参与实际的计算。

四、同态加密

同态加密（homomorphic encryption，HE）与传统的密码学相比除了能实现基本的数据加解密之外，还可以支持在加密后的数据上进行特定的计算（如加法和乘法），并获得加密后的计算结果，且解密后的计算结果与直接在明文进行计算的结果一致。因此同态加密技术多被用于外包计算的场景，比如数据拥有方把同态加密后的数据发送到远端的云平台，利用云平台可扩展的储存和计算资源，完成在不可信的云平台下带有隐私保护的外包计算任务。比如医疗领域中，基因数据很敏感且体量很大，需要的存储和计算资源也较高，通过同态加密技术，可以实现某些基因数据分析任务在隐私保护下的外包计算。

常见的同态加密技术可以分为部分同态、半同态和全同态算法，不同的算法在其复杂性和灵活性上有着不同的权衡（图 4-3）。例如，部分同态通常复杂性较低，但是其只支持同态加法或同态乘法,且不能同时支持两种运算。全同态支持任意次数的累计同态加法和乘法运算,具有较高的灵活性,但是其代价是较低的计算效率。半同态权衡了同态加密的复杂性和灵活性,半同态加密后的数据支持一定次数的累计同态加法和乘法运算,如果实际的计算超过了预先设定的参数范围,该密文将无法被解密后恢复正确的计算结果。

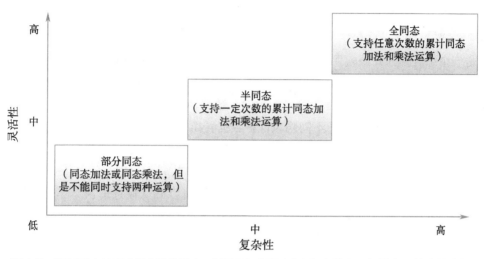

图4-3 不同同态加密方法(部分同态、半同态和全同态)在复杂性和灵活性方面的直接比较

同态加密在实际的使用过程中也存在一些缺陷。首先,复杂的运算方法需要通过基本的加法和乘法来近似实现,因此会由于近似计算引入计算误差。其次,同态加密后的密文计算复杂度与对应的明文计算相比提高了很多个数量级,因此计算效率相对较低。最后,同态加密的设计之初主要是解决计算外包中的数据隐私保护问题,在多中心合作的情况下如需要使用同态加密技术,由于多中心是共享同一套同态加密密钥,通常由一个公认的可信第三方提供密钥管理,实际应用中如何确定公认的可信第三方是一个待解决的问题。

五、差分隐私

差分隐私(differential privacy,DP)是一种数据隐私保护方式,主要用于在发布相关数据的统计信息时实现统计数据中记录的隐私保护。作为一种严格的数学可证明的隐私保护技术,差分隐私近年来受到了广泛关注和研究,其优势在于:首先,差分隐私假设攻击者能够获得除目标记录外所有其他记录的信息,因此最大化地考虑了攻击者的背景知识;其次,差分隐私具有数学上的严格定义并提供了量化评估方法。差分隐私的数学定义如下:

随机算法 K 满足 ε 差分隐私,则对于任何一个输出集合 S 和任意邻近集合 D_1, D_2 总有:

$$Pr[K(D_1) \in S] \leq \exp(\varepsilon) \cdot Pr[K(D_2) \in S] \tag{4-2}$$

通过在数据结果上加入不同类型的噪音(例如拉普拉斯机制和指数机制)是实现差分隐私的主要方法。差分隐私在提供数据隐私保护的时候也有不足之处,例如,参数 ε 取值的大小决定了差分隐私算法输出结果的隐私保护强度,但在实际应用过程中如何设定 ε 取值依然是一个开放性问题。此外,差分隐私保护下的输出结果由于加入了大量的噪音,其结果的可用性和适用范围受到一定限制。

第三节 医学信息隐私保护工具和应用

一、数据匿名化工具

（一）ARX 数据匿名化工具

ARX 是一个综合性的开源软件，用于匿名化敏感的个人数据。它支持多种应用场景：隐私和风险模型（例如 k- 匿名化、l- 多样性等）、数据转换方法（例如泛化、随机、替换等）和输出数据可用性分析。

ARX 的功能包括：①在配置方面，可以加载输入数据，可以指定转换规则，并且可以设定相关算法的参数等。② ARX 可以支持对于不同隐私保护数据转换方法的优化配置，从而生成适合预期使用场景的输出数据。③为了评估输出数据的可用性，ARX 提供了多种信息损失模型、描述性统计方法来比较转换前后数据的可用性，例如针对某一机器学习任务的分类识别率等。④分析输入数据集以及转换后的输出数据的隐私风险。根据这些分析的结果，可以确认候选解决方案的适用性，或者可以修改匿名化过程的参数，从而形成半自动化的工作流程。

（二）ShinyAnonymizer 数据匿名化工具

ShinyAnonymizer 提供了广泛的数据匿名化算法，并支持多种隐私模型，例如，匿名化隐私模型（删除、抑制、泛化、替换等）、散列映射和加密隐私模型。除了提供多种算法外，系统还提供了饼图、条形图、面积图、直方图和散点图等多种数据分析可视化范式和统计方法。该工具支持大数据和多任务处理，并提供了一个独立的软件库，可以集成用于其他系统或扩展更多算法。该工具为开发新颖的隐私模型提供了一个强大的环境。

二、隐私计算工具

（一）带有隐私保护的全基因组关联分析工具

全基因组关联分析（genome-wide association study，GWAS）是指从人类全基因组范围内找出存在的序列变异，即单核苷酸多态性（single nucleotide polymorphism，SNP），并筛选出与疾病相关的 SNP，帮助进行疾病诊断或预防。它常用于复杂疾病研究，包括肿瘤、糖尿病和高血压等。这类疾病往往受多个基因和环境因素共同影响，每个基因的单独作用较弱，且往往存在多基因间和基因与环境间的交互作用，因此被称作复杂疾病。利用 GWAS 对其遗传机制的研究有助于开发新药物、发展新疗法和开展预防工作，提高整体国民健康水平。

然而，GWAS 非常依赖大量基因数据的积累，样本量不足是各项 GWAS 研究中最常见的问题和难点。近几年，得益于基因测序技术的发展，中国已经建立了多样化、多维度的基因数据库，其中基因数据的积累也正以前所未有的速度不断推进。尽管如此，出于对隐私安全性的担忧，这些基因数据的流通仍然受到严格限制，各基因库中的数据大多独立存在，缺乏关联和交互方式。因此，基因库的建立看似解决了"数据孤岛"问题，实际上这些基因库本身则形成了更大的"孤岛"或者说是"群岛"，仅仅完成了由点到线的连接，而没有实现由线到面连接，导致这些数据无法发挥出其全部价值。将隐私计算技术应用到 GWAS 研究中，可以保证数据安全共享，大幅促进其发展，提高基因数据的使用效率，进一步挖掘数据价值，同时消除基因数据共享中隐私安全方面的隐患。

有相关研究致力于创建有关隐私计算技术应用到 GWAS 研究上的方法框架，以下介绍其中一个技术框架——iPRIVATES。该框架为全基因组关联分析提供隐私保护，以解决基因数据共享中的隐私安全问题。iPRIVATES 利用联邦学习技术进行数据隐私保护，使多个机构能够联合执行 GWAS

分析，但在研究过程中只交换经过处理的中间计算结果，因而不会泄露患者级别的基因分型数据。此外，该团队还通过模拟数据集和真实世界案例（真实环境下联合多家医院的数据研究）来验证iPRIVATES 在强直性脊柱炎中识别潜在风险变体的性能。实验结果表明，强直性脊柱炎相关 SNP 最强的信号主要分布在人类白细胞抗原区域。这一结果，与传统的集中式计算结果一致，证明它在保护数据隐私的同时，还能保证计算效果。这也意味着，iPRIVATES 框架和相关技术在推动不同疾病的协同基因组研究方面具有巨大潜力。

（二）基于隐私计算的跨国罕见病研究工具

和 GWAS 研究一样，样本量不足也是罕见病研究中的一个长期痛点。但不同的是，GWAS 研究并非无数据可用，而是出于安全考虑导致数据共享受限，而罕见病研究的样本量本就有限，也因此更迫切需要安全有效的数据共享方式或技术，以确保所有数据的价值都能充分体现。

这里介绍一个使用了联邦学习的隐私保护技术框架——PRINCESS。这一框架综合利用可信执行环境、多方安全计算、同态加密和联邦学习技术进行了一项跨国罕见疾病（川崎病）遗传数据分析。传统多中心研究需要将所有患者的个体基因数据集中在一个中心节点上进行运算，而 PRINCESS 则不同，它对加密数据执行安全的分布式计算，使数据共享的过程符合机构规定和国家法律，且同时提供安全高效的隐私保护。这一研究的结果显示，PRINCESS 不仅可以保护数据的隐私安全，而且具有较高的计算效率。

三、隐私计算应用

（一）医疗数据匿踪查询系统

匿踪私密查询（private information retrieval，PIR）是指查询方在进行查询过程中不留有查询痕迹却可获得查询结果。采用隐私计算和密码学技术可设计开发出医疗数据匿踪查询系统。在查询交互过程中，构建多方数据交互加密数据通信通道，进行数据混淆、加密、传输、解密及匹配，从而让数据提供方无法获知查询方的查询信息，查询方也无从知晓查询信息之外的信息，达到隐私保护，防止信息泄露的目的。

（二）临床数据分析及新药辅助开发

药物研发需经历多个研究阶段，如药物靶点发现、先导化合物发现及优化、临床试验等。传统的药物研发流程耗费大量人力物力，且成功率不高，造成大量资源浪费。近年来，药物研发已与人工智能技术（artificial intelligence，AI）结合，经由 AI 助力，大幅提高了药物研发的效率。AI 为药物研发带来机遇的同时也面临着挑战：药物疗效研究、药物副作用分析等需要大量真实数据支撑，但目前诸如患者随访数据、社区医疗数据、患者消费习惯等数据严重缺失，造成数据覆盖面不足，数据维度不够等问题。

隐私保护计算技术，可联合创建多机构多维度的多中心数据体系，破除数据孤岛，实现高效利用数据的同时保护个人隐私安全。

（三）医学影像分析

隐私保护计算在医疗影像学中也有广泛的应用，如智能疾病诊断、智能靶区识别、图像重建及智能治疗方案等。具体包括：①病灶识别：基于 AI 技术识别病灶区域，为医务工作者的人工识别提供参照，避免人工操作失误。②病灶分析：在 AI 技术辅助下对患者病情的严重程度作出初步判断和分析，为医生决策提供参考，例如根据眼底视网膜的图片来识别糖尿病性视网膜病变程度，提高相关疾病筛查效率。③辅助诊断：基于 AI 实现基于医疗影像数据的疾病诊断辅助。例如，根据患者的胸部影像数据准确进行肺炎、结核病辅助诊断，医生可以在此基础上作进一步诊断。以上智能诊断分析中，均可引入隐私保护技术，实现多方数据在不出各自业务域的情况下构建高泛化能力人工智能模型。

本章小结

在健康医疗大数据时代，大量医疗数据被源源不断地采集，并被应用到具体的生物医学研究中。然而，在实际应用中，人工智能模型精度和效果往往受到训练样本的数据量及其质量影响。为了使医学数据能够为智能化临床决策提供支持，需要更大量的多周期临床数据以进行模型训练，但是仅仅基于志愿者参与的大规模横截面数据研究 [也就是基于同一时间点或同一时间段截面上反映一个总体的一批（或全部）个体的同一特征变量的观测值的研究]，很难填补这一空白。需要注意的是，分析数据的缺乏并不是源于没有足够的可用数据，而是由于已存储在各个数据库中的医学数据没有实现互联互通，或是难以获取，或是不允许使用。造成这一局面的主要原因有两个：一是缺乏标准化的电子病历和医疗数据，二是国家或者机构层面对于患者数据的严格监管和保护。美国的《健康保险便利与责任法案》和欧盟的《通用数据保护条例》（GDPR）对于个人身份数据和健康相关数据的存储和交换都有着严格的规定，要求在数据交换时进行认证、授权，且 GDPR 还要求需要这一交换行为具有 AI 可解释性。我国的《网络安全法》《数据安全法》和《个人信息保护法》等法律法规也严格限制了涉及个人信息的数据以及医疗健康相关数据的交互和共享。尽管这些规定为保护个人的隐私安全作出了贡献，但也同时增加了数据共享的难度，并且目前的研究表明，即便是符合上述法律法规的数据交互仍然有可能导致隐私泄露。针对这些问题，技术上的解决方案是限制医学数据的流通但不限制其使用，即达成"数据可用不可见"。例如本章中提到的数据匿名化和隐私计算等技术，通过使用这些技术可以实现跨机构的医学数据共享交互或是和 AI 模型的安全合作，使得在不分享明文个体数据的前提下，保证数据提供方（医院、研究机构等）对数据的完全可控，在保证数据隐私安全的情况下，实现医疗数据的研究和应用。

（王　爽　张亚臣）

思 考 题

1. 经 HIPAA 安全港方法脱敏后的数据是否是完全无风险的，并解释其原因。

2. *k*-匿名化，*l*-多样性，*t*-亲密度几种数据隐私保护方法的优缺点是什么？

3. 不同隐私计算技术之间的能力差异主要体现在哪些方面？

4. 举例说明数据隐私保护的潜在应有场景有哪些？

第五章

远程及云医学信息安全

　　远程及云医学是现代化网络技术、通信技术、多媒体技术与医疗相结合的一项新技术,它正在彻底改变着现有的医疗模式。在远程及云医学的发展中,信息安全是最核心的问题。通过采取有效的措施,来保护远程及云医学信息的完整性、保密性、真实性,成了至关重要的一步。本章将介绍可穿戴设备、远程医疗的信息安全、云计算及区块链中的信息安全、医疗物联网及医联体信息安全的相关内容。

第一节　可穿戴设备

一、可穿戴设备介绍及分析

　　随着软件、硬件技术日益成熟,智能设备渐渐渗透到生活的方方面面,悄无声息地改变着人们日常的生活习惯,智能设备的创新、研发也掀起了新一轮浪潮。大众对于无线蓝牙、VR 眼镜、智能手环等比较熟悉,从事研发的科研人员则能够对前沿设备有较多的了解,而这只是可穿戴设备这个含义下的一部分体现。

（一）可穿戴设备定义

　　可穿戴设备是指可直接穿在身上,或是整合到用户的衣服或配件的一种便携式设备。可穿戴设备不仅仅是一种硬件设备,更是通过软件支持以及数据交互、云端交互来实现强大功能的设备。另一种对可穿戴设备的简化定义是指不依赖智能手机等智能移动设备的操作系统,采用可以完全单独对智能可穿戴设备进行升级和技术应用拓展的自主系统。与可穿戴设备相比,智能可穿戴设备是指在已有的可穿戴设备中融入智能化的移动设备,或将可穿戴设备的部分功能加入智能化的移动设备中。换言之,可穿戴设备主要是以人体"穿""戴"为主要表现形态的智能化设备,是智能可穿戴行业中的一个分支。

（二）可穿戴设备发展轨迹

　　可穿戴技术早在 20 世纪 60 年代就由美国麻省理工学院所提出。利用该技术可以把多媒体、传感器和无线通信等技术嵌入人们的衣物中,支持手势和眼动操作等多种交互方式。在可穿戴设备发展的初期,也产生了许许多多的产品,只不过,在当时那个年代,由于网络化普及不够、设备处理器性能、材料性能及制造工艺等技术水平或硬件成本限制,使得这些设备成本非常的高,也使得这些设备一直处于与普通民众隔离的状态。但是,在 20 世纪 80～90 年代期间,可穿戴设备却获得了不错的探索与发展。大量的、各式各样的,更为先进的可穿戴设备开始贴近人们的生活。到了 21 世纪,可穿戴设备就进入了飞速的发展期,应用领域不断扩大,产业规模不断延伸。一方面,产品功能得到了极大的丰富和提升,正在向智能化方向发展;另一方面,可穿戴设备的应用领域也产生了一个极大的拓展,一个明显的表现就是从以往的休闲娱乐领域逐渐发展为更为精细化的医疗领域。

虽说智能可穿戴领域并没有绝对意义上的先来后到之分,先发者可以标新立异,后来者也可以推陈出新,但不管它们有何种优势,能够禁得住市场考验、被用户广泛接受的产品才有存在的价值。

（三）可穿戴设备的分类

根据可穿戴设备的穿戴部位进行划分,将其分为头部穿戴、手部穿戴、躯干穿戴和下肢穿戴四大类,见图5-1。

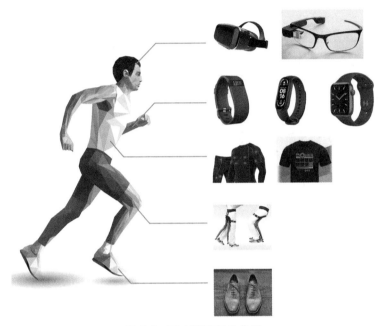

图5-1 可穿戴设备的分类

手部穿戴以智能手环为例,智能手环内置高精度感应芯片,对人体心率、血氧、脑电和心电等生命特征信号进行采集,应用于人体的运动健康监测、日常健康监测以及睡眠监测等方面,主要有运动计步、睡眠质量监测、心率监测、跌倒判断、久坐提醒等功能。躯干穿戴设备以运动监测内衣为例,此产品可以实时监测运动员在场上的位置、奔跑速度、跑动距离、心率变化、冲击负荷以及疲劳负荷等数值,并将数据传输到专业分析设备进行对比和分析。下肢穿戴设备以训练鞋最具代表性。鞋子中放置的感应器,让用户可以通过相关产品显示出每天的运动数据。

（四）可穿戴设备在医疗领域的应用

随着科技的发展和进步,可穿戴设备不断更新换代,多种类和多功能的可穿戴设备被研发并应用于医学实践,且越来越小巧、轻便、省电、实用、美观。可穿戴设备可用于对个人的生活和健康指标进行跟踪并提供数据共享,还可以用于多种疾病的治疗。因此在医疗健康领域里的可穿戴设备将是未来最受消费者青睐的。智能可穿戴设备可通过数据信息整合模块,将以多种方式与手机相连接来收集、传输、处理和储存数据,从而实现对疾病的辅助诊断、监测和治疗。例如,电离子透入贴片可以治疗头痛、新皮肤贴片变身可穿戴健康监视器、可穿戴式下肢康复设备、可穿戴设备在糖尿病患者血糖管理中的分析、用于监测人体躯干运动的可穿戴传感系统的研究等。

可穿戴医疗设备前景广阔,很可能是一项在根本上改变人类医疗健康的新技术。一方面,我国医疗资源供给短缺,尤其在偏远地区更为严重;另一方面,我国人口老龄化加速造成医疗需求的急剧增长。供需缺口为移动医疗带来机遇,而移动互联和大数据的高速发展又为移动医疗的发展提供了必要条件。未来,冠心病、高血压、糖尿病等慢性疾病的患者将不仅接受药物治疗,还接受包括远程监测、远程治疗方案调整、生活方式管理、可穿戴式给药在内的整体疾病管理方案。智能可穿戴医疗健康设备有以下四个方面优势。

1. 实时监测　可穿戴医疗健康设备能够为用户提供实时健康监测数据，让用户实时了解个人身体健康状况。节省用户去医院检查和测量费用的同时，也降低了用户的使用成本和时间成本。可穿戴医疗健康设备提供的实时监测，尤其适合当前医疗领域在慢性疾病管理中的应用。

2. 降低治疗成本　基于可穿戴医疗健康设备在医疗中的应用，医疗机构将可以更好地整合医疗资源，为用户提供更便捷的医疗服务。可穿戴医疗健康设备的即时性，为医疗机构调配医疗资源提供重要的参考支撑，医生可根据可穿戴医疗健康设备的反馈实现即时上门或远程会诊，大大降低医患双方的治疗成本。

3. 医疗大数据　可穿戴医疗健康设备的进一步应用，将实现对用户健康数据大数量级别的采集，为后续医疗大数据应用分析提供了重要支撑。医疗大数据不仅能为医药研发产业链上的相关企业和国家卫生部门的科学决策提供依据，也能为保险等行业提供可靠数据源，同时支撑用户更加个性化的医疗服务。

4. 智能医疗前景　虽然当前大部分可穿戴医疗健康设备仅仅提供数据监测功能，但在未来，可穿戴医疗健康设备的治疗功能将被更普遍应用。可穿戴医疗健康设备将实现为用户提供诊断、监测、干预一体化的服务，为用户提供便捷和切实的移动医疗健康服务。

然而，智能可穿戴医疗健康设备目前仍面临几大挑战。

1. 数据采集准确性差　可穿戴医疗健康设备为人体健康大数据的监测提供技术支撑，但在数据的精准性、对复杂病况的科学识别上，仍有较大的难度，从而导致用户对监测数据的不信任。误差较大的数据进而会影响后续的可操作性。要真正把可穿戴医疗健康设备收集数据应用到医疗实际操作，仍然任重道远。

2. 共存与互联　可穿戴医疗技术作为新兴技术，对比原有的医疗信息系统在便利性以及即时性等方面有着明显的优势，但原有医疗信息系统在专业性以及可靠性上同样存在一定优势。另外，针对医疗护理领域，专业的分析是不可或缺的。由于多数用户将智能可穿戴设备应用于身体指标检测，随着用户的使用，数据量逐渐增大，有可能导致设备在自身健康存在危险时无法及时作出相应的应对措施。

3. 多样性　可穿戴设备不仅在与医疗信息系统对接上存在兼容问题，而且由于当前可穿戴医疗缺乏行业标准，不同品牌的厂家无法实现数据的有效共享，基本处于各自开发自己的应用程序和数据业务平台阶段，从而难以发挥可穿戴设备的最大效用。另外，各厂商设备的差异对行业设立安全标准也产生一定的阻碍，进而影响行业的整体发展。

4. 安全与隐患　可穿戴医疗健康设备作为当前最贴近人体实时监测健康数据的装置，其监测得到的数据是人体最为隐秘的信息之一。随着用户的使用，智能可穿戴设备记录的数据信息量不断增大，这就意味着可能被人窃取的个人隐私越来越多，用户隐私安全性堪忧。目前，内部漏洞和外部黑客的攻击是导致用户数据泄露的两大主要原因，这两个原因也是现阶段智能可穿戴设备所面临的主要安全性问题。除了信息安全，设备安全也备受关注，每个电子设备都会产生辐射，长期佩戴可能对人体健康构成威胁，虽然辐射的强度小，但是由于辐射日积月累，也存在安全隐患。

智能可穿戴医疗产品的重点都应放在数据的分析以及提供相应的服务上，这样才更能够体现整个系统的智能，以及给用户传输真正的商业价值。它的定位也不应仅仅停留在智能硬件上，其实智能硬件只是一种方式，用户更看中的是一种健康生活模式，一种健康的生活理念。就长远看来，医院、数据、设备三者的结合，才能完全体现出大数据与可穿戴的优势。而可穿戴设备需要解决的续航、数据处理、采集、传送，以及对这些数据进行分析计算的能力是整个行业发展的关键。从现在所有的数据以及现状分析,基于健康类智能硬件以及服务是未来一个很明朗的大趋势。只要一种生命体征监测做得非常准确,服务深得人心,有了一定的用户积累之后,就可以很方便地去做健康类垂直领域,其他类的监测也是一样。

（五）可穿戴设备发展现状及趋势

可穿戴设备系统纳入统一系统生态将成为趋势。当前智能可穿戴设备的系统大致可以分为两种形式:嵌入式、移植类。嵌入式系统通常应用在简单的可穿戴设备中,例如智能手环、蓝牙耳机等小型设备,运动操作系统耗电量低;移植类操作系统通常为智能移动操作系统,该智能穿戴设备通常支持第三方应用,功能较为丰富。目前,手机、电脑、平板、电视、智能家居、智能穿戴设备等操作系统之间的联系正在被打通,构成一个统一的生态系统。

现有的第四代移动通信技术(又称"4G")通信网络传输效率和延迟无法满足物联网的需求,第五代移动通信技术(又称"5G")作为新一代通信技术,具有高速率、低延迟、超高连接密度等优势,在物联网建设中起到超级信息通道作用,加速可穿戴设备物联网浪潮。2015年的国际电信联盟(ITU)会议上明确了5G的三类典型应用场景:增强移动宽带、物联网以及超高可靠低时延通信。未来将有数亿技术设备接入5G网络,可穿戴设备作为与人接触最为紧密的物联网终端,在医疗健康、娱乐等领域的应用前景非常广阔。5G传输的高速率给基于可穿戴设备的增强现实(AR)、虚拟现实(VR)提供基本保障,5G的超高可靠性和低时延性是医疗级可穿戴设备的基本要求,5G技术有望带来的低功耗将提升可穿戴设备的续航时间。5G在2019—2020年实现商用,未来将是5G与物联网碰撞的时代,可穿戴设备将迅速普及,成为物联网的重要入口与应用终端。

纵观目前的智能穿戴领域,可穿戴设备技术研究应用向多领域迈进。在应用方面,健康管理依然是可穿戴设备未来的主要研究应用领域。更加智能和便捷是人类使用习惯的发展趋势,智能可穿戴设备真正将人体作为大数据时代的入口,人体在智能网络的辅助下也能更好地感知和接收信息,就像目前流行的电脑、手机一样,智能可穿戴设备是未来发展的趋势。但在目前根据智能手机和智能穿戴设备的销量数据对比可以看出,人们对于智能穿戴设备有一定的兴趣,但是对于其本身仍然抱着观望的态度,即智能穿戴设备可有可无。虽说现阶段智能可穿戴设备的反响并不强烈,但在未来不久,智能可穿戴技术及其衍生领域将会得到国内外学术和产业界更多的关注和投入。从将来发展上看,智能可穿戴设备将持续聚焦于交互型可穿戴智能材料与器件的研制和创新,只有突破上游材料的制约因素,重视相关创新材料的研发,才能使智能可穿戴设备得到长足的发展。

二、移动健康小程序与设备的数据安全

随着互联网技术的快速发展和移动设备的普及,医疗健康类应用已不再是什么新鲜事物,智能化的医疗健康服务也将成为未来的重要发展方向,移动医疗产业正处于爆发式增长。在这个越来越讲究便携、方便的时代里,人们的健康管理方式也趋于智能化。从前些年开始,由移动设备安装移动健康小程序(app)就已经出现在了人们的生活中。它给人们的生活带来了巨大的改变,但同时人们也由于对它的不了解产生了许多的问题。所以探究如何解决产生的问题和未来发展就显得很重要了。

（一）移动健康 app 定义

简而言之,移动健康 app 就是基于移动设备的医疗类应用软件。移动健康主要体现在信息、服务、应用和设备四大方面。在这个产业链上,一端是医生、营养师、健身教练等服务机构及相关专业人员;另一端是需求的用户;app 的存在就是为了连接这两者,使他们之间可以相互联系并提供服务。

移动健康 app 通常搭载在智能手机、手表、平板电脑等移动设备上,分析和传递信息,并将此方面的服务应用到紧急医疗救护和慢性疾病的病情控制。例如测量心电、血糖、血压等参数的便携式感知终端为医疗提供便利服务。

（二）移动健康 app 类型介绍

功能上，依据移动健康 app 的不同类型，其在开发过程中，涉及的功能模块与产品架构也不尽相同，然而大部分核心功能已在其他行业有比较成熟的应用。大致可以将这些 app 分为以下几类。

1. **在线问诊类**　在线问诊类 app 用户通过付费方式向医生问诊，医生向用户提供就诊方案。沟通方式可以利用图文、视频、电话等。在线问诊平台需要提供大量优质的线上医生资源，来为用户提供专业的医疗服务。

2. **预约挂号类**　用户可以通过手机上的 app 进行医院的挂号流程，解决了用户挂号、候诊、缴费排队时间长的问题，同时帮助医院进一步优化了医疗资源匹配方式和服务流程，提升了用户就医体验，因而备受好评。

3. **医药电商服务类**　受国家发展医药电商政策影响，医药电商资质审核进一步扩大，不再被互联网药品资质牵制，医药在线离线/线上到线下（O2O）平台开始快速发展，市场上开始出现自营医药、平台医药等直接面向消费者（B2C）以及医药 O2O 等销售模式的服务企业。

4. **健康管理类**　这类平台通过鼓励用户参与平台各种活动，上传用户身体、健康、饮食、睡眠等数据，形成用户健康档案，为用户提供定制化健康方案。一部分平台经过前期用户沉淀已经建立自己的生态圈，开始向线上商城等更多元的方向发展。

（三）移动健康 app 发展现状

在国内，随着这些年来信息技术（IT）行业发展迅速，人们日益体会到移动设备在日常生活中带来的方便和益处，随着移动设备的推广和使用，IT 行业逐渐地发展成熟，IT 技术逐渐渗透到医疗卫生事业各个领域。随着智能手机的普及和应用，各个行业的 app 也应运而生，医疗 app 也得到了快速的发展，至今医疗 app 的大体框架已基本形成。但在国内，移动健康 app 正处于发展的初级阶段，在区域和结构间发展不平衡，功能单一，缺乏安全监管。

目前，国内发展势头比较好一些知名健康类 app 主要的运营方向也不尽相同，凭借着对国内市场的准确定位得到了快速的发展。现在市场上的医疗健康类 app 提供的功能以医疗查询、疾病查询、就医信息、症状自查居多，这些功能极大地方便了患者就医以及自身的保健。

国外移动健康 app 的发展同样非常迅猛，代表的国家有美国、日本以及欧洲部分国家，并且都进入了精细化阶段。如有些应用平台可以收集一系列的健康信息，包括葡萄糖测量仪，摄入及运动等相关数据。据皮尤网络和美国生活项目调查显示，大部分智能手机用户都安装了一到多款有关健康类的 app。美国食品药品监督管理局（FDA）也于 2011 年将医疗健康类的 app 纳入了管制范围。

美国卫生与公众服务部已经明确强调将智能手机、平板电脑等移动设备的使用纳入电子健康档案（EHR）管理体系。同时，该机构还逐步明确移动设备在医疗保健领域使用的安全性需求。来自医生、护士、医院以及患者使用移动设备作为医疗保健辅助应用的例子越来越多，而相当多的健康医疗方面的 app 也正在被开发。

（四）移动健康 app 的发展趋势

根据第 49 次《中国互联网络发展状况统计报告》显示，截至 2021 年 12 月，在线医疗用户规模达 2.98 亿人，同比增长 38.7%，成为用户规模增长最快的一类应用。政策利好和技术进步成为推动我国在线医疗发展的两大因素。

与此同时根据亿欧智库发布的《2021 年中国互联网医疗内容行业研究报告》数据则如图 5-2 所示，在线医疗使用时长分布在 1～2 年的用户数量最多，且非医疗类用户在此时间段内的占比高于医疗类用户。2～3 年的用户占比仅次于 1～2 年的用户，且医疗类用户使用时间在 2～3 年的占比高于非医疗类。

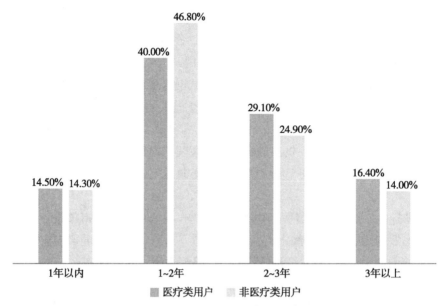

图 5-2   2021 年在线医疗用户使用时间占比

由此可见，获取疾病信息将成为在线医疗用户主要需求，同时在线医疗的需求也正处在不断增长中。由于医疗资源的不均衡、医疗服务的供需矛盾是一个世界性难题，移动医疗最初就是为了解决这一问题的一种尝试，试图在传统的医疗通道外为医患双方提供另外一个交流平台，并延伸至医疗产业链的各个环节。从市场相对比较成熟的美国和欧盟的运行结果来看，移动健康 app 的出现发挥了巨大的作用。移动医疗作为一个新兴产业，与传统医疗相比，对医疗资源配置进行了优化利用，提高了问诊的效率，省时又省心。而移动健康 app 作为其主要的一部分，表现出了很大的优越性。类似于上述移动应用的出现，它表现出以下几点巨大优势：第一，改善了医患诊疗模式，帮助医生与患者建立新的沟通方式；第二，改善医院服务流程，通过 app 等手段改善线下排队旧模式，实行线上预约挂号、导诊分诊，这在很大程度上方便了患者，降低了患者看病的成本；第三，用户可以在移动健康 app 内查看一些基础的医疗知识，帮助自己提高健康意识，有利于及时对自己的身体健康情况作出判断。2018 年有调研显示，29.8% 用户身体出现不适时会选择移动 app 在线问诊。2019 年，艾瑞数据显示这一数据已经增长至 65.9%。

随着市面上一些在线问诊 app 质量不断提高，用户的使用习惯正在慢慢养成，在医疗 app 上停留时间与启动次数等用户黏性指标也不断升高，潜在价值正逐渐变大。相信在未来，伴随着"健康中国"理念上升为国家战略以后，一系列扶持、促进健康产业发展的政策会紧密出台。移动医疗作为提高我国医疗效率，解决我国医疗结构性难题的有力抓手，也得到了国家政策上的大力支持。移动医疗远程问诊必将成为中国健康市场的新趋势。

（五）设备的数据安全分析

可穿戴设备能够通过各种传感器记录用户的各种数据信息，如心跳、血压、脉搏等生理信息，以及地理位置、活动轨迹等日常生活信息等。这些数据虽然会为人们带来许多的便利，但是其中蕴含着使用者大量的隐私信息，如果这些数据没有被保管好，轻则隐私泄露，重则被不法分子利用。因此，在移动健康 app 被大众普遍使用的同时就不可避免地存在设备的数据安全问题。

数据本身的安全即为数据内容的安全，而如安卓系统漏洞、恶意软件的安装等方面都会造成可穿戴设备隐私数据的泄露。此外，可穿戴设备的功能越多，被攻击的机会也就越多，黑客现在可以通过无线网络、蓝牙和近场通信（NFC）、声音等多种方式发动攻击，各种传感器的应用也会增加受攻击的风险。在可穿戴设备遭受攻击时，黑客可通过其联网之后涉及的各项用户数据的交互环节

（图 5-3），如用户注册登录过程、与设备关联的 Web 网页和管理站点、移动应用程序和云之间的通信的漏洞来向设备发出指令，除了能获得 GPS 坐标外，甚至还可以监听语音和发送短信。

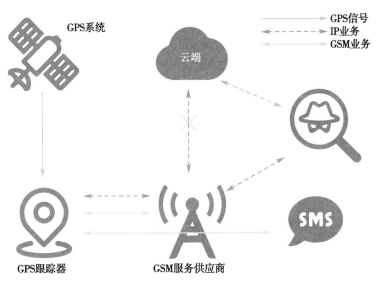

图 5-3　用户交互数据和黑客攻击路线

同时很多情况下，信息系统设备受到攻击都是悄无声息的，在用户不知情的情况下其数据安全可能已经受到危害，如数据泄露、数据篡改等。此时，攻击者通过分析目标用户的心率、血糖等健康数据，就可以分析出该用户的健康指数。如果该用户被泄露的是一些不希望被公开的疾病（如艾滋病等），那么他就有可能受到歧视或不公平的待遇。由于危害数据安全的行为具有较高的隐蔽性，数据应用用户往往并不知情，因此危害性很高。接触过移动医疗 app 的用户都知道，在下载 app 并且注册使用后，所使用的设备上就会存储有患者的电子病历、健康档案、会诊信息、影像数据等。其必将关系到用户的隐私问题，一旦用户的就诊信息发生泄露，就有可能对移动医疗产业发展带来毁灭性的打击，所以安全性是业内普遍关注的问题。

（六）移动设备数据安全问题产生的根源

很多时候，用户数据安全很大程度上都与使用者的使用习惯和安全意识有关。

第一，用户信息安全意识相对薄弱。用户对数据保护的知识了解很少，仍然有大量用户缺乏信息安全意识，如随意登录未知网站、下载应用程序未设置相应权限、点击未知链接、随意填写个人信息等，导致个人信息泄露等移动信息安全事件频发。

第二，移动医疗与传统医疗在健康数据的存放方式和流动环节大有不同。据了解，由于医疗行业自身的特点，医疗机构档案的保留时间一般较长，且在线时间的要求也较其他行业高一些。在医院，门（急）诊记录保存时间不得少于 15 年，住院病历的保存时间不少于 30 年。但是，移动健康 app 是实时、动态、持续地搜集和接收用户的整个健康过程的所有记录，随着用户数量的不断增长，服务器储存的大数据将会越来越多。面对如此庞大的数据，如何才能保障数据的安全和保护患者的隐私呢？在数据交互阶段，设备中传感器实时采集个人健康体征数据发送给健康医务云服务器。为了确保敏感数据不被滥用，被授权的医生才能够访问数据，将其与云中的医疗模板进行类型相似度匹配以判断出患者身体状况，进而作出医疗诊断。然而，将数据存储和计算处理过程从可穿戴设备迁移至不可信的第三方容易诱发许多隐私安全问题，代表性的有暴露身份隐私、泄露传输过程中的信息、公开位置信息、非法访问敏感数据、被恶意用户攻击等，进而产生数据的安全问题。

第三，健康医疗相关工作人员安全意识薄弱。部分医疗相关部门管理人员在登录医疗相关系统时,存在不设置密码或者设置非常简单的密码的做法,甚至系统用户名和密码贴在电脑旁或者多个系统共用同一个账号和密码。这样的做法极容易威胁到医疗设备及相关系统的安全,从而造成医疗数据泄露事件的发生。

（七）移动设备数据安全问题的处理现状

针对医疗设备的数据安全问题,已经有越来越多的国家详细制定个人信息和个人隐私保护方面的法律法规以及对移动医疗健康应用进行市场准入认证和监管,比如1996年美国通过的HIPAA。该法案对多种医疗健康产业都具有规范作用,包括交易规则、医疗服务机构的识别、从业人员的识别、医疗信息安全、医疗隐私、健康计划识别、第一伤病报告、患者识别等。HIPAA明确表明,故意获取或者违法公布揭露受保护医疗信息(PHI)将被处以5万美元的罚款和最高1年的监禁。如果故意偷窃并出于商业用途、个人利益或恶意伤害等目的去进行受保护医疗信息的交易、倒卖或利用,将会面临高达25万美元的罚款和10年监禁。HIPAA法案的处罚之所以如此之重,是为了减少医疗设备数据安全问题的发生。

随着时代的向前发展,在互联网的大流行背景下,移动医疗得到了迅速发展,移动医疗app也顺势而生。它在给医疗领域带来新意和便捷的同时,也造成了移动医疗设备的安全问题。针对这类问题,就不得不提及在2011年7月,美国FDA发布的一份针对移动医疗app的监管指导草案,它对早期混乱的移动医疗app市场产生了很好的监管作用。根据风险等级的不同,FDA将包括移动医疗app在内的医疗设备分为三类(Ⅰ,Ⅱ,Ⅲ),Ⅲ类风险等级最高。FDA对每一种医疗设备都明确规定其产品分类和管理要求,主要集中于对那些非正常运行时会对患者存在较大安全隐患的移动医疗app,对于那些风险较小的绝大多数移动医疗app,FDA拟行使执法自由裁量权,这意味着它不会强制按照联邦药品与化妆品法案执行。

因此,可以说移动设备的数据安全问题值得所有用户及参与者的重视,有些由移动设备数据安全问题而产生的后果是巨大的,有时可能会难以承受和处理。虽然国内的移动医疗发展起步稍晚,但是相关的国家部委出台了系列文件和政策鼓励、支持移动医疗的发展。例如国家卫生和计划生育委员会在2014年就公布的《远程医疗信息系统建设技术指南(2014年版)》,也提出具体的安全措施,比如:数据采集应采用统一的数据采集通道确保医疗信息资源数据的采集安全;数据存储环节应采用碎片化分布式离散存储技术保存医疗信息资源;在数据传输环节,应通过采用VPN和数据传输加密等技术,实现数据传输通道的安全等。但除了政府和相关部门的政策支持外,最为关键的还是移动医疗应用要练好自身"内家功夫"。只有移动医疗应用本身不断进行改革创新,才能使其充分发挥优势与潜力,真正解决移动设备数据安全的难题。

（八）移动设备数据安全问题的解决方向

不管是数据安全,还是隐私保护,它们的核心问题就是数据,如何保护隐私数据是解决健康医疗可穿戴设备发展瓶颈的关键之一。目前主要有两类大方向来进行数据安全控制,分别是数据发布保护方向和访问控制保护方向。

数据发布方向有发布前保护和发布过程中保护。发布前保护有例如通过面向聚类的隐私保护数据。方案的基本思路如图5-4所示:用户A在提交数据之前,将数据分为N个分片,其中的M个分片分发给M个可信任的对等用户,本地仅上传剩余的N-M份数据分片。通过这种方式,包含服务端在内的潜在不可信实体至多可以将N-M份数据关联到用户A,从而降低了基于上传和发布的数据进行身份推断的可能性。

发布过程中的数据保护可以使用个人信息分享架构在个人信息公开的程度与效用之间找到均衡点。在个人信息分享架构中,信息接收者请求个人信息,指定信息分享方在成功满足一个请求后所能获得的收益,并且支持向信息分享方发送一个关于信息分享风险的警报。基于个人信息分享架构的个

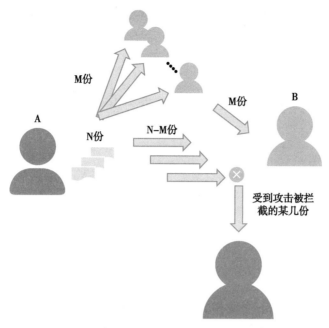

图 5-4 面向聚类的隐私保护数据发布简略流程

人信息发布与接收流程如图 5-5 所示,其中信息分享方的个人信息分享存储通过可穿戴设备采集的数据,辅助决策分享哪些数据、分享给谁等;信息接收者主要负责发送请求、接收和查看分享信息方发来的数据;个人信息分享 Web 服务允许信息采集应用的开发者注册其应用、允许信息接收者请求数据以及在信息分享方与信息接收者之间传输请求信息和数据信息。该架构的优点是它能够帮助信息分享方明确发布个人信息的好处和风险,在获得收益和保护隐私两个目标上取得折中。此外,密码学加密技术被用于保护信息分享请求的隐私安全和被发布数据的隐私安全,使得请求消息和被分享的数据只能被合法的信息共享者和合法的信息接收者读取,从而保护了个人信息发布全过程中的数据隐私。

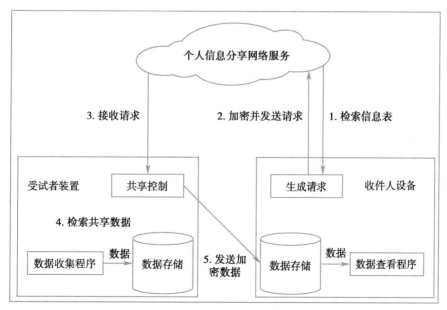

图 5-5 基于个人信息分享架构的个人信息发布与接收流程

通过一个个传感器和无线传感网络的互联互通,可以组成一种新的组网样式,称为身体传感网络(body sensor network,BSN)。一个 BSN 包括两类节点,即能力强的节点(power node)和微节点

（micro/nano node），前者具有较强的计算能力并且资源约束较低，比如定制的信息接收节点；后者只具备有限的计算能力、存储空间、能量资源等，比如可穿戴设备和植入式设备。近年来，针对 BSN 设计出合理的访问控制机制和隐私保护机制是一个热门的研究内容，相关研究工作的分类见图 5-6。

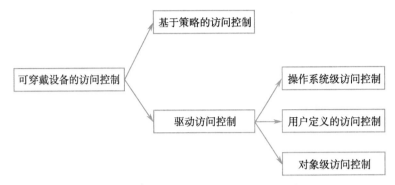

图 5-6　可穿戴设备的控制访问机制分类

通过访问控制机制可以为 BSN 资源和服务提供一个细粒度的访问控制，以达到安全访问的目的。

目前访问控制的实现主要有基于标准的可扩展访问控制标记语言（extensible access control markup language，XACML）开发的一系列访问控制框架等。一个典型的 XACML 体系结构通常由以下主要组件组成：①策略执行点（policy enforcement point，PEP），通过制定决策请求和执行授权决策来执行访问控制。②策略决策点（policy decision point，PDP），根据适用的策略评估请求并呈现授权决策。③策略管理点（policy administration point，PAP），创建和管理策略或策略集。④策略信息点（policy information point，PIP），作为属性值的来源。

为了实现基于策略的访问控制框架，每个传感器遵循网络服务设备轮廓（DPWS）规范。例如，将温度传感器实现为 DPWS 设备，提供与温度相关的操作：①获取当前目标。②允许客户端医疗设备自定义服务，随时接收更新的温度信息，并在温度超过设定温度时发出温度警告。③设置 / 更新温度警告阈值。同样，时间传感器的 XACML 组件也表示为 DPWS 设备。当它获得体温信息时，首先发送一个获取体温的请求。温度监控设备自动将访问请求反馈给 PEP 组件。PEP 组件触发访问请求并将其发送给 PDP 组件。当 PDP 组件根据 PAP 组件中的策略规则和 PIP 组件中的值完成访问请求评估后，PDP 组件将授权结果返回给 PEP 组件。最后，将门限属性的决策结果反馈给监控设备以最终决定医生是否能在发起获得温度操作后返回温度结果，以此来保证访问过程中的数据安全。

随着"互联网 +"医疗模式愈发成熟，以及移动设备的广泛普及，移动健康 app 的种类和数量必定会持续增长，成为不可或缺的"公共医疗基础软设施"。因此，设备的数据安全将会是至关重要的。健康医疗设备若要有效地服务于个体预防、健康诊断和精准医学，需正视其现存的数据安全与隐私保护问题，如设备自身存在的安全隐患，数据采集传输过程缺乏严格的数据保护机制、缺乏对数据安全与隐私保护的国家监管、缺乏隐私数据范围的明确规定等。用户、设备生产商、数据管理者和国家政府部门应共同合作，把控数据流动的每一环节，为健康医疗可穿戴设备采集到的数据制定详细的安全与隐私保护标准及政策法规，促进数据良性流动，为科研和健康决策提供数据支持，促进社会健康医疗事业的发展。

第二节　远程医疗的信息安全

远程医疗技术出现，在一定程度上解决了我国医疗资源分布不均衡问题，为欠发达地区提供优质医疗服务,解决我国老龄化过程中大部分居家慢性疾病患者远程就医问题。然而,由于各种原因,部分患者个人隐私信息在远程医疗可能被非法泄露,给患者带来了很多安全隐患。

一、远程医疗中的信息安全

(一)远程医疗

由于不同地区之间发展的不均衡,农村地区、偏远山区医疗条件落后,现有医疗水平很难满足当地人民需求,据统计我国约 80% 的优质医疗资源集中分布在中大型城市,但约有 80% 的患病人群居住于欠发达地区,并且欠发达地区对高水平医护人员吸引能力较差。随着我国光纤入户、5G 移动通信等基础通信网络发展,信息化水平提高,以及"大数据""互联网 +"等技术发展,用信息技术来提升落后地区医疗水平成为可能。

远程医疗是指使用通信和多媒体等相关技术发挥三甲医院医疗优势对基层医院以及特殊环境提供远距离医学信息和服务。它包括远程诊断、远程会诊、远程护理、远程医疗教育、远程医疗信息服务等所有医疗活动。

远程医疗的出现使区域内各级医疗机构资源整合成为可能。可根据不同级别医院的需求,搭建医联体卫生信息共享平台,从而打通区域内各级医院业务、数据、信息通道,为共享电子病历系统、检验信息管理系统提供了可能。更可根据需求连接国内发达地区优质医学专家资源进行诊断,实现"小病不出村""大病不出县",无须长途跋涉即可享受高端医院医疗服务,减少外出看病对贫困家庭造成的负担。

(二)远程医疗中的信息安全问题

远程医疗系统中的服务器有可能被黑客远程控制,从而造成患者隐私信息泄露。服务器安全主要依赖于服务器所在的局域网以及服务器所采用的操作系统和数据库管理系统。服务器所在局域网可以通过配置防火墙和入侵检测系统等设备来提高安全性。服务器所采用的操作系统应尽量选择开源操作系统,及时给操作系统打补丁,并且关闭没有使用的端口。数据库管理系统要定期修改管理员密码,定期数据备份。

远程医疗系统中,连接线路可能存在患者隐私信息泄露的问题。由于租用运营商数字专线成本高,只适用于各级医院之间互联互通,而居家患者与医院之间互联目前只能利用因特网。目前普通人所能接触到的远程医疗,更多的是互联网医疗。远程医疗使用中需要传输患者姓名、年龄、性别、身份证号以及疾病信息等个人隐私信息,这些信息在互联网上直接传输容易被窃取,从而造成患者隐私信息泄露。

远程接入远程医疗系统设备也具有安全隐患。若使用者的网络安全意识不强,远程接入智能手机或电脑已经被黑客控制,变成"傀儡机",那么远程接入设备就可能泄露部分敏感信息。

远程医疗还存在信息泄露后,责任难以界定的问题。原来患者隐私信息仅存于医院内部,如果出现信息泄露,只需在医院内部有访问权限医护人员和信息科工作人员之间查找,远程医疗使不同级别的医院可共享电子病历系统、检验信息管理系统,如果患者信息泄露,将很难确定泄密人。

二、远程医疗中的数据隐私保护

虚拟专用网(virtual private network,VPN)是常用远程访问技术之一,一般来说就是利用公共网络来虚拟专用网络。例如某医生出外诊,他想访问医院内网的信息系统,这种访问就属于远程访问。

(一)VPN 工作原理及过程

因特网采用 TCP/IP 协议,网络层传输的是 IP 数据包,IP 数据包由"包头"和"用户数据"两部分组成,包头部分由"源地址"和"目的地址"等部分组成。VPN 进行通信时包括"IP 数据包封装"和"解封 IP 数据包"两个重要的过程。

IP 数据包封装时，将内网 IP 数据包作为整体填入新的 IP 数据包"用户数据"部分（也可以对数据进行加密后填入），新的 IP 数据包包头部分填入"目的地址"和"源地址"，再补充包头部分其他内容，最后将新组装的 IP 数据包在公网上传输到目的地。

解封 IP 数据包时，只需将接收到 IP 数据包"用户数据"部分提出（如果有加密还要解密）转变为内网 IP 数据包，即可在内网继续传输。

进行 VPN 通信时，当数据从 VPN 网关或 VPN 终端发送到 VPN 服务器时，在 VPN 网关或 VPN 终端进行"IP 数据包封装"，把远程 VPN 服务器公网 IP 地址作为"目的地址"，把自己的公网 IP 作为"源地址"，VPN 服务器进行"解封 IP 数据包"。当数据从 VPN 服务器发送到远程 VPN 网关或 VPN 终端时，VPN 服务器"IP 数据包封装"，把远程 VPN 网关或 VPN 终端公网 IP 地址作为"目的地址"，把自己的公网 IP 作为"源地址"，远程 VPN 网关或 VPN 终端进行"解封 IP 数据包"。

（二）VPN 分类及优缺点

VPN 分类标准很多，通常依据 VPN 协议进行划分，可以分为两层（数据链路层）隧道协议 PPTP 和 L2TP，以及三层（网络层）隧道协议 IPSec。

1. **优点**　VPN 能够让外出员工和其他人利用本地可用高速宽带网连接到总部网络；VPN 能提供高水平信息安全，使用加密和身份识别协议对数据进行保护，从而阻止了数据窃贼和非授权用户访问数据；VPN 使用户可以利用因特网服务提供商（ISP）的设施和服务，同时又完全掌握着自己内网控制权，是一种成本较低的内网外延技术。

2. **缺点**　VPN 可靠性和性能取决于公用网络。创建和部署 VPN 线路需要专业技术人员以及必要的设备，一般用户很难做到。当使用无线设备时，VPN 数据容易被窃取，任何使用高级加密技术解决方案在理论上都可能被攻破。

（三）VPN 网络搭建

搭建 VPN 网络，需要搭建 VPN 服务器，可以采用商用 VPN 专用硬件设备或集成有 VPN 服务器功能路由器、防火墙等网络设备，也可以采用服务器或 PC 机来充当 VPN 服务器，当采用服务器或 PC 机时，可以采用操作系统自带的功能组件，也可以采用商品版软件。下面将以 Windows 10 PC 机和安卓手机以路由器为例讲述如何快速搭建一个 VPN 网络。

1. Windows 10 **操作系统搭建** VPN **服务器**　使用以下步骤在 Windows 10 上创建 VPN 服务器。

打开控制面板，单击"网络和共享中心"，在左窗格中，单击"　更改适配器设置"链接，打开"网络连接"，然后按"Alt"键打开"文件"菜单，最后选择"新建传入连接"选项，如图 5-7 所示。

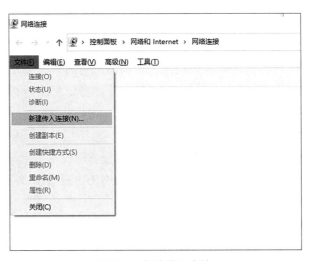

图 5-7　新建传入连接

选择可以具有 VPN 访问权限的用户，然后单击"下一步"按钮。或者单击"添加用户…"按钮来创建一个新的 VPN 用户，如图 5-8 所示。

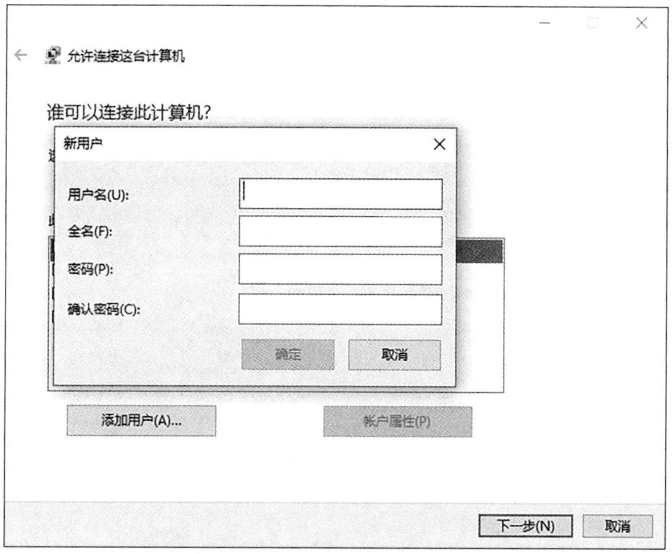

图 5-8　选择或添加用户

如图 5-9 所示，选择"通过 Internet"，然后单击"下一步"按钮。

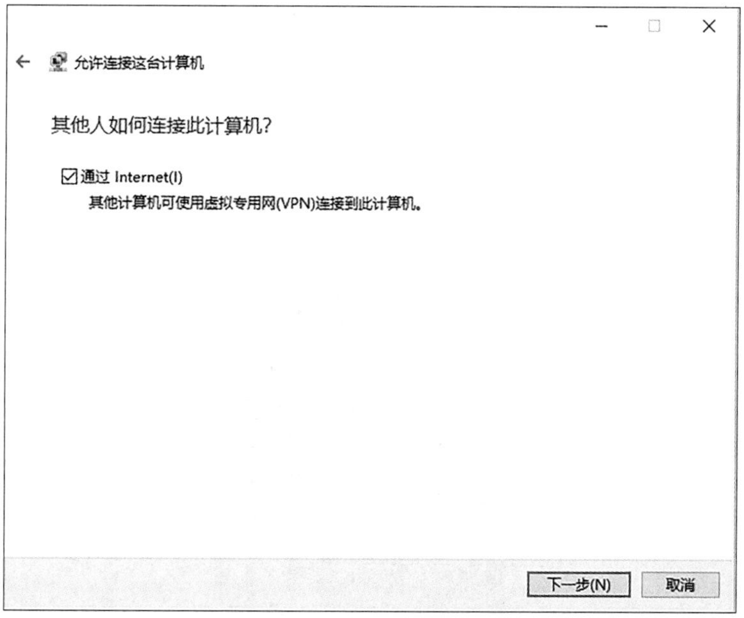

图 5-9　选择如何连接此计算机

如图 5-10 所示，在对话框中，双击"Internet 协议版本 4（TCP/IPv4）"选项，在弹出"传入的 IP 属性"对话框中，选中"允许呼叫方访问我的局域网"，选择"指定 IP 地址"，然后填入规划好的供远端 VPN 客户使用的内网 IP 地址段，也可以选择"用 DHCP 自动分配 IP 地址"。最后，单击"允许访问"按钮。

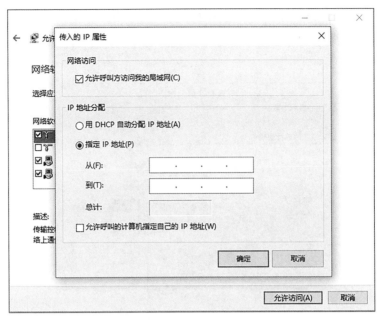

图 5-10 指定远端内网 IP 地址

在最后的一个对话框中，单击"关闭"按钮，完成 Windows 10 上 VPN 服务器设置。

2. **安卓手机接入 VPN 方法** 如图 5-11 左边所示，打开安卓手机中的"设置"，找到"VPN"，打开"VPN"设置界面后，点击右上角"+"，弹出"编辑 VPN 配置文件"对话框，名称输入框中输入新建 VPN 名字，例如"TestVPN"，类型下拉菜单中选择"PPTP"，服务器地址输入框中输入刚才搭建 VPN 服务器 windows 10 PC 的 IP 地址，选中"PPP 加密（MPPE）"，用户名和密码输入框中输入刚才搭建 VPN 服务器时所配置的用户名和密码，最后点击"保存"。如图 5-11 中间所示，点击新建 VPN 名称，弹出"连接到……"对话框，点击"连接"。如图 5-11 右边所示，手机成功接入 VPN 服务器，当需要断开 VPN 网络时，点击"已连接"，弹出"已连接 VPN 对话框"，点击对话框左下角"断开连接"，退出 VPN 网络。

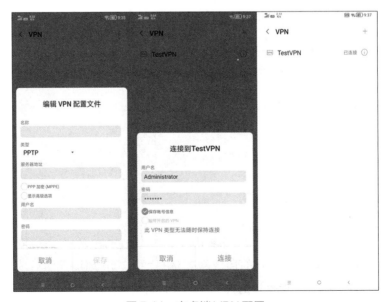

图 5-11 安卓端 VPN 配置

3. **网关接入 VPN 方法**　当远程局域网需要接入 VPN 服务器时，可以在局域网网关或路由器上配置 VPN 服务器的一些参数，如图 5-12 所示。在浏览器地址栏中输入路由器内网 IP 地址，在打开网页中输入用户名和密码（通常路由器说明书中有相应的介绍），打开"网络设置"，单击 VPN 客户端设置，在"VPN 客户端设置（PPTP）"右边选中"启用"，在"VPN 服务器 IP 地址 / 网络域名"右边选中"IP地址"，并在下面输入框中输入远程 VPN 服务器公网 IP 地址和允许访问的用户名以及密码，最后，单击"应用"按钮，路由器将进行保存配置并重启，路由器重启后局域网内所有用户都可以直接接入VPN 网络访问远程内网资源。

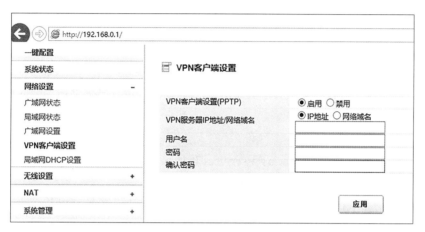

图 5-12　路由器 VPN 客户端配置

第三节　云计算及区块链中的信息安全

随着远程医疗、互联网医院和"医联体"等新兴医疗应用的发展，传统的医疗信息化模式渐渐无法满足多样性的医疗行业信息化需求，云计算模式具备扩展性强、快速部署、成本优势等特点，逐步在医疗信息化中占据了一定的份额，但云计算开放性带来的安全挑战也与日俱增。

一、云计算介绍及未来挑战

（一）云计算的基础概念

早期的计算机硬件计算能力低于软件计算需求，为了满足软件计算需求，产生了用多套硬件同时运算一套软件的分布式计算方式，实现了硬件和软件的解耦。随着硬件计算能力迅猛发展，已超过软件计算的需求，出现了越来越多的空闲硬件算力；此外，过短的硬件换代周期也产生了严重的浪费。2006 年开始，各厂商陆续推出了能够实现硬件资源共享和硬件资源动态扩展的云计算产品。

云计算目前被广泛认同的定义，是采用美国 NIST 的定义：云计算是一种模型，实现无处不在的、方便、通过网络按需访问的可配置的共享计算资源池（例如，网络、服务器、存储、应用程序、服务），这些资源可以快速提供，通过最小化管理成本或与服务提供商进行交互。

1. **云计算与传统物理机的区别**

（1）虚拟化：云计算系统可以把资源进行虚拟化，生成资源池，并将虚拟化后的资源按需分配给不同的用户，从而提高资源的利用率。比如把一台物理计算机虚拟化后，在原有物理机上运行多个虚拟机。

（2）可靠性：云计算系统通过虚拟化技术，可以将服务镜像运行在多个物理资源上，实现多机热备，从而向用户提供可靠的服务。云计算系统除非整个系统瘫痪，一般情况下，不会因为某个硬件故障影响用户的服务。

（3）可用性：云计算系统通过网络，能够为用户提供随时随地、跨平台、跨终端的访问服务，大大降低用户终端的使用条件。

（4）灵活性：云计算系统的灵活性表现在两个方面，一方面是当原有资源池不足时，可灵活地扩展资源池；第二方面是云计算系统能够根据用户的需求变化，动态调整分配给用户的资源。

（5）可度量性：虚拟资源的使用可以被监控、统计并报告给用户和服务提供方，有需要可根据具体使用情况进行计费。

（6）自治性：云计算系统是一个自治系统，系统的管理对用户来讲是透明的，不同的管理任务是自动完成的，系统的硬件、软件、存储能够自动进行配置，从而实现对用户按需提供。

（7）经济性：云计算通过虚拟化技术分配底层的各种资源，为用户提供按需分时购买计算资源的商业模式，能有效降低计算资源的投入。

2. 云计算的服务模式

（1）基础设施即服务（infrastructure as a service，IaaS）：提供给用户的资源是可调配的处理器、存储、网络以及其他可用于运行任意软件的基础计算资源。

（2）平台即服务（platform as a service，PaaS）：提供给用户的资源是可以使用由服务商支持的编程语言、库、服务和工具。

（3）软件即服务（software as a service，SaaS）：提供给用户的资源是运行在云计算基础架构上的服务商提供的应用程序。

（4）大数据即服务（big data as a service，BDaaS）：是一种云计算服务，它具有能够提供给用户大数据搜集、存储、分析、可视化和管理的能力。

3. 云计算的部署模型

（1）私有云：云计算基础架构提供给包含多个使用者的单一组织专门使用。该云计算基础架构可以由该组织、第三方机构或他们的组合来拥有、管理和运营，基础架构可以位于组织内部或外部。

（2）社区云：云计算基础架构提供给一个由多个组织的成员组成的消费者社区专门使用，这些组织有共同关注的话题（例如：任务、安全需求、政策、合规性考量）。该云计算基础架构可以由该社区中的一个或多个组织、第三方机构或他们的组合来拥有、管理和运营，基础架构可位于组织内部或外部。

（3）公有云：云计算基础架构提供给公众开放使用，该云计算基础架构可以由商业机构、学术组织、政府机关或他们的组合来拥有、管理和运营，基础架构位于云计算服务提供商内部。

（4）混合云：由两个或多个独立的不同云计算基础架构（私有云、社区云或公有云）组成，他们通过标准或私有技术被绑定在一起，实现数据和应用程序的可移植性。

考虑到安全性、可靠性和实时性的问题，目前云计算在医院中主要用于电子病历、实验室信息系统（LIS）、影像存储与传输系统（PACS）数据备份、医院网站、办公自动化（OA）等非核心系统，医院数据中心采用云计算服务的较少。随着互联网医院、区域医疗服务和医疗联合体的建设发展，以及云计算技术、医疗云服务、网络性能的改善提高，会有越来越多的医院数据中心选择云上部署，使用SaaS服务。

（二）云计算的安全挑战

云计算的虚拟化及远程访问特性决定了云计算面临的安全挑战更加严峻，除了具备常规的信息安全风险外，还有虚拟化环境特有的安全隐患。

1. 云计算在安全方面必须解决好下列问题

（1）多租户高效、安全地共享资源：资源的共享实现了服务成本下降和可扩展性提高，但同时也给安全带来了巨大挑战。一方面，共享系统为安全风险的快速蔓延提供了条件。另一方面，多租户共享的特征给恶意租户攻击其他租户或自私租户恶意抢占资源提供了便利。

（2）租户角色信任关系保证：一方面，云端管理租户的定制应用，降低了租户对数据处理过程的可控性，为防止提供商利用其特权窃取租户的隐私信息，系统应具有相应机制保证租户和提供商间的可信关系。另一方面，租户间的数据共享和传输依赖于租户设置的访问控制协议，为防止数据的恶意篡改和泄露，需要提供必要的手段保证租户间的可信关系。

（3）个性化、多层次的安全保障机制：根据定制的服务模式、服务内容，租户对云计算系统具有相应的安全性需求。

（4）效率、经济性与安全性兼顾的多属性服务系统：从租户的角度看，他们不仅关注系统的安全因素、功能实现，还要权衡服务质量、开销等因素以选择云计算服务商；从服务提供商的角度看，其必须在安全、功能、性能等方面强化，吸引尽量多的用户使用，从而发挥数量优势降低运营成本，实现利益的最大化。

（5）云计算安全架构的可扩展性：云计算具备良好的扩展性，这也意味着已经建成的云计算系统是处于一个不断扩展升级的过程，因此，也对云计算安全体系架构提出了更高的可扩展性要求。

2. 常见云虚拟化安全攻击

（1）窃取服务攻击：窃取服务攻击是利用公有云计算环境计费模式存在周期性采样与低精度时钟调度策略的特点，使得攻击者可以利用虚拟层调度机制的漏洞，使系统管理程序错误地检测 CPU 或虚拟机用度，实现窃取服务攻击。

（2）恶意代码注入攻击：恶意代码注入攻击使用恶意实例代替系统服务实例处理正常的服务请求，进而获得特权访问能力，非法盗取证书信息或用户数据。云端的服务迁移、虚拟机共存等操作使得恶意代码的检测工作异常困难，目前仍然缺少对云服务实例完整性的有效检查方法。

（3）交叉虚拟机边信道攻击：交叉虚拟机边信道攻击是一类常见的访问驱动攻击形式，要求攻击者与目标虚拟机使用相同的物理层硬件，二者交替执行，在交替执行的过程中可以推断出目标虚拟机的行为，识别出服务器主机的信息。

（4）定向共享内存攻击：定向共享内存攻击以物理机或虚拟机的共享内存或缓存为攻击目标，是恶意代码注入攻击与边信道攻击的基础。

（5）虚拟机回滚攻击：在云虚拟化环境中，管理程序出于系统正常维护的目的，可以随时挂起虚拟机并保存系统状态快照。若攻击者非法恢复了快照，将会造成一系列的安全隐患，且历史数据将被清除，攻击行为将被彻底隐藏。

（6）虚拟机间内网攻击：虚拟机处于同一个虚拟网络之中，其相互之间的通信并不经过外界物理设备，也必然无法通过外界安全体系进行防护。

3. 云计算的安全架构

（1）基于可信根的安全架构：可信根是能够保证所有应用主体行为可信的基本安全模块，其不仅可以判断行为结果的可信性，还能够杜绝一切非授权行为的实施，被认为是构建可信系统的基础。可信平台模块（TPM）作为目前普遍认可的可信计算模块，被广泛应用为可信计算系统的可信根。

（2）基于隔离的安全架构：基于隔离的云计算安全架构研究主要集中在软件隔离和硬件隔离两个不同的层面上。租户的操作、数据等如果都被限制在相对独立的环境中，不仅可以保护用户隐私，还可以避免租户间的相互影响，是建立云计算安全环境的必要方法。

（3）安全即服务的安全架构：借鉴面向服务的体系结构（service oriented architecture, SOA）理念，把安全作为一种服务,支持用户定制化的安全即服务的云计算安全架构,允许租户根据自身的需求,配置个性化的安全措施。

4. 医疗行业云计算安全要求　我国云计算安全相关标准以《网络安全法》为纲领,具体围绕《信息安全等级保护管理办法》要求相关的《信息安全技术　网络安全等级保护基本要求》《信息安全技术　网络安全等级保护测评要求》《信息安全技术　网络安全等级保护安全设计技术要求》等国家标准执行。其中,信息安全等级保护2.0特别提出了云计算方面的安全扩展要求。

在此基础上,《全国医院信息化建设标准与规范》对医院云计算安全进行了指引,要求二级以上医院需要实现虚拟网络的安全防护,包括:①支持虚拟防火墙、虚拟安全组、虚拟负载均衡等服务;②支持对接硬件安全设备,提供基于硬件的虚拟防火墙和负载均衡等服务。

二、区块链技术介绍及未来挑战

(一)区块链的概念

区块链是一种按照时间顺序将数据区块用类似链表的方式组成的数据结构,并以密码学方式保证不可篡改和不可伪造的分布式去中心化账本,能够安全存储简单的、有先后关系的、能在系统内进行验证的数据。目前,区块链技术已经扩展到越来越多的领域,在医疗行业的医疗档案存储、医疗数据通信、区域医疗多节点共识等方面不断有突破性进展。

(二)区块链的分类

区块链技术根据实际应用场景和需求具有公共链(public blockchain)、联盟链(consortium blockchain)和私有链(private blockchain)三种类型。

1. 公共链　是完全去中心化的区块链,无官方组织及管理机构,无中心服务器,参与的节点按照系统规则自由接入网络、不受控制,节点间基于共识机制开展工作。

2. 联盟链　是部分去中心化的区块链,由若干机构联合发起,接入公有链和私有链之间,取舍两者权利和义务的分配,并对分布式账本的访问做一定的控制,适用于多个实体构成的组织或联盟。

3. 私有链　是完全中心化的区块链,其写入权限由中心机构控制,读取权限可视需求有选择性地对外开放,适用于特定机构的内部数据管理与审计等。

(三)区块链的基础框架

2018年中国信息通信研究院发布了《区块链白皮书(2018年)》,对区块链的基础框架进行了描述,具体如图5-13及表5-1所示。

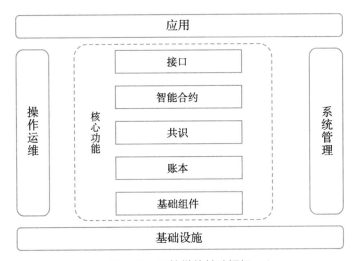

图5-13　区块链的基础框架

表 5-1 区块链架构层级的功能

架构层级	功能
基础设施层	为上层提供物理资源和计算驱动,是区块链系统的基础支持
基础组件层	为区块链系统网络提供通信机制、数据库和密码库
账本层	负责交易的收集、打包成块、合法性验证以及将验证通过的区块上链
共识层	负责协调保证全网各节点数据记录一致性
智能合约层	负责将区块链系统的业务逻辑以代码的形式实现、编译并部署,完成既定规则的条件触发和自动执行
接口层	主要用于完成功能模块的封装,为应用层提供简洁的调用方式
应用层	主要用于调用智能合约层的接口,适配区块链的各类应用场景,为用户提供各种服务和应用
系统管理层	负责对区块链体系结构中其他部分进行管理
操作运维层	负责区块链系统的日常运维工作

（四）区块链的特点

1. **开放共识** 任何人都可以参与到区块链网络,每一台设备都能作为一个节点,每个节点都允许获得一份完整的数据库拷贝。

2. **去中心化** 由众多节点共同组成一个端到端的网络,不存在中心化的设备和管理机构。网络的维护依赖网络中所有具有维护功能的节点共同完成,各节点地位平等,一个节点甚至几个节点的损坏不会影响整个系统的运作,网络具备很强的健壮性。

3. **去信任** 节点之间无须依赖可信第三方事先建立信任关系,只要按照系统既定的规则运行即可在分布式节点间完成可信的协作与交互。同时,区块链的运行规则和节点间数据是公开透明的,没有办法欺骗其他节点。

4. **匿名性** 区块链中的用户只与公钥地址相对应,而不与用户的真实身份相关联,用户无须暴露自己的真实身份即可完成交易、参与区块链的使用。

5. **不可篡改** 区块链系统中,由于相连区块间后序区块对前序区块存在验证关系,若要篡改某个区块的数据,就要改变该区块及其所有后序区块数据,并且还须在共识机制的特定时间内改完。因此,参与系统的节点越多,区块链的安全性就越有保证。

6. **可追溯性** 区块链采用带时间戳的链式区块结构存储数据,为数据增加了时间维度,并且区块上每笔交易都通过密码学方法与相邻两个区块相联,因此任何一笔交易都是可追溯的。

7. **可编程性** 区块链支持链上脚本进行应用层服务的开发,并且用户能够通过构建智能合约实现功能复杂的去中心化应用。

（五）区块链在医学中的应用

近年来,由于区块链技术对于医疗数据特别需要的安全性和共享性方面有与生俱来的长处,其越来越受到医学行业应用的关注。目前,区块链技术在医学中的可见应用有如下几个方面。

1. **分布式结构与区域医疗中心** 区域医疗中心是以国家医学中心为依托,充分发挥国家临床医学研究中心作用,在京、沪等医疗资源富集地区遴选若干优质医疗机构,通过建设分中心、分支机构,促进医师多点执业等多种方式,在患者流出多、医疗资源相对薄弱地区建设区域医疗中心,充分运用"互联网＋医疗健康"、人工智能、大数据等先进技术,更好地满足群众医疗服务需求。此外,还有各地的区域医疗联合体等机构本质上也产生并存储医学科学研究所需要的数据。区块链的分布式结构本质上就是一种可以在多个网络节点、多个物理地址或者多个组织构成的网络中进行数据分享、同步或复制的去中心化数据存储技术。因此,各区域医疗中心、"医联体"本身即可看作为区块链上的节点,自然地为由各地医疗机构组成的联盟链提供了基础设施。

2．医学科研数据可追溯性与链式结构　科研数据的可靠性和准确性直接影响到科研成果的产生，医学科研数据不仅来自临床研究，也来自基础实验等，不仅参与者众多、数据获取周期长、数据量大，而且复杂维度高。区块链与普通数据库最主要的区别是采用了带有时间戳的链式区块结构存储数据给数据增加了时间维度，具有极强的可验证性和可追溯性，既保证了科研数据的准确性，也为科研数据提供了追溯的途径。

3．医学经费管理与区块链账簿属性　医学经费主要包括医学教育、临床、科研三方面，而且这三方面经常存在一体化的协作，如经费使用是否合法合规、管理监督是否科学规范，经费使用中是否存在浪费和低效等。区块链本身的公开透明且无法篡改的属性使得区块链自身即可作为去中心化账簿，实现经费可信任回溯机制，进而降低实验经费浪费的可能性。此外，区块链中的共识机制为跨部门协作沟通提供了共识基础，在对接财务等较为敏感的信息时，既保障了数据的安全可靠，同时也节省了审批时间。

4．医疗档案管理　区块链技术能够很好地解决医疗档案管理存在档案数据安全性不高、信息共享难度大的困局。区块链技术引入了分布式的账本特点，这种分布式不仅体现在数据的存储上，也体现在数据的记录中，它使得数据记录的过程改为多方共同维护，实现了档案信息共享的基本要求。此外，区块链从技术设计上保障了区块链中数据信息的不可修改性，即能够保证档案信息共享这一社会基本需求。

（六）区块链技术在信息安全领域的应用

1．身份认证　身份认证是计算机及网络环境中对用户真实身份进行鉴别的重要技术。目前，基于区块链的身份认证技术主要包括三个方面：基于区块链的公钥架构（PKI）认证、基于区块链分布式PKI认证、基于区块链的金融功能实现认证。

2．访问控制　访问控制技术用于对用户权限进行管理，允许合法用户依照其所拥有的权限访问系统内相应资源，禁止非法用户对系统的访问，从而保证信息的安全和业务的正常运转。目前，基于区块链的访问控制技术研究主要包括基于交易进行策略／权限管理和基于智能合约进行访问控制这两个方面。

3．数据保护　数据保护技术的核心是实现对数据机密性和完整性保护。区块链与生俱来的分布式去中心化存储为数据保护提供了兼顾安全性与共享性的解决方案。但由于区块容量有限，难以存储大规模的数据，针对数据规模的不同分别采取链上数据保护和链上链下相结合两种数据保护方案。

（七）区块链技术面临的挑战

虽然，区块链在设计之初就从不同的维度解决安全问题，例如其利用非对称加密保证了支付可靠性，使用哈希和签名的唯一性保证了数据无法被篡改，通过去中心的分布式设计防止数据丢失等，但是依旧发现了以下几类常见的攻击隐患。

1．"51%"攻击　"51%"攻击问题，简单地说，就是在投票制中掌握了半数以上的选票，可以使任何提案得到通过。虽然理论上掌握分布式网络的大多数算力是几乎不可能的事，但是对于私有链、联盟链这类规模有限的区块链，甚至是公有链的矿池，都具备了实施"51%"攻击的可能。

2．硬分叉　当区块链系统升级时，共识规则中的新协议也发生了变化，对节点来说，已经升级的节点是新节点，没有升级的节点是旧节点。当新节点的算力超过51%时，出现遵循不同机制产生的分叉。这种分叉类型又分为2种，软分叉（兼容新旧协议）和硬分叉（不兼容旧协议）。对于硬分叉，在未得到几乎所有生态中的参与者同意的情况下，可能会导致整个区块链生态的分裂，区块链作为可信平台的信任度将会降低，这将是一个严重的安全隐患。

3．智能合约安全　智能合约本质是一段运行在区块链网络中的代码，完成用户设定的业务逻辑，规范相互不信任的参与者行为。但是只要是人为编写的程序，就可能出现错误与缺陷。不同于传统程序,智能合约以无法逆转的形式存在,一旦出现漏洞将可能带来致命损失。

4.欺诈攻击　欺诈攻击是以一种创造性的方式,使得没有达到51%算力的攻击者仍能干扰区块链的正常工作的攻击行为。比如"自私的矿工"攻击,通过隐藏新区块使自身处于最长区块链的优先级,可使其他"矿工"的分叉作废;而"日食攻击"又能通过网络攻击使受害者处于一个隔离网络中,进而实现攻击。

5.用户密钥的安全性　区块链具有无中心结构,用户通过公开地址与密钥来宣示资产所有权,一旦密钥丢失,由于区块链的不可篡改特性,意味着不可能通过修改区块链记录拿回资产,通过其他网络黑客行为盗取密钥,将为用户造成不可逆的损失。

6.数据隐私问题　区块链使用地址进行交易,具有匿名性,但是交易记录却完全公开。一个地址的所有交易记录全部都可以被查到,一旦将地址与真实身份联系起来,后果十分严重。

第四节　医疗物联网及医联体信息安全

一、医疗物联网应用及其信息安全

(一)医疗物联网基本概念

医疗物联网(internet of medical things,IOMT)是指通过物联网和通信技术将医护工作人员、患者、各种医疗设备和设施智能便捷地连接起来,从而全面支持医疗数据自动识别、定位、采集、跟踪、管理、共享等各项功能,更好地完成智能化医疗以及智能化物品管理。而构建医疗物联网系统可实现对患者健康状况的实时状态反馈,提高就医响应速度,提供全天候的医疗关护,大大减轻医务人员的工作压力,提高医疗工作的准确性和便利性,提升临床医疗质量。

医疗物联网区别于其他物联网应用,具有采集数据精细化、各类设备多样化、实现的应用复杂化的特点,且系统中还存在着大量的异构接口、异构数据、异构协议通信转换的现象。医疗物联网结构庞大、要求繁多,决定了其为物联网各项应用中技术含量需求、成熟度需求、稳定性需求更高的体系。鉴于现有物联网的技术基础与医疗体系的特殊性,医疗物联网领域采用更多的是感知层(承担信息的采集)、网络层(承担信息的传输)和应用层(完成信息的分析、处理和控制决策)三层技术体系架构。

(二)医疗物联网应用现状

通过对现有案例的分析,医疗物联网可分为院前急救体系、院内医疗系统、家庭健康管理、智慧管理平台四大方向,各个方向又分为各分支应用。

1.院前急救体系　急诊工作具有突发性和即时性,在急救指挥中心调度的同时也需要和院内救治紧密配合。例如,上海市某医院通过基于物联网的多发伤病院前、院内急救信息平台的良好应用,针对性解决了由于院前、院内急救人员分属不同团队导致联合救治过程中衔接不顺畅的问题。院前急救体系与物联网技术的结合主要表现在以下3个方面。

(1)通过医疗物联网实现全球定位系统(global positioning system,GPS)定位、急救调度分配、电子病历传输,保障一线急救的即时性和高效率。

(2)急救过程中物联网设备实时记录患者生命体征数据并上传至急救指挥中心和院内医疗系统,实现救治方案共享。

(3)通过院前、院内医疗进行实时的信息交互和远程治疗指导,可以更好地衔接院前、院内急救工作,大大提高诊疗水平。医疗物联网在院前急救中的发展有助于疑难病例的治疗和分级转诊工作,大大提高了急救指挥中心及接诊医院应对突发性卫生事件的能力。

2. 院内医疗系统 院内医疗系统支撑着医院内部的基础医疗救治业务，打造基于医疗物联网技术与医护工作高效融合的智慧医疗平台，实现更高效的医护工作及患者服务，是院内医疗系统发展的方向。无锡市某医院作为医疗物联网整体应用示范医院，实施成功的物联网项目有婴儿防盗系统、无线输液过程管理、移动护理条码扫描系统、移动门诊输液管理系统等。

（1）药物管理：合理地设置药物管理流程，通过具有唯一性的射频识别（RFID）标签，能够有效地监控和管理医疗设备和药品的整个生产、销售、使用环节，且对于防伪具有非常显著的优势。配合信息化技术，实现药品全自动化管理，在药品处方匹配及药品供货、上架、打包、配送、接收整个流程中都可以实现药物的跟踪以及追溯，既可以保证药物的准确性，又可以保证药品管理过程的快捷，大大提高了效率。

（2）医护系统管理：为了改善就医流程、保障医疗安全、提升患者就医流程的可视化、减轻医护人员的工作压力，将物联网技术应用于医护系统中，可以实现患者身份识别、医嘱自动核对等功能，减小护理人员的劳动强度，提高患者信息的准确性，简化传统模式的复杂流程。医护系统可以自动控制患者输液速度，报警提示危急状况，减轻护理工作人员的负担，同时实现对医护工作者更加合理的调度。在外科手术室管理中，通过医疗设备自动识别管理系统完成对医疗设备基本信息、巡检记录和维护记录的存储，有利于界定与医疗设备相关的医疗事故责任，将医疗设备、一次性器材、病理标本信息化，简化了流程，提高了效率。电子病历的应用可以跟随患者就诊、住院、取药、治疗等全过程，实现过程全记录，提高医疗方案的精准性。

3. 家庭健康管理 国内外家庭健康数据的采集与传输逐渐简单化、标准化，家庭健康管理的数据与院内医疗系统逐步实现了同步传输及信息合并共享，这对慢性疾病患者、中老年患者的治疗尤为有效。通过对患者长期数据的统计研究，可以制订更好的治疗方案。智能穿戴设备的普及对居民健康信息的采集和移动护理都大有裨益，使家庭健康的观念从治疗向预防转变。物联网应用于家庭医疗健康，有助于全民健康意识的提升和全方位搭建、完善个人健康管理体系，个人健康数据库越庞大，针对性治疗的方案将越准确，可大大降低慢性疾病、老年病的发病率，提高随诊的针对性与效率。家庭健康管理的广泛应用将医疗健康服务提升到新的高度。

4. 智慧管理平台 智慧管理平台主要包含医疗物资管理、运维管理、能源管理、安全管理四个部分，是医院正常运转的基础保障平台。

（1）医疗物资管理：作为医疗活动的基础，及时补充高频耗材和更换过期耗材以及跟踪物资材料出入库是医疗物资管理提高效率、降低成本、增加产品可塑性的重要途径。通过 RFID 技术，每一批物资都可以实现入库、出库、科室管理、报损、废弃、销毁全过程监督，有利于在各个重点环节明确执行各项规章制度，更好地保证了医疗工作的正常运行。物联网技术在医疗物资管理的应用可以提高精细化管理的水平、降低物资管理的难度，大大提高工作效率。

（2）运维管理：医疗服务机构的运维管理是一个非常复杂的工程，包含众多分支，每个分支的专业度要求很高。物联网与运维管理结合较为紧密的有医疗设备监管、医疗废弃物管理、消毒供应管理和医疗冷链管理。其中，医疗设备监管是对种类繁多、数额较大的医疗设备运行状态进行监控及定期巡检管理、记录维修保养情况等；医疗废弃物管理主要包括医疗垃圾的分类监管、医疗废弃物存储时间提醒、医疗垃圾处理过程记录；消毒供应管理主要实现对手术器械等接收、消毒、包装、发放、回收等全流程管理；医疗冷链管理主要实现医院对温度、湿度有特殊要求的空间和物品进行全程实时智能管理。这些功能均可通过 RFID 识别电子标签、上传数据进行管理，减少低效率的人工投入，注重管理过程，实现报告的实时化、可视化，充分发挥设备的最大功用，避免设备价值无效流失的情况。物联网将运维管理简化、规范，将庞大繁杂的工作量归纳汇总成直观简洁的数据，实现运维管理的可视化。

（3）能源管理：医疗设备效益分析指导医院的科学投资，保障医疗设备的社会效益和经济效益。可以通过对医院主要能耗设备的实时信息采集与处理分析，进行能耗统计与节能管理，实现设备各项能耗数据的高精度收集，为能源精细设计和节能改造提供数据支持，并通过大量数据的累积形成趋势记录，帮助优化资源和规划运行模式，大大降低能源成本。

（4）安全管理：安全运行是医院管理的第一要素，安全管理实现及时预警与报警功能，当被监测设备运行状态超出安全阈值时，系统将设备运行故障问题代码传送至工作人员，工作人员可通过监测设备收集的数据资料进行维修排查，提前排除安全隐患。安全管理还可以实现系统联动，实时安全防护，某一环节出现了故障，其他环节采取相应措施，防止故障继续扩大到其他环节，将故障带来的影响降到最低。基于物联网的医疗设备电气安全监控系统可有效降低电气故障的发生率，提高医疗设备的安全性。

（三）医疗物联网应用发展

随着医疗物联网应用的发展，出现了一些有代表性的 IOMT 应用实例。例如，纽约西奈山医疗中心试行了一项医疗保健计划来管理患者流量，将 50% 需要住院床位的急诊室患者的等待时间缩短了一个小时。加拿大温哥华的医院安装物联网按钮，这些按钮可向管理层发送警报，告知他们存在对公共安全构成风险的清洁或维护问题。此外，有的医院通过患者和工作人员穿着与人工智能平台同步的可穿戴设备，可以持续监测体温、心率和血氧水平，有的通过连接温度计的温度读数绘制发热地图，从而为病毒感染提供潜在预警。

物联网在帮助管理疾病大流行危机方面发挥着重要作用。可以看出，它正在通过提高护理的及时性和质量，同时降低患者护理的复杂性和成本来塑造医疗世界的未来。尽管医疗物联网应用有巨大的发展潜力，众多医院已经将部分医疗物联网应用于临床工作中，但其实际运用仍存在一些问题需要逐步完善。目前存在的主要问题有以下四个方面。

1. **行业缺乏通用标准** 由于互联网行业标准体系处于建立中，没有统一的标准可循，建设的物联网只是基于医院自身发展而建设，很难实现跨医院、跨地区的资源共享，兼容性较低、拓展性较差。国家相关卫生健康部门可通过采集现有规模较大、应用较为成熟的医疗机构的信息，制定适用性广泛的通用标准，开发可兼容软件配套系统，便于各医疗单位进行统一标准的配套升级，进而实现数据资源的快速传递，进一步提升物联网的数据共享与处理功能。

2. **物联网平台建设分散** 现有物联网投入使用的部分平台只对解决针对性的问题有效，平台系统分散、独立，缺乏顶层设计，难以整合，构建难度增大；平台与平台之间没有交互，相互独立，无法实现医院内部与外部的资源共享。可考虑在后续平台的建设过程中加强集成化平台的应用，将之前的各个平台整合，采用统一的接口与开放协议，保证各个系统内的数据以统一编码的形式无缝衔接，以提高院内资源的利用率。

3. **数据利用程度较低** 在采集到大量数据后，对数据进行合理地筛选、分析、计算，提取其中有效信息，为后续处理过程提供有价值的数据，是医疗物联网更深价值的体现。但目前的数据处理方法与医疗实际应用贴合性较差，导致数据利用率较低。为解决此问题，需加强多学科融合，引进更多计算机算法与医疗数据相结合的人才，通过在实验环境的重复模拟与论证，采用更贴合医疗数据特殊性要求的系统方案，从而提高大数据的利用转化率。

4. **数据安全问题** 医疗物联网系统所采集的数据涉及大量患者个人隐私信息，因此保障数据安全越来越受到重视。感知层是基于开放的网络架构进行运作，具有高度动态的网络拓扑特性，而医疗信息的特殊性与物联网的开放性尚未做到很好地兼容。为了规避通信当中信息泄露、病毒侵袭、黑客攻击等各种意外情况的发生，可考虑通过铺设专网、加强防火墙等级、对云数据添加多层密钥等方式来保障医疗数据的安全。

（四）医疗物联网信息安全

物联网在医疗保健领域的主要缺点之一是安全性薄弱。大多数 IOMT 设备的设计都没有考虑到安全性，这使得它们特别容易受到攻击。IOMT 需要更好的安全性，因为与其他行业不同，医疗网络中的安全漏洞实际上可能会导致生命损失。尤其是当前医疗物联网中存在非常多网络设备，组网以及接入技术存在较大复杂性，网络感知节点资源存在一定的限制。并且，目前的物联网传感技术主要是 RFID，植入这类芯片的产品是有可能被任何厂商感知的，那么就需要在感知层、传感层以及应用层上进行更为详细的安全防护，以保证数据信息的安全。

物联网是开放式的，在这个大前提下，医疗健康系统则需要封闭地、安全地保存和处理数据信息。然而 IOMT 中任何漏洞都会给网络犯罪分子采取恶意行动带来可乘之机，例如夺取医疗设备的控制权，窃取敏感信息，如患者健康、个人和保险数据、专有临床记录，混淆网络流量，扰乱医疗保健提供流程，勒索设备以获利。2020 年底，美国国土安全部的网络安全和基础设施安全局发布了一项警报，警告医疗保健组织在某些医疗设备中发现的严重漏洞可能会影响患者数据。尽管这些活动可能具有破坏性，但它们只是冰山一角，网络攻击不但随处可见，而且势必会变得更加严重。美国 NIST 和卫生与公众服务部（HHS）已经制定了指南，以弥补医疗设备安全方面的差距。该指南的积极成果之一是医疗器械制造商必须以标准化的"医疗器械安全制造商披露声明（MDS2）"形式披露其设备的安全和隐私特征。

医疗保健组织迫切需要正面应对 IOMT 安全挑战。保护 IOMT 的最基本步骤始于获得跨医院网络、数据中心、端点、远程诊所、移动资产和云环境的所有 IOMT 设备的可信可见性和分类。通过这样做，医疗保健 IT 团队将有权采取预防为主的方法，而不是仅采取警报的方法，以保护医疗设备免受潜在威胁的侵害。

需要认真对待 IOMT 安全，这使得所有医疗安全主管部门制定和实施成功的 IOMT 安全策略至关重要。强大的医疗设备安全策略可以使医疗保健组织摆脱网络攻击的担忧，专注于为患者带来积极的结果。这就意味着，为了确保数据在采集、传输和存储等阶段不会出现泄露，使用者们需要采取各种措施和手段来保护医疗物联网的信息安全。以下是医疗物联网信息安全需要注意的三个方面。

（1）在医疗健康物联网应用中，感知网络在物理层、链路层、网络层以及传输层等传输过程中均可能出现安全问题，患者的隐私数据面临着泄露、被截获等问题。因为数据安全主要是确保数据的真实性、有效性和完整性，所以在医疗物联网中不仅要确保数据在通信中不被截获、篡改，同时还需要确保数据在融合中不出现错误。并且，随着购买被盗医疗记录成本的快速下降，将促使"威胁行为者"寻找比破解记录更有利可图的漏洞（包括入侵医疗设备以控制它们）。而且，网络攻击方案一直在不断地演变。当涉及移动医疗设备时，消费者网络安全风险将成为医疗网络的安全风险。每个医疗设备都是进入医院 IT 网络的"后门"，攻击者可能会探索一种称为"服务破坏"的新策略进行破坏，这将使网络完全瘫痪。

（2）传感器网络技术在医疗事业中是最基础的一项技术，对未来智慧医疗的发展有着十分重要的作用。通过在监测的区域范围内部署传感节点，能够对需要感知的事物进行实时监控和监督，同时结合射频识别技术和定位技术进行跟踪，实现信息的共享与传输。因此，在传感器网络采集信息的过程中，需要格外注意保证所采集的隐私数据的安全。但是随着医院系统与广泛相关的 IOMT 应用程序相结合，添加连接的医疗设备越来越多，这使医疗数据和患者的生命处于危险之中。不受管理和下落不明的 IOMT 设备的激增，它们的性质不同、设计上缺乏安全性、依赖不受支持的操作系统以及网络和互联网连接，大大扩大了攻击面。比如在某些勒索软件活动中，攻击者的主要目标是识别医疗健康数据，这加剧了人们对 IOMT 信息安全的担忧。

（3）以往信息安全技术更多的是重视网络安全和边界安全，很少涉及数据内容安全等问题，因此在数据安全审计方面多为被动防御技术。在医疗信息隐私保护方面，尤其一些较为敏感的数据，多储存在云服务中心或者数据中心，仅利用边界安全、数据分文审计技术等远远无法满足数据安全需要。而"云计算"技术具有服务资源化和扩展性的特点，利用该技术能够建立虚拟化的信息资源，根据事先商定好的服务动态提供服务，并且可以对医疗系统进行实时动态管理，将各个相互独立的系统进行整合，为构建医疗信息基础设施提供相关的数据信息支撑。此外，IOMT 的安全性需要在设计阶段的一开始就设计到设备中，程序员需要遵守安全的编程实践，并且密钥必须存储在黑客无法触及的安全区域。在登录系统或设备时，需要适当的身份验证以确保只有经过授权的人员才能登录。每个设备的启动过程也必须给予保护，以防止攻击者用恶意软件替换合法操作系统。设备间进行通信时必须使用强加密协议，并且必须有一种机制来使软件和操作系统保持最新状态。

从以上各方面可以看出，医疗物联网采集的数据涉及大量患者个人的隐私信息，因此保障数据安全势在必行。为了避免发生违规统方、隐私泄露、信息倒卖、病毒勒索、数据篡改、数据脱离监管等医疗数据安全事件，管理者们可以通过专用网络、对数据多层加密等各种方式来保障医疗数据的安全。比如通过感知层进行一系列的加密证书，对于感知对象以及传感设备方面可以适当地进行互相的认证，数据在合法的情况以及环境之中传送。同时，对于这方面应该健全法律法规，不仅涉及技术方面的，同时还会涉及有关管理等多方面的，甚至还涉及个人隐私保护方面的法律法规。因此，保证网络核心交换部分的安全，以及保证计算机系统的安全，是保障物联网应用系统安全的基础，也是保障患者数据安全以及隐私保护的基础。

二、医联体应用及其信息安全

（一）医联体基本概念

医联体的理念和实践最早源于美国的凯撒医疗集团，该集团是一个垂直整合的管理系统，其基本架构为保险公司、医院集团和医师集团三位一体，有机整合医疗和保险资源。这种模式逐渐发展成为医疗模式的成功典范之一。美国斯坦福大学教授 Enthoven 等指出，医疗竞争不应该是医疗机构之间的竞争，应该是医疗系统之间在系统水平上的竞争，这样才能促进医疗事业的最优发展。医疗系统是指不同层次和不同类型的医疗机构形成"纵向整合"的医疗服务系统（integrated delivery systems，IDS），为患者提供不同方面和不同层次的连续、整体的医疗服务。

上述医疗服务系统在国内多被称为医疗联合体（简称医联体），是指一定地域内不同类型、层级的公立医疗机构组合起来，成立协作联盟或组建医疗集团，成为利益共同体和责任共同体，在区域范围内实现医疗资源共享、医疗信息互联、医疗服务同质。通常由一个区域内的三级医院与二级医院、社区医院、村医院组成一个医疗联合体，其目的是解决百姓看病问题，推动医疗资源下沉。

《中华人民共和国基本医疗卫生与健康促进法》中明确提出要推进基本医疗服务实行分级诊疗制度，因地制宜建立医疗联合体等协同联动的医疗服务合作机制。分级诊疗制度是中国特色基本医疗卫生制度的重要组成部分，是解决群众看病就医问题的治本之策。医联体建设是推动分级诊疗制度建设的重要抓手，是医疗卫生服务体系的一次自我整合、自我优化、自我提升。

分级诊疗是指按照疾病的轻重缓急及治疗的难易程度进行分级，不同级别的医疗机构承担不同疾病的治疗，逐步实现从全科到专业化的医疗过程。分级诊疗制度是我国五项基本医疗制度（即分级诊疗制度、现代医院管理制度、全民医保制度、药品供应保障制度和综合监管制度）之首，也是开展医疗卫生体系供给侧结构性改革的重要组成部分。建立分级诊疗制度，是合理配置医疗资源、促进基本医疗卫生服务均等化的重要举措，对于促进医药卫生事业长远健康发展、提高人民健康水平、保障和改善民生具有重要意义。

2015 年 9 月，国务院办公厅印发《关于推进分级诊疗制度建设的指导意见》（国办发〔2015〕70 号），提出推进分级诊疗制度建设的十六字方针，即"基层首诊、双向转诊、急慢分治、上下联动"，同时探索建立医疗联合体等多种分工协作模式，分级诊疗制度的原则是以人为本、群众自愿、统筹城乡、创新机制。

1.**基层首诊** 坚持群众自愿、政策引导，鼓励并逐步规范常见病、多发病患者首先到基层医疗卫生机构就诊，对于超出基层医疗卫生机构功能定位和服务能力的疾病，由基层医疗卫生机构为患者提供转诊服务。

2.**双向转诊** 坚持科学就医、方便群众、提高效率，完善双向转诊程序，建立健全转诊指导目录，重点畅通慢性期、恢复期患者向下转诊渠道，逐步实现不同级别、不同类别医疗机构之间的有序转诊。

3.**急慢分治** 明确和落实各级各类医疗机构急慢性疾病诊疗服务功能，完善治疗—康复—长期护理服务链，为患者提供科学、适宜、连续性的诊疗服务。急危重症患者可以直接到二级以上医院就诊。

4.**上下联动** 引导不同级别、不同类别医疗机构建立目标明确、权责清晰的分工协作机制，以促进优质医疗资源下沉为重点，推动医疗资源合理配置和纵向流动。

以强基层为重点完善分级诊疗服务体系，加快推进医疗卫生信息化建设，主要措施包括：①加快全民健康保障信息化工程建设，建立区域性医疗卫生信息平台，实现电子健康档案和电子病历的连续记录以及不同级别、不同类别医疗机构之间的信息共享，确保转诊信息畅通。②提升远程医疗服务能力，利用信息化手段促进医疗资源纵向流动，提高优质医疗资源可及性和医疗服务整体效率，二、三级医院向基层医疗卫生机构提供远程会诊、远程病理诊断、远程影像诊断、远程心电图诊断、远程培训等服务，实现"基层检查、上级诊断"的有效模式，促进跨地域、跨机构就诊信息共享。③发展基于互联网的医疗卫生服务，充分发挥互联网、大数据等信息技术手段在分级诊疗中的作用。

（二）医联体建设和发展

2017 年 4 月，国务院办公厅印发《关于推进医疗联合体建设和发展的指导意见》（国办发〔2017〕32 号），提出"不断完善医联体组织管理模式、运行机制和激励机制""实现发展方式由以治病为中心向以健康为中心转变"，并明确医联体建设中四种组织模式，即城市医疗集团、县域医共体、跨区域专科联盟、远程医疗协作网，为新一轮医联体的建设和发展提供政策指引，所有的医疗机构都将发挥相应作用，为健康中国保驾护航。

根据本地区分级诊疗制度建设实际情况，结合医疗机构地域分布、功能定位、服务能力、业务关系、合作意愿等因素，充分发挥中央、地方、军队、社会各类医疗资源作用，尊重基层首创精神，分区域、分层次组建多种形式的医联体，推动优质医疗资源向基层和边远贫困地区流动。

医联体组织模式主要包括以下几种。

1.**城市主要组建医疗集团** 在设区的市级以上城市，由三级公立医院或者业务能力较强的医院牵头，联合社区卫生服务机构、护理院、专业康复机构等，形成资源共享、分工协作的管理模式。在医联体内以人才共享、技术支持、检查互认、处方流动、服务衔接等为纽带进行合作。

2.**县域主要组建医疗共同体** 以县级医院为龙头、乡镇卫生院为枢纽、村卫生室为基础的县乡一体化管理，与乡村一体化管理有效衔接。充分发挥县级医院的城乡纽带作用和县域龙头作用，形成县乡村三级医疗卫生机构分工协作机制，构建三级联动的县域医疗服务体系。

3.**跨区域组建专科联盟** 根据不同区域医疗机构优势专科资源，以若干所医疗机构特色专科技术力量为支撑，充分发挥国家医学中心、国家临床医学研究中心及其协同网络的作用，以专科协作为纽带，组建区域间若干特色专科联盟，形成补位发展模式，重点提升重大疾病救治能力。

4.**边远贫困地区发展远程医疗协作网** 大力发展面向基层、边远和欠发达地区的远程医疗协作网,公立医院向基层医疗卫生机构提供远程医疗、远程教学、远程培训等服务,利用信息化手段促进资源纵向流动,提高优质医疗资源可及性和医疗服务整体效率。

2018年4月,国务院办公厅印发《关于促进"互联网+医疗健康"发展的意见》(国办发〔2018〕26号)。医疗联合体要积极运用互联网技术,加快实现医疗资源上下贯通、信息互通共享、业务高效协同,便捷开展预约诊疗、双向转诊、远程医疗等服务,推进"基层检查、上级诊断",推动构建有序的分级诊疗格局。鼓励医疗联合体内上级医疗机构借助人工智能等技术手段,面向基层提供远程会诊、远程心电图诊断、远程影像诊断等服务,促进医疗联合体内医疗机构间检查检验结果实时查阅、互认共享。推进远程医疗服务覆盖全国所有医疗联合体和县级医院,并逐步向社区卫生服务机构、乡镇卫生院和村卫生室延伸,提升基层医疗服务能力和效率。

2018年7月,国家卫生健康委员会、国家中医药管理局印发《医疗联合体综合绩效考核工作方案(试行)》(国卫医发〔2018〕26号),建立与医联体相适应的绩效考核机制,加快推进医联体建设,助力构建分级诊疗制度,充分调动各级各类医疗机构参与医联体建设的积极性。

2018年8月,国家卫生健康委员会、国家中医药管理局印发《关于进一步做好分级诊疗制度建设有关重点工作的通知》(国卫医发〔2018〕28号),提出以下重点工作。

(1)加强统筹规划,加快推进医联体建设:网格化布局组建城市医疗集团和县域医共体,医疗集团和医共体为网格内居民提供疾病预防、诊断、治疗、康复、护理等一体化、连续性医疗服务。重点推进重大疾病和短缺医疗资源专科联盟建设,充分发挥国家级、省级医院临床重点专科优势,调动积极性,重点推进肿瘤、心血管、脑血管、呼吸、感染性疾病、重大传染病等重大疾病,以及儿科、麻醉科、病理科、精神科等短缺医疗资源的专科联盟建设,以专科协作为纽带,强弱项、补短板,促进专科整体能力提升。加快远程医疗协作网建设促进优质医疗资源下沉,推进远程医疗服务发展,完善省-地市-县-乡-村五级远程医疗服务网络,推动远程医疗服务覆盖所有医联体。

(2)以区域医疗中心建设为重点推进分级诊疗区域分开:根据跨省就医需求和临床专科情况,规划建设省级医疗中心和省域内区域医疗中心,针对发病率高、转出率高的疾病和地方病,加强相应临床专科能力建设,能够在省域或者国家区域医疗中心解决疑难危重患者看病就医问题。

(3)以县医院能力建设为重点推进分级诊疗城乡分开:加强县医院人才、技术、临床专科等核心能力建设,提高县医院规范化、精细化、信息化管理水平。进一步完善县医院诊疗科目设置,在健全一级诊疗科目的基础上,逐步完善二级诊疗科目。进一步加强临床及其支撑专科建设,提升对县域内常见病、多发病以及传染病、地方病的诊疗能力。

(4)以重大疾病单病种管理为重点推进分级诊疗上下分开:城市医疗集团和县域医共体重点做好高血压、糖尿病、慢性阻塞性肺疾病、冠状动脉粥样硬化性心脏病、脑血管疾病、肿瘤等重大慢性非传染性疾病分级诊疗。

(5)以三级医院日间服务为重点推进分级诊疗急慢分开:稳步开展日间手术,完善工作制度和流程,逐步扩大日间手术病种范围,提高日间手术占择期手术的比例,缩短患者等待住院和等候手术时间,提升医疗服务效率。有条件的医院设置日间病房、日间治疗中心等,为患者提供适宜的日间诊疗服务,提高床单元使用效率。

2020年7月,国家卫生健康委员会、国家中医药管理局联合印发《医疗联合体管理办法(试行)》,提出加快推进医联体建设,逐步实现医联体网格化布局管理。

医联体建设应当坚持以下基本原则:①坚持政府主导,城市医疗集团和县域医共体建设应当坚持政府主导,根据区域医疗资源结构布局和群众健康需求实施网格化管理。②坚持政府办医主体责任不变,切实维护和保障基本医疗卫生事业的公益性。③坚持医疗、医保、医药联动改革,引导医联体内建立完善分工协作与利益共享机制。④坚持以人民健康为中心,引导优质医疗资源下沉,推进疾病预防、治疗、管理相结合,逐步实现医疗质量同质化管理。

城市医疗集团和县域医共体实施网格化布局管理是医联体建设的基本原则,要按照"规划发展、分区包段、防治结合、行业监管"的原则加以规划、布局、建设。发挥地市级医院和县级医院以及代表区域医疗水平医院的牵头作用,同时鼓励中医医院牵头组建各种形式的医联体。

(三)医联体信息安全

在分级诊疗背景下,医联体是我国整合医疗的主要实现形式,目的是通过整合医疗卫生服务满足区域内患者不同的医疗服务需求。医联体内医疗服务整合主要依赖于资源的整合,而信息化作为医联体建设的辅助手段,是促进医联体资源整合和信息共享的最佳实现路径。而当前医联体信息化建设以资源共享和业务协同为主线,在数据信息共享的安全防护环节较为薄弱,尤其是对居民电子健康档案、电子病历等涉及患者隐私的数据保护不足。这一方面是因为医联体的信息化建设工作大多由第三方公司来承接运行,成员单位可以从自身角度做好患者信息的防护工作,但是在信息共享过程中没有办法完全保证信息安全;另一方面从技术实现的层面来讲,负责信息系统开发的运营商能力参差不齐,在信息系统的设计或者硬软件配置方面存在漏洞,从而影响功能实现。

随着互联网和信息行业的创新和发展,大数据已成为国家重要的基础性战略资源,并快速发展为新一代的信息技术和服务业态。在这样的大环境下,对于医疗领域的医疗大数据进行隐私数据保护也势在必行。对于医联体来讲,对数据的操作不仅只是简单的储存,更多的是要在服务器之间进行大量的医疗数据共享,忽略这个过程的数据保护,则会造成严重的信息泄露危机。因为这些大数据中储存了大量的重要数据信息,一旦数据信息的安全出现问题,就会导致这些信息数据的丢失或被窃取,造成巨大损失。因此需要利用像云平台这类技术对信息的安全进行相应的设计,为医疗联合体的信息安全提供良好的保障。现阶段医联体信息安全多数都是以云服务为中心,利用云平台的特性,在传输过程以及数据交换过程中充分利用各种加密手段来保障信息的安全共享。

更复杂的是,许多医院和卫生系统认为它们状况良好,但实际上并没有做好充分准备来管理风险。据《中国医疗行业网络安全行业分析》报告显示,通过对15 339家医疗行业相关单位的观测,1 029家单位存在僵尸、木马或蠕虫等恶意程序,6 446家单位的应用服务端口暴露在公共互联网中,4 546家单位网站存在被篡改安全隐患,其中261家单位已发生网站被篡改的情况。

医疗信息量呈爆炸式增长,包括患者生成的健康数据的大幅增长,以及为了改善护理协调和质量,随着患者从医院过渡到诊所再到家,甚至扩展到医疗联合体,现在希望跨物理边界共享健康数据。随着不断变化的跨边界共享越来越多的数据,未经授权访问和使用机密患者数据的风险呈指数增长。这些都需要通过立法来提高安全和隐私的门槛。医联体相关机构及供应商不仅需要实施更严格的安全或加密策略/程序来降低风险,而且需要遵守相关法规。随着向医疗联合体的转变,他们还面临着在正确的时间将正确的数据提供给正确的人以提高医联体质量和结果的压力。随着提供商过渡到基于价值、以患者为中心的综合护理模式,管理安全和隐私风险以及管理临床和财务风险至关重要尤其是不能等到发生数据泄露再补救则为时已晚,可能会面临严重后果。

对于跨边界共享数据以实现人口健康管理(例如,数据聚合、护理协调、护理管理和患者参与)的组织而言,也需要部署IT工具来控制数据,并追求整体的人口健康医联体,以提高质量、改善结果和降低成本。对于应对更好的安全性和患者护理的挑战来说,身份和访问管理功能至关重要:它们能够在护理节点快速访问正确的患者数据,提高护理质量和患者安全;它们提高了临床医生的效率——使医生和护士能够投入更多的时间在患者身上,而不是消耗在技术上;它们提供控制以保护患者数据,并遵守信息安全和隐私保护相关法规。

在人口健康的新时代,医联体服务提供者应考虑纳入以下身份和访问管理领域,以更好地保护用户。

（1）临床访问管理提供基于角色的访问控制，通过报告和分析来保护患者信息。随着临床医生角色的变化，他们对临床应用程序和数据的访问也会相应地进行调整，从而最大限度地降低过度授予访问权限的风险。更重要的是，在临床医生从组织终止后，可以完全删除访问权限，从而消除孤立账户等风险漏洞的可能性。

（2）用户配置自动控制对应用程序的访问，使临床医生能够更快地到达需要去的地方。它还可以简化临床医生的入职流程，减少出错的可能性。如果没有此功能，通常需要数周时间才能为新用户提供对多个临床应用程序的访问权限。

（3）上下文管理在每个应用程序中自动选择正确的患者记录，实现安全高效的访问并帮助确保患者安全。

（4）集中审计捕获全面的审计跟踪，显示谁、何时、从何处访问了哪些患者记录。

（5）密码管理支持统一实施安全密码策略以增强安全性。

随着医联体及其供应商继续在具有数百个应用程序和不断增长的敏感数据量更复杂的环境中工作，医联体信息安全将变得更加深刻。拥有巨大医疗数据的医联体现在必须认真对待其中可能产生的各种安全风险，并在问题出现之前严格把控数据访问与存储过程，否则面临的信息泄露、安全问题可能是灾难性的。

本章小结

可穿戴设备的出现顺应了人们的期望，且丰富了人们的生活。同时也涌现出了许多移动健康app。随着这些技术的出现，远程医疗技术也随之而来，它在一定程度上解决了我国医疗资源分布不均衡问题，为欠发达地区人民提供高端医疗服务。

随着远程医疗、互联网医院和"医联体"等新兴医疗应用的发展，传统的医疗信息化模式渐渐无法满足多样性的医疗行业信息化需求，云计算模式具备扩展性强、快速部署、成本优势等特点，逐步在医疗信息化中占据了一定的份额，但云计算开放性带来的安全挑战也与日俱增。其中，信息安全永远是不可回避的问题，它涉及方方面面，相信解决这个问题后，远程医疗将会得到更好的应用和发展。

（刘且根　陈沁群　贾金营　叶明全）

思 考 题

1. 请思考近几年来可穿戴设备发展对生活产生的影响？

2. 你如何看待和理解云计算在医疗卫生信息化建设工作当中的应用前景和优势？

3. 可穿戴设备和人们的生活息息相关，尤其是医疗类健康app，不仅能够存储用户健康数据，且数据量庞大。庞大的数据量一旦泄露将造成重大的危害，请列举近几年来因为数据泄露而引起的巨大危害。试上网查询现在有哪些较好的防止数据泄露的方法。

4. 如何利用一台装有Windows操作系统的笔记本电脑和一部安卓智能手机搭建一个VPN网络？

第六章

个体医学与电子健康档案信息安全

　　随着电子健康档案的不断普及，健康医疗大数据已经成为人类医疗（包括个性化医疗）、健康养老、疾病预防、老年人护理与康复等重要的信息支撑，但是基因信息、医学影像信息、临床数据信息、电子健康档案信息、人体生物特征信息等包含了个人敏感信息，一旦信息泄露会造成严重的安全威胁，因此在合理利用这些信息的同时，信息安全和隐私保护引起了人们的高度重视，国家及各省市出台了多项相关信息安全保护的法律和文件，为合理利用和保护这些信息提供了依据和支撑。

第一节　概　　述

　　随着数字化技术和互联网技术的不断发展，医疗信息技术得到了不断普及，基因信息、医学影像信息、临床数据信息、电子健康档案信息、人体生物特征信息在生物医学中得到了广泛应用。这些信息每天都以海量数据形式出现，对人们的健康、医疗、康养、临床教学科研、公共卫生疾病的预测和预防等起到了重要作用。但是生物信息安全和隐私保护也成了重要的研究和关注的内容，特别是大数据在为医学研究和诊疗带来便利的同时，数据挖掘和分析过程中的信息安全问题和患者的隐私泄露给生物医学发展带来了风险和隐患，这些敏感个人信息（包含医疗健康等信息）一旦泄露或者被非法使用，可能导致个人受到歧视或者人身、健康、财产安全受到严重危害。据国家计算机网络应急技术处理协调中心（CNCERT/CC）发布的《2020年中国互联网网络安全报告》指出：个人信息非法售卖情况仍较为严重，联网数据库和某些小程序数据泄露风险较为突出。勒索病毒技术手段不断升级，恶意程序传播与治理对抗性加剧。关于我国网络生物安全管理体系方面，报告指出，近年来生物领域基础设施逐步联网上云，生物数据的战略资源地位日益凸显：①生物基因数据出境态势，2020年共发现国内基因数据通过网络出境717万余次，涉及我国境内近2.4万个IP地址，覆盖境内31个省（自治区、直辖市）。②医学影像数据出境态势，2020年共发现境内医学影像数据通过网络出境497万余次，涉及境内3 347个IP地址，其中58.6%属于数据中心。此外，医学影像文件在未脱敏的情况下包含大量患者个人信息，2020年共发现我国未脱敏医学影像数据出境近40万次，占出境总次数的7.9%。关于生物医疗与科研设备安全态势方面，报告指出，在保密性方面，测试项目包括存储保密性、传输保密性和患者隐私数据保护，共有15款测评设备未加密医疗设备工作站中的健康数据；在安全审计方面，测试项主要包括抗抵赖性、可核查性和审计控制，共有10款设备未采用足够的有效机制实现健康数据抗抵赖，且审计日志记录可以被修改。

　　针对生物医学安全态势，为保证生物信息安全和个人隐私，国家制定和发布了多项法律法规和相关标准。2020年5月，中共中央、国务院印发《关于新时代加快完善社会主义市场经济体制的意见》，要求把生物安全纳入国家安全体系，系统规划国家生物安全风险防控和治理体系建设，全面提高国家生物安全治理能力。国家、相关部委还发布了《中华人民共和国个人信息保护法》《全国基层医疗卫生机构信息化建设标准与规范（试行）》《医疗机构管理条例》《医院工作人员职责》《医疗卫生服务单位信息公开管理办法（试行）》《医学科学技术档案管理办法》《国家中医药管理局网站信息管理办法》等各种法律法规及相关的实施条例、实施细则。

　　本章主要从信息共享与安全技术、基因数据共享与安全、影像数据共享与安全、临床数据共享与安全、电子健康档案信息共享与安全、人体生物特征数据安全与隐私（人体生物特征识别与身份安全认证、人脸识别数据安全、虹膜识别数据安全、指纹识别数据安全、指静脉识别数据安全、掌纹识别数据安全）等几方面，介绍数据系统安全技术、数据安全管理以及相关的安全法规和标准等。

第二节　基因组数据共享与安全

　　2003 年 4 月 14 日，人类基因组序列图绘制成功标志着人类基因组计划完成，人类跨入"后基因组"（post-HGP）时代，人类基因组研究的重心也转向揭秘人类疾病、健康和行为模式与基因信息的关系研究。因此，一方面，群体基因组数据成为极具潜力的研究重点；另一方面，群体基因组数据安全保密相关问题亦随之而来。

一、基因组数据共享与利用

　　随着高通量测序技术的发展，基因组数据测序成本大幅度降低，进而产生海量的高维基因组数据。基因组数据是富含人类生命健康重要信息的生物大数据，包含由腺嘌呤、鸟嘌呤、胸腺嘧啶和胞嘧啶 4 种核苷酸组成的完整 DNA 序列。由于基因组数据具有唯一性和稳定性的特点，并与人类的遗传、健康、表型和血缘关系密切关联，使得基因组数据显得神秘并具有重要的价值，而且这种神秘感和价值随着时间的推移而越发重要。基因组数据的生态系统包括基因组数据测序、存储、共享及广泛应用。

　　1. 患者发送生物样本（例如血液、唾液等）到测序中心。这里患者是指基因组被测序的个体，不一定是患病个体。测序中心可以是医院、测序机构或服务提供商等。

　　2. 测序中心对生物样本进行测序后，将原始基因组数据发送给数据存储处理中心。数据存储处理中心多指医院或者第三方的数据存储和处理服务器，也可以是患者自己的服务器。

　　3. 数据存储处理中心对基因组数据进行标准生物信息处理，并格式化基因组数据。

　　4. 研究机构可以利用基因组数据进行全基因组关联分析（genome-wide association study，GWAS）和基因组注释等。

　　5. 医学中心可以利用基因组数据进行个性化医学、疾病易感性检测和相似患者查询，以便提供更好的医疗服务。

　　6. 服务提供商可以利用基因组数据进行身份、血缘关系、祖先、配偶兼容性和疾病易感性检测，直接面向消费者服务方面。

　　7. 法律权威机构可以利用基因组数据进行亲子鉴定和刑事取证。

　　基因组数据已经被广泛应用于科学研究、医疗服务、法律与取证和直接面向消费者服务等。然而，由于基因组数据固有的敏感特性，基因组数据管理和使用可能导致人类所担心的个人信息安全和隐私泄露问题。

　　根据基因组数据的特点和性质，基因组数据所存在的具体隐私泄露问题包括：①基因组数据唯一标识人类个体，可以进行个体身份识别。②基因组数据具有稳定性，不随时间而变化，撤销或替换基因组数据是不可能的。③基因组数据含有祖先、兄弟姐妹和后代的血缘关系信息。④基因组数据与遗传、表型和易感疾病等密切关联。⑤基因组数据含有未被提取或未获得的敏感信息内容。⑥基因组数据用于执法和医疗服务，引起许多伦理道德问题。

基因组数据隐私威胁主要包括个体识别（individual identification）、链接攻击（linkage attack）、基因型推断（genotype inference）和贝叶斯推断（Bayesian inference）等。这些隐私威胁容易造成严重的后果，例如遗传信息歧视，遭受敲诈，进而导致经济损失。

二、基因组数据安全技术

基因组数据可以通过测序患者生物样本获取。基因组数据唯一识别个体，并与疾病、血缘关系，以及任何其他敏感信息关联。因此，需要保护生物样本和测序基因组数据的隐私信息。生物样本因其物理特性，需要通过法律法规保护生物样本。测序基因数据则需要设计自动化敏感基因数据检测方法，结合法律法规保护测序基因数据的隐私。

基因组数据共享促进生物医学研究，但是基因组数据共享关联亲属的隐私。即使个体没有公开自己的基因组数据，其家庭成员公开基因组数据也会泄露关于该个体的敏感信息。此外，共享基因组数据计数查询结果（如等位基因频率）以及共享基因型-表型研究结果（如 GWAS 统计信息）可能导致个体重识别，并且获得个体及其亲属的疾病易感性隐私信息。在全基因组关联分析（GWAS）中可以识别与单核苷酸多态性（single nucleotide polymorphism，SNP）相关的疾病，但是 SNP 携带个体健康的隐私敏感信息，在基因组序列中只需 $30\sim80$ 个独立的 SNP 位点就可以唯一标识人类个体，基因数据使用不当将导致敏感信息泄露。例如，可以唯一重识别个体：载脂蛋白 E（apolipoprotein E）基因的两个 SNP 位点（rs7412 和 rs429358）增加患阿尔茨海默病（Alzheimer's disease）的风险，可以从 SNP 信息推断出其他 SNP 相关的敏感信息。因此，需要基于密码学方法实现基因组数据共享的隐私保护，将差分隐私用于基因组数据研究的统计发布信息实现可证明的隐私保护。

基因组数据应用于疾病关联研究中，科学家或制药公司研究人员利用隐私基因数据库进行分析。但是，数据库持有者担心个体敏感信息泄露，不愿向研究人员的查询请求提供查询结果，而且由于经济利益的竞争，研究人员都希望在发表或授予研究成果专利之前，对彼此的研究保密。在基因组数据研究与分析中，除了查询需要保密之外，基因数据库中的任何隐私信息也应该受到保护。因此，需要使用密码学实现基因组数据研究与分析中查询及查询结果的隐私保护。

基因组数据应用于医疗服务中，医疗服务提供者查询患者的 DNA 序列，以便于提供个性化医疗服务。医疗服务提供者应该对基因组数据查询结果进行保密，以保护其商业机密，同时医疗服务提供者不能获取患者的敏感信息。即使在隐私保护下，医疗服务提供者可以通过重复查询患者的隐私 DNA 序列，根据查询的结果猜测患者的隐私基因组数据。因此，需提供安全多方计算实现基因组数据医疗服务中序列比较和相似序列搜索，即在不泄露患者隐私的前提下，同时也能保护医疗服务提供者的查询隐私。

基因组数据应用于亲子关系鉴定，参与检测的个体需将本人 DNA 发送给第三方，从而可能导致个体信息安全问题和隐私泄露。基于安全多方计算可以实现参与亲子鉴定的个体信息安全和隐私保护，实现不向第三方透露任何信息。此外，基因组数据也广泛用于执法机构确定犯罪嫌疑人，执法机构通常可以无限制访问 DNA 数据库，易导致 DNA 数据滥用，进而能够获得其他个体的全基因组序列，或者破坏数据库。因此，需要使用安全多方计算保护 DNA 数据库中其他个体的隐私，保证 DNA 数据库的完整性。

三、基因组数据安全管理

2017 年 4 月，国内首部《生物样本库样本 / 数据共享伦理指南与管理规范》（以下简称《规范》）正式发布，为我国生物样本库建设及生物数据共享机制提供专家共识，推动中国生物样本库建设，推进基因组数据的共享和使用。《规范》阐述了生物样本库设计的基本伦理原则，详细界定了不同样本及数据的类型，从样本及数据的采集、管理、国际合作、知识产权等环节制定明细的管理流程与规范。另外，《规范》规定数据安全和隐患保护是处理数据时的安全准则，规定了跨境样本和数据共享的规则，明确了数据的使用仅限于科学研究。

四、基因组数据安全法规

除了安全技术方法和相关安全管理制度，也需要结合安全法规，从而使得基因组数据的管理和使用不易遭受安全和隐私威胁。

目前，国内外已有通过法律法规来解决基因组数据的隐私泄露问题。美国于 2008 年 5 月 21 日通过《遗传信息非歧视法》（*Genetic Information Nondiscrimination Act*），禁止在健康保险和就业等方面的遗传信息歧视。欧盟于 2018 年 5 月 25 日开始实施《通用数据保护条例》（*General Data Protection Regulation*），该条例旨在防止滥用个人敏感数据，并且明确规定基因组数据和生物数据为敏感类型数据。

第三节　医学影像数据共享与安全

一、医学影像数据共享与利用

随着数字医学影像设备的不断发展，在医学检测手段中，医学影像数据占据了 90% 的医疗信息，是疾病筛查和诊断最主要的信息来源，也是辅助临床疾病诊疗的重要手段。医学影像是指为了医疗或医学研究，对人体或人体某部分，以非侵入方式取得内部组织影像的技术与处理过程。医学影像设备可以分为大型影像诊断设备和其他影像诊断设备。其中，大型设备主要有数字 X 射线摄影（DR）、计算机断层扫描（CT）、磁共振成像（MRI、fMRI）和核医学类（PET 及复合类 PET-CT、PET-MR 等）；小型影像诊断设备包括超声和内镜等。

医学图像诊断在现代医疗活动中占有极为重要的地位。随着可视化技术的不断发展，医学图像在临床诊断、教学科研等方面正发挥着极其重要的作用，通过远程网络或区域医疗信息平台，可以实现医学影像信息的共享。其中 PACS 是实现医学图像信息管理的重要条件，它对医学图像的采集、显示、储存、交换和输出进行数字化处理，实现图像的数字化储存和传送。PACS 的目标是实现医学图像在医院院内、院外的迅速传递和分发，使医生或患者本人能随时随地获得需要的医学图像。借助于大数据和人工智能技术，对医学影像信息进行处理后，可使图像诊断摒弃传统的肉眼观察和主观判断，实现诊断的智能化。借助于高性能计算，可以对医学影像图像进行处理、分析、识别，得出相关的完整数据，为医学诊断提供更客观的信息，最新的计算机技术不但可以提供形态图像，还可以提供功能图像，使医学图像诊断技术走向机器识别的更深层次。

影像存储与传输系统（picture archiving and communication systems，PACS）又称医学影像信息系统，它与临床信息系统（clinical information system，CIS）、放射信息系统（radiology information system，RIS）、医院信息系统（hospital information system，HIS）、实验室信息系统（laboratory information system，LIS）等同属医院信息系统。现在它以 DICOM 3.0 国际标准设计，以高性能服务器、网络及存储设备构成硬件支持平台，以大型关系型数据库作为数据和图像的存储管理工具，以医疗影像的采集、传输、存储和诊断为核心，是集影像采集传输与存储管理、影像诊断查询与报告管理、综合信息管理等综合应用于一体的综合应用系统。它是应用在医院影像科室的系统，主要的任务就是把日常产生的各种医学影像（包括 MR，CT，超声，各种 X 射线机，各种红外仪、显微仪等设备产生的图像）通过各种接口（模拟、DICOM、网络）以数字化的方式海量保存起来，当需要的时候在一定的授权下能够很快地调回使用，同时增加一些辅助诊断管理功能。它在各种影像设备间传输数据和组织存储数据具有重要作用。

PACS 是以全数字化、无胶片方式采集、阅读、存储、管理、传输医学影像资料，实现影像资源共享，以满足医疗、健康养老、教学和科研工作的需要。区域 PACS 医学影像信息共享系统是建立在 RIS 和 PACS 基础构架上的大型综合性共享系统，利用现代网络技术、计算机技术、多媒体技术将医学图像进行数字化重建，实现远距离的图像采集、传输、存储、分析和处理。由于区域 PACS 医学影像信息共享系统整合了原来 RIS/PACS 的所有功能，各个医院影像科工作人员可以利用系统管理、浏览每个患者的基本信息、检查信息、检查图像、诊断报告。通过与 HIS 以及其他网络紧密结合，各医院临床科室医生也可以方便调阅患者检查图像和检查报告，从而为患者提供优质诊疗或为远程医疗提供诊疗依据和远程手术支持。医学影像数据主要应用有以下几个方面。

（一）为临床诊疗服务

1. 临床诊断重要依据　通过医学影像（如 CT、MRI 等）多种检查手段，获得多方位的全面的病变信息，对病变的定位、定性、定量起着至关重要的作用，为临床疾病诊断提供强有力的证据支持。定期健康体检时，利用医学影像可以发现早期病变，对病变进行早期判断，防微杜渐。利用医学影像可以对临床疾病术后的治疗效果进行评估与随访，如了解肿瘤术后有无残留、复发、转移以及术后并发症等，以作出及时的判断。

2. 手术导航　如微创医学、多学科协助、复合手术等，可以在医学影像设备的引导下进行手术，提高手术的准确率。

3. 辅助治疗　神经介入、心脏介入、外周血管介入等微创技术已成为相应心脑血管疾病的首选治疗手段，人们对这些技术疗效的惊叹足以成为这场变革的最大动力。放射治疗目前是最重要的肿瘤局部治疗手段之一，产生的辐射能够破坏病灶细胞的染色体，从而杀死癌细胞。这种方法可以尽最大可能杀死肿瘤组织，而保护正常的组织，还有一些疾病采用放射治疗作为唯一的治疗方法。放射治疗的手段常见的有外照射和内照射，内照射又分为粒子植入、腔内照射以及组织间插植治疗等方式。

（二）为远程医疗服务

远程会诊和远程医疗是医学影像数据信息共享重要的应用，由于 PACS 支持影像数据的远程发送和接收，基层医院可以利用三甲医院甚至知名专科医院医学影像设备的优势资源，实现医学影像信息共享，进行远程诊断、手术、治疗、康复、康养指导等，是实现分级医疗的重要手段和依据。

（三）为治疗方案及手术方案服务

影像学可以显示病变组织形态学改变以及功能学改变，协助对疑难肿瘤性病变的良恶性判断，能有效地协助临床解决诊疗难题，从而指导临床疾病治疗方案的制订。借助于 3D 影像重建技术，建立 3D 模型，或者利用 3D 打印技术把病灶及其周围的相关器官、组织打印成三维模型，进行术前或治疗方案分析，制订可行的治疗或手术方案。

（四）为医学科研服务

充分利用大数据、人工智能的深度学习技术等新一代信息技术对医学影像数据进行分析、挖掘，辅助诊断，早期发现病灶，早治疗、早康复；研究图像数据采集、转换及处理和管理的新方法，进一步推进医学影像学的发展，提高医学影像设备的研发能力。将人工智能、大数据技术和医学影像学等技术相结合的人工智能医疗的研究，得到了各级政府相关部门的大力支持。人工智能技术已逐渐成为影响医疗行业发展，特别是医学图像分析研究领域的重要技术手段。

1. 智能医学成像研究　例如，人工智能在快速医学影像成像方法、医学图像质量增强方法及医学成像智能化工作流图等方面的研究。

2. 智能医学图像处理与分析方法研究　随着医学影像大数据时代的到来，使用计算机辅助诊断技术对医学影像信息进行进一步的智能化分析挖掘，以辅助医生解读医学影像，成为现代医学影像技术发展的重要需求。其中，影像组学和深度学习算法等成为现阶段被广泛研究的内容，被应用在医学图像的分类、检测、分割和配准等处理过程中。另外，智能医学影像处理方法、隐私保护模型及算法也是研究的内容之一。

3. 智能医学影像与自然语言文本处理结合分析研究　使用自然语言处理技术从相关文本中提取有价值的特征信息，利用人工智能算法，构建并训练深度学习模型，对相关影像进行标注，自动化生成有标注影像数据集相关方法的研究。

（五）为教学及影像人才培养服务

由于 PACS 积累了丰富的数字化教学资源，PACS 系统为临床医疗服务的同时，也常常应用于医学影像教学及实习实训。

1. 影像资料库的建设是开展医学影像学教学的必备条件　传统影像科的片库是由贮片室构成，由于胶片贮存量大，教学前需要花费大量的时间来选择与教学内容相适应的教学图片，然后通过观片灯阅片，或者使用扫描仪获得电子图片，不仅使用、保存、重新归档等均不方便，还不能满足多媒体教学、线上网络教学的需要。由于 PACS 支持姓名、影像号等多种形式的组合查询，具有模板功能，用户可以方便灵活地定义模板，提高报告生成速度，所以 PACS 在医学影像学教学中的应用，为教学工作提供了大量的教学资料，方便快捷。

2. 为医学影像实习实训提供了基础和必备条件　医学影像学实习实训教学主要是通过观察与分析各种影像图像，带领学生复习和巩固理论知识，培养专业实践技能，大量高质量的影像图像是医学影像学实习教学的关键。将 PACS 用于实习实训教学是在真实的环境下进行的，能让医学生能够更早地熟悉医学影像中心的工作流程及工作环境，通过这种方式将学生的课堂教学、实习实训与医院工作环境及内容进行有机地衔接，有助于提高学生的临床思维、业务技能等。

二、医学影像数据安全技术

目前 PACS 中普遍采用的通信标准为 DICOM，通过 DICOM 协议传送的数据除了患者的影像数据以外，还包含多项与患者有关的隐私数据，如姓名、年龄、病历等信息。因此，在互联网上使用 DICOM 协议传输的医学图像数据很容易被黑客窃取和篡改，使患者隐私被泄露。为保护患者的隐私和医学影像信息安全，需要采用必要的安全技术。

医学影像系统常用的 PACS 采用不同的架构，从 C/S、B/S、SOA 到云架构等，但无论采用什么架构都要重视医学影像数据安全、网络系统安全和患者隐私保护，近年来系统研发人员做了大量的探索和研究工作。PACS 比较典型的安全架构如图 6-1 所示，整个架构由医学影像数据源及接口层、数据存储层、应用层（数据安全层）、用户层四层组成。

1. 医学影像数据源及接口层　对于具有 DICOM 接口的影像设备，通过 DICOM 接口采集医学影像数据信息；没有 DICOM 接口的影像设备，通过非 DICOM 接口采集医学影像数据及信息，并加以转换；采集医学影像数据及信息，存储到存储层。

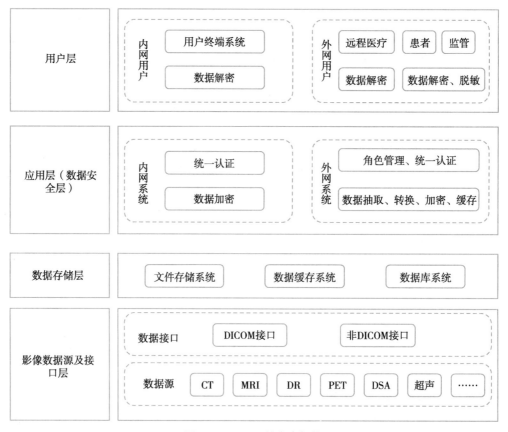

图6-1   PACS 的安全架构

2. 数据存储层   数据存储层对采集到的影像数据及相关文件进行保存,并可以对数据信息进行编辑、检索等操作。这一层只负责数据库提供的数据处理功能,如插入、删除、修改、查询、统计分析等。数据存储层为系统提供了强大的数据基础的支持,对系统的构造至关重要。

(1)文件存储系统:利用 XML 可扩展的语言特性以及 XML 文件解析技术,将人工智能分析需要的标注信息、加密解密密钥信息等存在 XML 文件中,以满足深度学习模型训练集的文件格式及加密解密文件要求。

(2)缓存数据库:用于临床诊断或远程医疗过程中正在使用的医学影像数据及相关临时存储,系统中需要被频繁访问但获取时需要进行大量计算的数据。由于缓存是基于内存的缓存机制支持对数据的高速读取,避免系统频繁访问数据库或频繁计算数据,降低了系统的压力。

(3)数据库系统:利用大量的需要永久保存的医学影像信息及报告等数据信息,如用户账号密码,患者个人信息及诊断信息等,数据库系统实现数据的持久保存。

3. 应用层(数据安全层)   分为内网管理系统和外网管理系统,内外网应用层与数据存储层都设有防火墙,内外网实施物理隔离。

(1)内网管理系统:首先要对内网用户(医务人员、单位有关管理人员、信息系统管理员等)按照权限进行统一认证,对影像数据信息加密以后由用户终端系统访问调用。

(2)外网管理系统:首先要对外网用户(远程医疗医务人员、患者、主管单位有关人员等)按不同角色进行统一认证,对于调取医学影像信息通过同步抽取工具系统(安装于前置机上)从数据库中抽取、转换、加密、暂存,供外网用户使用。

4. 用户层   分为内网用户和外网用户。

(1)内网用户(医务人员、单位有关管理人员、信息系统管理员等):用户终端系统对于调取的医学影像信息经解密后在内网供相关人员根据权限使用。

（2）外网用户（远程医疗、患者、医疗监督管理机构、云存储等）：对于远程医疗、患者访问，抽取工具从内网抽取的医学影像及相关信息经解密以后，按照权限访问、使用、查看、云存储；医疗监督管理机构及其他用户还需要对解密后数据进行脱敏处理，按照权限访问、使用、查看。

三、医学影像数据系统安全管理

1. 建立影像数据信息安全的规章制度。
2. 建立医学图像存储与通信系统的数据安全和医学影像数据安全访问机制。
3. 建立实施统一认证和不同角色权限管理、隐私保护机制。
4. 采用数据加密及脱敏，特别是 DICOM 数据的利用与保护；制定医学影像及信息拷贝、发布技术措施和制度，不得随意公布与和拷贝受检者有关的资料。
5. 做好 PACS 接口安全设置；医学影像云端数据存储、访问、信息挖掘与利用的规范化管理。
6. PACS 运维平台及运行环境的监控与安全；做好数据服务器的冗余备份、内外网的物理隔离、日志审计、上网行为管理等。

四、医学影像数据安全法规

（一）《医学影像诊断中心基本标准和管理规范（试行）的通知》（国卫医发〔2016〕36 号）

2016 年 7 月 20 日，国家卫生和计划生育委员会正式印发《医学影像诊断中心基本标准和管理规范（试行）的通知》，该通知发布了《医学影像诊断中心基本标准（试行）》和《医学影像诊断中心管理规范（试行）》。

为了保证医学影像诊断中心服务质量、体现独立机构的价值，《医学影像诊断中心基本标准（试行）》对医学影像诊断中心的设备等基础设施进行了具体要求：房屋和设施方面要求做好受检者隐私保护；分区布局方面要求设立病案、信息、器械管理、质量控制与安全管理部门。

1. **基本设备**　至少配备数字 X 射线摄影系统（DR）2 台、16 排 CT 和 64 排及以上 CT 各 1 台、1.5T 及以上磁共振成像系统（MRI）1 台；超声 3 台，具备彩色多普勒血流显像、心脏超声检查、超声造影及定量分析功能；心电图仪 2 台。配备满足工作需要的供氧装置、负压吸引装置，心电监护仪，职业防护物品。

2. **急救设备**　每个放射检查室都必须配备符合要求并有足够数量的辐射防护用品及基本抢救设备，CT 检查室内必须配备心脏除颤器、简易呼吸器、供氧装置、负压吸引装置及相关药品。

3. **信息化设备**　具有信息报送和传输功能的网络计算机等设备，配置与工作量相适应的医生诊断工作站，具备 PACS/RIS 系统和远程会诊信息系统。

为规范医学影像诊断中心的管理工作、保障医疗安全、提高影像诊断准确率，《医学影像诊断中心管理规范（试行）》要求增强网络与数据安全意识，设定岗位人员不同的访问权限，保护受检者个人隐私。从机构管理、医疗质量管理、安全与感染防控、人员培训与职业安全防护、中心的监督管理等方面对医学影像诊断中心的管理工作进行规范化管理。

（二）《关于推进医疗机构远程医疗服务的意见》（国卫医发〔2014〕51 号）

2014 年 8 月 21 日，国家卫生和计划生育委员会发布《关于推进医疗机构远程医疗服务的意见》，目的是推动远程医疗服务持续健康发展，优化医疗资源配置，实现优质医疗资源下沉，提高医疗服务能力和水平。远程医疗很重要的部分是远程医学影像（含 X 线影像、CT、超声、核医学、内镜、心电图、肌电图、脑电图等）诊断。该意见要求要保护患者隐私，维护患者合法权益；要建立健全远程医疗服务相关的管理制度，完善医疗质量与医疗安全保障措施。

第四节   临床数据共享与安全

临床真实世界数据来源于患者个人诊疗、健康管理等多种途径,种类多、规模大、结构多样,但由于存在缺乏数据互操作性、非结构化的电子病历记录以及对数据安全性的担忧等问题,真实世界数据直接应用于临床研究仍存在"鸿沟"。尤其在临床科研场景下,真实世界数据处理和应用过程中涉及大量个人隐私信息和特殊类型的健康数据,患者数据安全和权益亟须保护。

一、临床数据共享与利用

临床研究作为探索疾病机制、扩展医学认知、促进医学创新的重要途径,已经成为现代医学发展的核心驱动力。临床研究是以疾病的诊断、治疗、预后和病因为主要研究内容,以患者为主要研究对象,以医疗服务机构为主要研究基地,由多学科人员共同参与组织实施的科学研究活动。

近年来,随着医疗信息化和电子病历应用的发展完善,临床研究进入了大数据、真实世界研究(real world study, RWS)的新阶段。临床数据的采集和管理是开展临床研究的核心基础,无论是流行病学调查、疾病机制研究、新药物的研发还是临床实效性研究,都贯穿着对临床数据的获取、共享和分析,以及有效利用。以电子病历数据为核心的真实世界数据(real world data, RWD)开展临床研究已经成为现代医学研究的热点。

临床数据共享的主要形式包括:

(1)同一医院不同医生共享同一个患者的临床医疗信息。

(2)不同医院共享患者的临床医疗信息(可能通过医院的专用网)。

(3)社区卫生服务中心和医院之间的临床医疗信息共享(可能通过互联网)。

(4)法律赋予患者对自己整个医疗过程的知情权,患者必须能方便、快捷、真实地看到自身的临床医疗信息(通过互联网)。

根据以上临床数据共享的形式,临床数据共享中面临的安全隐患主要包括:

(1)医院信息系统、临床信息系统、电子病历系统等本身存在安全隐患,因此,在医院局域网内的计算机使用人员都可能是信息的窃取者。

(2)不同医院之间临床数据共享要通过互联网(或医院专用网),而这些在外部计算机网络中传播的信息很容易被黑客所拦截和窃取,从而造成患者个人隐私的泄露。

(3)医院信息系统、临床信息系统、电子病历系统等操作管理不规范,主要包括访问权限管理的不规范等,造成低权限的人可以越级阅读或修改患者的临床医疗信息。

临床医疗信息共享的形式和传播途径的多样性也决定安全隐患的多样性。

二、临床数据安全技术

以患者电子病历、居民电子健康档案等为核心的临床数据共享是移动互联网、物联网、云计算、大数据、人工智能等新一代信息技术在健康医疗领域的必然产物,是互联网医院、智慧医院现代化管理的必然趋势。同时由于电子病历、电子健康档案涉及诸多个人隐私,如何在临床数据共享与利用前提下保护这些信息不被窃取成为亟须解决的重要问题。

常用的临床数据安全技术包括数据脱敏技术、数据安全沙箱和数据隐私保护计算。

1. 数据脱敏技术   数据脱敏技术(data desensitization technology)是指在不影响数据统一特性和数据分析准确性的前提下,通过数据变形方式对原始数据中的敏感信息进行处理,进而降低数据敏感程度和减少个人隐私风险的一种数据处理技术。数据脱敏处理过程主要包括敏感数据识别、制订脱敏策略、敏感数据处理、审计评估等阶段。

根据不同的数据脱敏算法和规则，对临床数据中的患者隐私、特殊字段等敏感数据进行"数据变形"处理，可有效降低临床科研场景中敏感数据泄露的风险。临床数据安全开放共享平台根据《信息安全技术　个人信息去标识化指南》（GB/T 37964—2019）和《信息安全技术　健康医疗数据安全指南》（GB/T 39725—2020），结合临床科研应用场景，可采用关键字段删除、泛化、截断、遮蔽、置换、偏移等数据脱敏方式。

2. 数据安全沙箱　数据安全沙箱（data security sandbox）是通过构建一个安全虚拟的环境，将数据应用、存储和个人分开来，通过对双方的通信进行限制来保证应用的数据安全性。数据安全沙箱以虚拟机资源为基础，综合利用安全沙箱、虚拟化、数据加密、安全审计等技术，从网络、数据、业务等多层次建立数据安全保障机制，形成"隐私保护、逻辑封闭、进出审计、内部自由"的数据安全计算环境。

用户可在数据安全沙箱中进行数据探索、模型训练，得出结果。参与临床研究的用户只能带走不含敏感数据的训练结果文件和数据模型，原始训练数据不离开训练环境，实现原始数据的"可用不可取"。同时，沙箱内的数据计算任务和操作都会详细审计和记录，从而保障数据安全计算的可靠、可控和可溯。

3. 数据隐私保护计算　数据隐私保护计算（data privacy-preserving computation）是一种由两个或多个参与方联合计算的技术和系统，参与方在不泄露各自数据的前提下通过协作对他们的数据进行联合建模和分析。其研究方向主要包括基于密码学的多方安全计算、基于人工智能的联邦学习技术和基于可信执行环境的计算等三个方面。

在隐私计算框架下，参与方的明文数据不出本地，在保护数据安全的同时实现多源数据跨域融合，促进跨区域、跨机构、跨部门的多主体间数据安全交换共享，实现了数据所有权和使用权分离，确保数据安全可控。临床科研数据安全开放共享平台综合利用可信执行环境隐私计算和安全沙箱技术建立了硬件级强安全隔离和通用隐私数据计算环境，为每个临床研究团队创建独立的安全容器环境，实现多团队、多主体之间进行安全数据共享、联合查询、联合分析和建模。

三、临床数据安全管理

完整的临床数据共享安全体系除了采用相应的安全技术保证临床数据或临床数据中心（系统）安全外，还要有完善的安全管理规范保驾护航，约束数据使用者的行为，保证数据内容的安全并保护所涉及用户的隐私。

临床真实世界数据是助力临床研究的重大要素和信息载体，从数据采集整合与质控治理、数据检索与统计、数据申请与审批、数据分析与挖掘，到数据统计与挖掘结果可视化展现，贯穿于临床研究的全过程，但同时也带来了数据安全风险与挑战。为促进基于真实世界数据的临床研究健康可持续发展，需要从制度规范、人员管理、技术管控等多个维度，制订临床科研场景下数据安全开放共享流程。

临床数据安全共享涉及临床管理、科研管理、信息技术等多管理部门（团队），需要相互协同、配合，各司其职。通过梳理流程、设计节点，构建临床科研数据资源归集、开放、共享、利用的制度流程。

四、临床数据安全法规

临床数据涉及有关患者个人的基本情况、健康状况、疾病发展、诊疗情况等信息，包含大量的患者隐私。在临床科研应用场景中,需在充分保护临床数据和隐私安全的前提下,实现临床大数据价值的转化和提炼。

医疗信息安全相关法律法规主要包括:《中华人民共和国食品卫生法》《中华人民共和国药品管理法》《中华人民共和国国境卫生检疫法》《中华人民共和国母婴保健法》《中华人民共和国执业医师法》《中华人民共和国职业病防治法》《中华人民共和国传染病防治法》《医疗事故处理条例》《医疗机构管理条例》《医院工作人员职责》《中华人民共和国护士管理办法》《医疗卫生服务单位信息公开管理办法(试行)》《医学科学技术档案管理办法》《艾滋病防治条例》《国家中医药管理局网站信息管理办法》《医疗广告管理办法》《卫生系统电子认证服务管理办法(试行)》《人口健康信息管理办法(试行)》《健康医疗大数据标准、安全和服务管理办法(试行)》及各种法律法规的实施条例、实施细则等。这些法律法规虽然不是关于临床医疗信息安全的系统性规定,但是对医疗服务提供机构、医疗服务提供者等在保证临床医疗信息安全方面的职责都进行了限定和说明。

信息化安全相关法律法规主要包括:《中华人民共和国网络安全法》《计算机信息网络国际联网安全保护管理办法》《互联网信息服务管理办法》《计算机信息系统国际联网保密管理规定》《计算机病毒防治管理办法》《中华人民共和国计算机信息系统安全保护条例》《互联网医疗卫生信息服务管理办法》《电子认证服务管理办法》《互联网新闻信息服务管理规定》《信息安全等级保护管理办法》《互联网医疗保健信息服务管理办法》《通信网络安全防护管理办法》《关键信息基础设施安全保护条例》。

遵循《中华人民共和国个人信息保护法》《信息安全技术 个人信息安全规范》《信息安全技术 健康医疗数据安全指南》等数据安全保护相关法律法规、标准要求,连接数据控制方(医院)与数据使用方(临床研究人员)两个主体,可探索建立可信、安全的临床科研数据开放应用环境,形成一套临床科研数据安全开放共享应用模式,保障临床数据安全和患者隐私,促进临床研究健康发展。

第五节 电子健康档案信息共享与安全

一、电子健康档案信息共享与利用

(一)概述

随着人民生活水平不断提高,影响人们健康的心脑血管疾病年轻化趋势愈趋明显,人们对于健康越来越重视;老龄化人口数量不断增加,对于健康养老产品及服务需求不断加剧。

1. **基本概念** 电子健康档案(electronic health record,EHR)是人们在健康相关活动中直接形成的具有保存备查价值的电子化历史记录。它是存储于计算机系统之中、面向个人提供服务、具有安全保密性能的个人终身健康档案。EHR 是居民健康管理(疾病防治、健康保护、健康促进等)过程的规范、科学记录,是以居民个人健康为核心,贯穿整个生命过程,涵盖各种健康相关因素,实现多渠道信息动态收集,满足居民自我保健、健康管理和健康决策需要的信息资源。

电子健康档案信息主要来源于医疗卫生服务记录、健康体检记录和健康疾病调查记录,并将其进行数字化存储和管理。2009 年,中华人民共和国卫生行业标准规定六类电子健康档案实行标准化,分别是个人基本健康信息档案、儿童保健档案、妇女保健档案、疾病控制档案、疾病管理档案、医疗服务档案。此标准化的实行,使我国的个人健康档案更加统一和规范化。

2. **编码** 根据《城乡居民健康档案管理服务规范》由国家统一为居民健康档案进行的唯一编码,该编码采用 17 位编码制。

第一段为 6 位数字,表示县以及县以上的行政区划,统一使用《中华人民共和国行政区划代码》(GB/T 2260—2007)。

第二段为 3 位数字,表示乡镇(街道)级行政区划,按照国家标准《县级以下行政区划代码编制规则》(GB/T 10114—2003)。

第三段为 3 位数字,表示村(居)民委员会等,具体划分为:001~099 表示居委会,101~199 表示村委会,901~999 表示其他组织。

第四段为 5 位数字,表示居民个人序号,由建档机构根据建档顺序编制。

3. 注意事项　电子健康档案(EHR)与电子病历(electronic medical record,EMR)经常混用,但实际上两者还是存在着一定的差别。

电子病历(EMR)是指医务人员在医疗活动过程中,使用信息系统生成的文字、符号、图表、图形、数字、影像等数字化信息,并能实现存储、管理、传输和重现的医疗记录,是病历的一种记录形式,包括门(急)诊病历和住院病历。EMR 包括了特定医院或诊所等医疗机构的医生们搜集整理的笔记和相关信息记录,主要用于帮助进行诊断和治疗。

从英文简写的字面意思来看,EMR 和 EHR 的差别就体现在"M"——Medical(医疗)和"H"——Health(健康)上,EMR 是对患者病史的细节记录,而 EHR 是对患者整体健康状况的更全面宽泛的报告。

而从管理系统的对象来看,两者之间的区别则更加显著。EMR 是由医院管理,出于医疗目的而引进的患者病史记录管理系统,而 EHR 是指管理人口"纵向"健康数据的系统,通常由更高层级的公共卫生中心控制。因此,两者相比,EMR 的用途更侧重于对患者在某一家医院的诊断和治疗,数据一般仅限于本医院共享;而 EHR 则侧重于汇集并共享患者在多个医疗机构产生的数据,这种通过数字化方式存储的信息能够在不同的医疗机构之间共享。

(二)电子健康档案信息共享应用领域

电子健康档案可以为个人建立始自出生、终其一生的健康档案,包括个人的生活习惯、既往病史、诊治情况、家族史、现病史及历次诊疗经过、历次体检结果等信息,从而为健康保健、疾病治疗和急救提供及时、准确的信息,使人们的医疗保健有了科学、准确、完整的信息基础,为居民的医疗保健提供了新工具、新方法和新思路。电子健康档案可以将人们分散在不同医院电脑系统中的体检报告、门诊和住院治疗中的治疗方案和检查结果搜集在一起。电子健康档案是进行健康信息的搜集、存储、查询和传递的最好助手。

电子健康档案信息共享与应用主要有以下几个方面。

1. 实现健康"一卡通"　包括建立医疗便民服务"一卡通"信息共享平台,可以建立便捷的医疗服务和健康养老体系,建立个人终身健康档案,实现医疗信息资源共享;通过"一卡通"使患者到各级医疗机构就诊和获取健康服务的时候能够获得身份确认,为患者提供从预约、挂号、交费、诊疗、住院、取药到检查等各个医疗服务环节更加快捷的医疗服务,为健康养老人员提供康复、护理等养老康复服务,为医养结合提供信息支持。

2. 实现居民电子健康档案集中管理和共享　按照国家和相关行业标准,对健康档案进行统一标准、统一存储、统一管理,建立起统一的居民电子健康档案,主要采取健康档案树记录生命周期中的健康活动数据,通过对居民整个生命周期健康信息的完整记录(包括门诊、住院、妇幼保健、健康养老等),实现数据集中存放和共享。

3. 为区域医疗养老提供信息支持　通过信息化手段,电子健康档案主要记录了基本信息、主要疾病和健康问题摘要、主要卫生服务记录等内容,例如把居民在大医院做的检验、检查报告、诊断、病案首页、用药信息、出院小结、过敏史、阳性 PACS 报告放在区域平台中,把患者在大医院里所做的检查资料让基层卫生院、健康养老机构共享,实行双向转诊和远程会诊,提高基层卫生院的医疗质量和医疗水平,提升健康养老机构的康养能力。

4. 为居民健康管理及查询检索提供支持　通过区域卫生健康信息共享系统,实现对个人健康档案统一管理。居民通过检索和查询能够及时了解自身健康情况的信息,也能达到健康教育以及逐步达到健康干预的目的,做到疾病的早预防、早治疗和早康复。

5. 提高公共卫生应急处理能力　通过区域电子健康档案信息的共享系统与应急系统业务的有机融合,为医疗卫生管理机构对传染病、流行病、疫情等公共卫生方面的突发事件进行检测预警、报告、应急处理等骨干应用系统的建设奠定坚实的基础,加强疾病检测预警能力、应急指挥和处理能力。

6. 为医疗卫生机构主管部门决策和管理提供依据　通过对居民健康和流行病学数据分析,如社会应急预警信息,健康管理的服务信息,疾病预防控制信息和社区农村卫生服务信息等,能够为医疗卫生管理机构提供准确的分析处理数据,为决策提供数据和理论依据。

二、电子健康档案系统安全技术

电子健康档案包含了居民的多种数据和信息,例如患者的人口统计资料、病史、用药和过敏史、免疫情况、实验检查结果、影像图像、生命体征,个人数据如年龄、身高、体重、住址、身份证等,医疗过程记录信息,支付信息等。因此,电子健康档案信息安全对个人信息及隐私保护非常重要。

《基于健康档案的区域卫生信息平台建设指南(试行)》主要设计了区域卫生信息平台建设的核心——健康档案的信息架构,设计了基于健康档案的区域卫生信息平台核心的系统架构和技术架构模型。在安全技术方面有以下要求。

(一)电子健康档案信息框架方面

要做好数据管理,制定贯穿健康档案数据生命周期的各项管理制度,包括数据模型与数据标准管理、数据存储管理、数据质量管理、数据安全管理等制度。

(二)平台的系统架构方面

为保证该类数据的安全性,采用中心集中存储的模式。

1. 做好隐私保护的需求　包括居民知情权、数字签名、匿名化、单点登录、统一授权、应用审计、根据病种及角色等多维度授权、关键信息加密存储等。

2. 平台构件组成　涉及安全方面的有注册服务(包含个人注册服务、医疗卫生人员注册服务、医疗卫生机构注册服务、医疗卫生术语和字典注册服务等)、信息接口服务(接口要做好隐私保护服务,即匿名化服务、数字签名服务、加密解密服务)等。

(三)平台的技术架构方面

1. 网络总体结构　平台网络基础设施平台由内、外两大网络部分组成,内、外两网之间用防火墙、网闸等方式物理隔离。

2. 平台的安全保障体系架构　整个平台的安全体系架构如图6-2所示,包括四层结构:①物理级安全层,主要包括计算机安全,硬件安全等;②网络级安全层,主要包括链路冗余、防火墙、上网行为审计、网闸等;③系统安全层,主要包括数据冗余灾备、病毒防范等;④应用安全层,主要包括统一身份认证、统一权限管理等。而贯穿整个体系的是安全管理制度和安全标准。

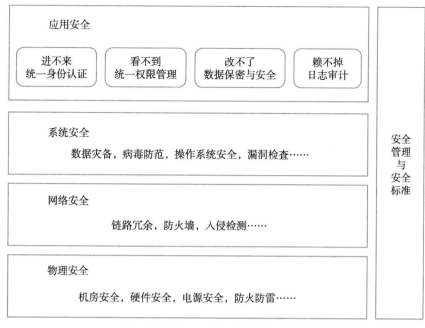

图 6-2　平台安全体系架构图

三、电子健康档案安全管理

1. 在国家层面上要不断建立和完善相关的法律法规和统一的数据与安全标准；做好复合型信息化人才的培训和培养机制。

2. 医疗卫生主管部门要加强对电子健康档案信息安全工作的考核、监督检查。

3. 相关医疗卫生机构在居民电子健康档案信息采集、存储、科研及使用、发布等环节上，严格执行国家的相关法律法规和各项标准。

4. 相关产品开发、服务机构和个人，特别是跨境信息交换和传播，要严格执行相关的法律法规，严格遵守程序，对居民电子健康档案信息做好清洗脱敏，确实做好信息安全和居民个人隐私保密工作。

5. 电子健康档案信息平台主管和运维部门及个人，要建立健全相关网络安全管理责任制度和严格的机房安全管理制度，要明确整体信息安全责任分工，做到"谁主管，谁负责""谁管理，谁负责"；要按照标准设计建设电子健康档案信息系统，对信息按照规定进行编码、存储；设计数据信息冗余备份、恢复策略和技术手段；设计好密钥、加密、角色设计和统一认证手段；完善电子健康档案信息平台的运维、数据安全监控、运行环境监控系统设计与建设工作；及时检测和修复设备、系统（软件）的漏洞；按照国家和主管部门的信息安全要求，做好信息安全的等级保护工作；做好医疗信息化人才的培训和引进工作。

6. 居民个人（或患者）在查询、检索个人信息时，要高度重视不可随意对外泄露个人相关信息。

四、健康医疗大数据的安全管理

近年来，随着《国务院办公厅关于促进和规范健康医疗大数据应用发展的指导意见》《国务院办公厅关于促进"互联网＋医疗健康"行业发展的意见》《关于深入开展"互联网＋医疗健康"便民惠民活动的通知》《关于进一步推动互联网医疗服务发展和规范管理的通知》《关于深入推进"互联网＋医疗健康""五个一"服务行动的通知》等政策文件的出台，以及大数据、人工智能等新型技术的发展，健康医疗数据应用、"互联网＋医疗健康"和智慧医疗得到了蓬勃发展。与此同时，各种新业务、新应用的不断出现也使得健康医疗数据在全生命周期各阶段面临着越来越多的安全挑战。

健康医疗大数据（healthcare big data）是指在人们疾病防治、健康管理、健康养老等过程中产生的与健康医疗相关的数据。

健康医疗数据具有普遍的真实性和隐私性，从微观上包含个体身体健康情况、医疗就诊情况等数据，从宏观上包含疾病传播、区域人口健康状况等数据，健康医疗数据安全事关患者生命安全、个人信息安全、社会公共利益和国家安全。

健康医疗大数据安全管理是指在数据采集、存储、挖掘、应用、运营、传输等多个环节中的安全和管理，包括国家战略安全、群众生命安全、个人信息安全的权责管理工作。

（一）健康医疗大数据的共享与应用

随着数字化医疗设备的不断应用，特别是高清影像检查设备的不断普及，医疗数据量不断提升，芯片技术的发展及高通量大数据存储技术的提升和基因组测序成本的下降，以及医院信息化和现代数字化研究、诊疗系统的发展，生物医学在发展过程中产生了海量的数据，每年全球产生的生物数据达到 EB 级别，生物医学科学在某种程度上已经成为大数据科学。随着生物医学数据不断积累，促使研究者和临床医生的思维方式已经从数据生产和积累转变为对数据进行深层次的处理。健康医疗大数据的分析和挖掘技术，特别是新兴的医疗人工智能技术的深度学习算法的应用，在医学研究、疾病诊疗、公共卫生管理和健康危险因素分析等方面发挥了重要的作用，生物医学的发展已经离不开健康医疗大数据的支持。

1. **健康医疗大数据信息共享**　数据信息共享是大数据应用的基石，生物医学领域积累了海量的数据，但由于数据存储系统分布相对分散，通过健康医疗大数据信息共享，把相对分散的生物医学信息及健康医疗信息资源通过云计算等新的互联网技术有效地集成起来，为相关机构和人员提供数据，为更多、更新的应用提供数据支撑。例如，医学健康电子档案和生物医学信息的采集、处理及专用数据库的构建、共享，极大地方便了临床医生的患者诊治和生物医学研究者的科学研究。

2. **为临床诊疗与个性化诊疗提供依据**　利用健康医疗大数据的信息挖掘、人工智能深度学习技术，基于大数据技术构建个人健康档案、基因信息以及动态网络预测数据库，通过区域医疗信息平台的医疗数据信息的互联互通，为分级诊疗和远程医疗工作提供必要基础，为临床诊疗提供依据，为实现个性化治疗提供支撑。利用生物医学数据、健康医疗数据共享互通，临床医生在为患者诊疗时，可以从已经构建的数据库信息中调用患者的所需参考数据进行分析处理，辅助疾病的诊断与治疗，针对个体特点，实施个体化诊治。

3. **为疾病及流行病、疫情预测提供支撑**　医疗卫生特别是公共卫生方面的预测是大数据挖掘应用于生物医学领域的核心，在生物医学研究和疾病诊治、预防中都得到有效应用。大数据的信息统计分析为医学研究提供方向指引和结果预判，避免重复研究；基于大数据挖掘技术，从大量的生物医学数据中分析某些疾病的病因，针对疾病发生机制，及时准确地确定治疗方式，利于疾病的预防治理、流行病及疫情预测与防治等，针对个体健康数据的分析挖掘也可为疾病和疫情的预防提供参考依据。

4. **为教学实训与训练提供平台**　在大数据的技术上，为学生提供集健康医疗大数据安全课程教学、实验、开放式演练的网络安全教学平台。以典型健康医疗数据安全事件场景为依托，构建网络安全知识架构体系，辅助教师课堂教学中的备课支持。通过参与健康医疗大数据共享、开放场景下的网络攻防，并可根据学生在红蓝对抗中的角色转换，全面理解网络安全的知识原理，完成网络攻击和防御实验。

5. **为科学研究提供依据**　健康医疗海量的数据可以为科研提供相应的参考依据。科研数据的共享实现方式有两种：一种是依托医院或本区域原有的临床、公共卫生信息库完成数据获取、管理及科学研究；另一种是建立专门的科研数据开放平台，收集异源多维的健康医疗数据或科研数据，以结构化的形式存储,面向特定人群开放。也有学者提出,传统的以建立中心平台实现数据共享的模式具有风险不可控的缺陷,提出了以跨网络的分布式安全计算为基础的去中心化科研数据存储、共享模式,具有高效安全的优势,比如区块链技术的引入。

6.**为管理部门决策提供参考**　医疗卫生主管部门,通过区域卫生信息平台获取宏观管理所需的数据,在卫生资源调控、政策制定、绩效评价、监督以及数据深度挖掘利用等方面发挥大数据的应用价值,为宏观管理和决策提供数据参考。

（二）健康医疗大数据的安全管理措施

1.**健康医疗大数据系统安全架构**　健康医疗大数据系统逻辑架构如图 6-3 所示。整个健康医疗大数据系统的逻辑架构可以由健康医疗数据源、数据采集层（数据安全隔离层）、数据存储计算层、应用层和服务层五部分组成。

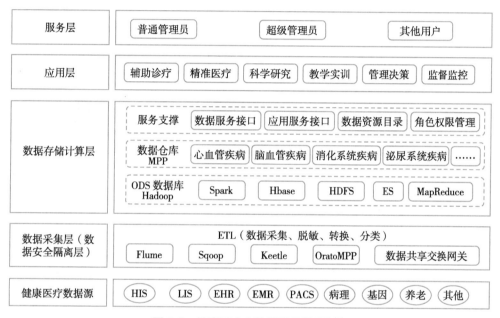

图 6-3　健康医疗大数据系统逻辑架构

安全方面,物理架构上除了需要部署相应的防火墙、上网行为监控管理、堡垒机、物理隔离等措施以外,逻辑架构上除了采用角色权限管理功能,将用户划分角色并分配不同权限,包括访问菜单、数据、用户的权限安全措施以外,这里重点介绍数据采集层（数据安全隔离层）。将健康医疗数据抽取同步工具（extract-transform-load,ETL）系统的软件安装于前置机上,前置机与健康医疗数据系统HIS、LIS、EHR、EMR 等采用网闸进行物理隔离,即医疗卫生机构的服务器通过网络通信层与前置机连接,实施物理隔离,前置机由以太网与中心管理层连接,中心管理层用于管理中心医疗卫生机构的数据服务器,其作用是通过对健康医疗卫生数据的抽取、加载、清洗脱敏、转换。为不影响医疗卫生系统（HIS、LIS 等）的正常工作,健康医疗数据抽取同步工具系统的软件的设计可以使用定时或不定时抓取机制,在医疗卫生机构的业务系统应用不繁忙的时间,抓取平台使用的健康医疗信息数据。

数据抓取转换以后,使用分布式文件系统（HDFS）和非关系型的数据库（NoSQ）存储原始数据,经过解析工具解析后,将人力资源信息化系统（HER）、电子病历系统（EMR）、影像存储与传输系统（PACS）、医院信息系统（HIS）病理诊断存入数据库（如 HBase）。LIS 为结构化数据,将大规模并行处理结构（MPP）为实验室信息管理系统（LIS）的原始数据库,使用数据抽取转换加载系统（ETL）做结构化查询语言（SQL）转换处理,形成病种主题仓库中的 LIS 表。质量控制数据仓库简称质控仓库,是在数据库作为数据源的情况下,经过后台统计计算,形成统计数据,最终形成质控仓库,构建质控模型。大数据分析引擎（如 Spark）的指标工具对数据库中的原始数据进行分布式解析,提取医学指标,形成结构化的病种主题仓库。数据库中的原始数据作为全文检索的数据源。

健康医疗数据抽取同步工具系统的物理架构如图6-4所示。

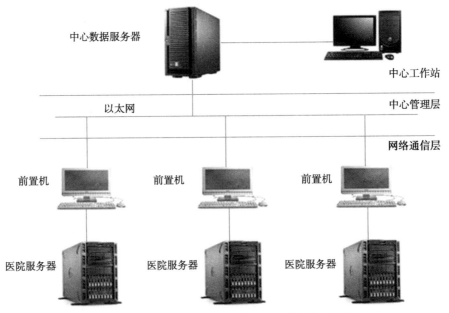

图6-4　健康医疗数据抽取同步工具系统的物理架构

2. 健康医疗大数据安全管理措施　按照国家相关的文件及标准要求,健康医疗大数据安全管理措施可以从以下五个层面进行。

（1）国家监管层面:国家监管层面主要指国家相关主管部门和各省市县各级各类医疗卫生机构管理部门。主要职责是组织制定相关的法律法规;统筹规划、组织制定全国健康医疗大数据标准,监督指导评估标准的应用、执行、安全管理和服务管理;建立激励和促进标准应用实施的长效管理机制;加强健康医疗大数据技术产品和服务模式的标准体系及制度建设;制定相关人才培养的机制及质量标准要求,提出发展计划并进行监管指导。

（2）责任单位层面:责任单位层面是指各级各类医疗卫生机构和相关企事业单位是健康医疗大数据安全和应用管理的责任单位。主要职责是督促相关机构和单位加强法规和标准体系的具体实施、执行,并进行监管;建立健全相关安全管理制度、操作规程和技术规范,加强安全保障体系建设,强化统筹管理和协调监督,提供安全的信息查询和复制渠道,确保公民隐私保护和数据安全;建立严格的电子实名认证和数据访问控制、追溯机制,健康医疗大数据安全监测和预警系统及安全通报、应急处置联动机制,保障健康医疗大数据安全;建立健全健康医疗大数据安全管理人才培养机制,促进健康医疗大数据人才队伍建设。

（3）信息管理层面:信息管理层面是指健康医疗数据的具体管理、健康医疗数据信息平台需求分析设计及运维的部门和人员。在信息管理层面按照相关的法律法规对健康医疗数据进行采集、清洗脱敏;按照相关的标准和规定进行转换、分类存储、信息挖掘应用、传输与发布等。按照相关国家和主管部门信息安全的要求建立等级保护系统,构建可信的健康医疗数据信息平台,做好数据服务器容灾备份,严格设置不同角色的电子实名认证和数据访问权限控制等。

（4）相关产品开发及服务层面:相关产品开发及服务层面是指相关平台开发、产品研发、销售及提供相关服务的企事业单位和个人。必须遵守国家有关法律法规和标准要求研发相关的产品,开发可信的健康医疗大数据应用信息平台;按照网络安全审查制度,提供技术和服务支持,并应当为健康医疗大数据在不同系统间的交互、共享和运营提供相应的安全接口。

（5）用户及个人层面：用户及个人层面是指查看、具体应用的角色人员。要严格按照相应的角色权限查看、存储和使用；在保障公民知情权、使用权和个人隐私的基础上，对健康医疗大数据查询、开发利用等。

五、电子健康档案安全法规

（一）《关于加快推进人口健康信息化建设的指导意见》（国卫规划发〔2013〕32号）

指导意见要求强化信息安全防护体系建设：贯彻执行国家信息安全等级保护制度、分级保护制度和信息安全审查制度，完善安全管理机制和制度，强化容灾备份工作，确保系统运行安全和信息安全；推行以电子认证技术为基础的网络信任体系建设，完善涉及居民隐私的信息安全体系建设。该指导意见提出的总体目标是：以业务和管理需求为导向，全面建成实用、共享、安全的人口健康信息网络体系，为深化医药卫生体制改革，有效落实计划生育基本国策，促进中医药事业发展，提高卫生服务与管理水平，实现人人享有基本医疗卫生服务目标提供有力的信息技术支撑和保障。由基本原则、总体框架与建设目标、重点任务、重点工程、保障措施5部分组成。

（二）《健康档案基本架构与数据标准（试行）》（卫办发〔2009〕46号）

为推进居民健康档案标准化和规范化建设工作，由原卫生部制定了该标准，共有"健康档案基本架构与数据标准（试行）"等34项标准和"健康档案基本数据集编制规范（试行）"1项规范。

（三）《基于健康档案的区域卫生信息平台建设指南（试行）》（卫生部办公厅2009年5月）

该指南在区域卫生信息化需求分析的基础上，提出了居民健康档案信息架构、区域卫生信息平台系统架构、技术架构及部署模式，对"隐私保护与信息安全""安全保障体系方案（安全等级、物理安全、系统安全、数据安全、应用安全、安全管理）"做了详细设计。该指南可供全国各地区在区域卫生信息化建设的技术方案制订、工程招投标和系统实施过程中参考使用。

（四）《电子健康档案与区域卫生信息平台标准符合性测试规范》（WS_T 502—2016）

该标准旨在借鉴国内外标准符合性测试成功经验，针对我国卫生信息标准化发展现状，建立一套适用的标准符合性测试方法和规范；为国家人口健康信息互联互通标准化成熟度测评提供技术支持，指导、促进我国基于居民健康档案的区域卫生信息平台的标准化建设，规范人口健康信息化发展。指导区域信息互联互通标准符合性测试工作的标准，规定了测试过程、测试方法、测试内容和测试结果判定准则等，适用于健康档案数据集标准符合性测试、健康档案共享文档标准符合性测试、基于居民健康档案的区域卫生信息平台标准符合性测试。

（五）《全国基层医疗卫生机构信息化建设标准与规范（试行）》（国卫规划函〔2019〕87号）

该标准与规范鼓励采用移动互联网、大数据等新技术开展便民惠民服务，创新服务模式。从功能规划角度，有助于满足四个方面的需要：第一是医生，可满足医生在线开展部分常见病、慢性疾病复诊，掌握患者病历资料后，在线开具部分常见病、慢性疾病处方，远程医疗协作、远程教学、家庭医生服务等方面的需要；第二是居民，可通过电脑网页、手机智能应用等方式为患者提供覆盖诊前、诊中、诊后的线上服务；第三是管理部门，可满足其监督管理、数据分析等管理决策方面的需要；第四是区域协同，可满足"三医联动"、统一支付、居家服务等跨机构的联动协同需要。目的是为老百姓提供规范的医疗健康服务，为加强基层医疗卫生业务管理提供方便，顺应基层医疗卫生机构信息化应用发展方向和趋势，明确基层医疗卫生机构信息化建设的主要内容和建设要求。

（六）《中华人民共和国个人信息保护法》

《中华人民共和国个人信息保护法》由十三届全国人大常委会第三十次会议于2021年8月20日表决通过，自2021年11月1日起施行。该保护法明确规定：通过自动化决策方式向个人进行信息推送、商业营销,应提供不针对其个人特征的选项或提供便捷的拒绝方式;处理生物识别、医疗健康、金融账户、行踪轨迹等敏感个人信息,应取得个人的单独同意。

(七)《国家基本公共卫生服务规范(2011年版)》

该规范包括11项内容:城乡居民健康档案管理、健康教育、预防接种、0~6岁儿童健康管理、孕产妇健康管理、老年人健康管理、高血压患者健康管理、2型糖尿病患者健康管理、重性精神疾病患者管理、传染病及突发公共卫生事件报告和处理以及卫生监督协管服务规范。在各项服务规范中,分别对国家基本公共卫生服务项目的服务对象、内容、流程、要求、考核指标及服务记录表等作出了规定。

六、健康医疗大数据安全法规

(一)《中华人民共和国数据安全法》

2021年6月10日第十三届全国人民代表大会常务委员会第二十九次会议通过,自2021年9月1日起施行。在此之前,《网络安全法》已经提出网络运营者应按照网络安全等级保护制度的要求,履行信息保护义务,要求通过数据的分类分级,明确不同数据的管理权限,对于不同类型和等级的数据,各行业单位在数据处理、数据出境时将遵循不同的程序要求,履行相应的批准程序。《中华人民共和国数据安全法》明确了数据安全主管机构的监管职责,建立健全数据安全协同治理体系,提高数据安全保障能力,促进数据出境安全和自由流动,促进数据开发利用,保护个人、组织的合法权益,维护国家主权、安全和发展利益,让数据安全有法可依、有章可循,为数字化经济的安全健康发展提供了有力支撑。

《中华人民共和国数据安全法》第二十一条规定:"国家建立数据分类分级保护制度,根据数据在经济社会发展中的重要程度,以及一旦遭到篡改、破坏、泄露或者非法获取、非法利用,对国家安全、公共利益或者个人、组织合法权益造成的危害程度,对数据实行分类分级保护。"

(二)《国务院关于印发促进大数据发展行动纲要的通知》(国发〔2015〕50号,2015年8月31日)

将大数据上升为国家战略。该通知要求要强化安全保障,提高管理水平,促进健康发展。健全大数据安全保障体系,切实加强对涉及国家利益、公共安全、商业秘密、个人隐私、军工科研生产等信息的保护;要强化安全支撑,深化网络安全防护体系和态势感知能力建设,增强网络空间安全防护和安全事件识别能力。

(三)《国务院办公厅关于促进和规范健康医疗大数据应用发展的指导意见》(国务院办公厅,2016年6月21日)

该意见部署通过"互联网+健康医疗"探索服务新模式、培育发展新业态,努力建设人民满意的医疗卫生事业,为打造健康中国提供有力支撑。意见中提出:要坚持以人为本、创新驱动,规范有序、安全可控,开放融合、共建共享的原则,以保障全体人民健康为出发点,大力推动政府健康医疗信息系统和公众健康医疗数据互联融合、开放共享,积极营造促进健康医疗大数据安全规范、创新应用的发展环境。从夯实应用基础、全面深化应用、规范和推动"互联网+健康医疗"服务、加强保障体系建设等四个方面部署了"推进网络可信体系建设;加强健康医疗数据安全保障"等14项重点任务和重大工程。要加快健康医疗数据安全体系建设,加强对涉及国家利益、公共安全、患者隐私、商业秘密等重要信息的保护。

(四)《关于印发国家健康医疗大数据标准、安全和服务管理办法(试行)的通知》(国卫规划发〔2018〕23号)

健康医疗大数据的应用发展,标准是前提,安全是保障,服务是目的。该办法明确了健康医疗大数据的定义、内涵和外延,以及制定办法的目的依据、适用范围、遵循原则和总体思路等,明确了各级卫生健康行政部门的边界和权责，各级各类医疗卫生机构及相应应用单位的责权利，并对三个方面进行了规范。

第一个方面是标准管理。明确开展健康医疗大数据标准管理工作的原则，以及各级卫生健康行政部门的工作职责。提倡多方参与标准管理工作，完善健康医疗大数据标准管理平台，并对标准管理流程、激励约束机制、应用效果评估、开发与应用等作出规定。

第二个方面是安全管理。明确健康医疗大数据安全管理的范畴，建立健全相关安全管理制度、操作规程和技术规范，落实"一把手"负责制，建立健康医疗大数据安全管理的人才培养机制，明确了分级分类分域的存储要求，对网络安全等级保护、关键信息基础设施安全、数据安全保障措施、数据流转全程留痕、数据安全监测和预警、数据泄露事故可查询可追溯等重点环节提出明确的要求。

第三个方面是服务管理。明确相关方职责以及实施健康医疗大数据管理服务的原则和遵循，实行"统一分级授权、分类应用管理、权责一致"的管理制度，明确了责任单位在健康医疗大数据产生、收集、存储、使用、传输、共享、交换和销毁等环节中的职能定位，强化对健康医疗大数据的共享和交换。同时，在管理监督方面，强调了卫生健康行政部门日常监督管理职责，要求各级各类医疗卫生机构接入相应区域全民健康信息平台，并向卫生健康行政部门开放监督端口。定期开展健康医疗大数据应用的安全监测评估，并提出建立健康医疗大数据安全管理工作责任追究制度。

（五）《信息安全技术　健康医疗数据安全指南》（GB/T 39725—2020）

为了更好地保护健康医疗数据安全，规范和推动健康医疗数据的融合共享、开放应用，促进健康医疗事业发展，《信息安全技术　健康医疗数据安全指南》经多次修订完善、验证试点、修改名称后，于2020年12月14发布，2021年7月1日起正式实施。

1. 发布该指南，是为了解决健康医疗数据的融合共享和开放应用，让数据在为个人及国家利益服务的同时，也保证个人信息的安全和国家公共利益的需要。

2. 该指南将健康医疗数据分为6类、5级，6个类别见表3-3，5个分级见表3-4。

3. 该指南规定了针对健康医疗数据的使用原则。

4. 该指南针对8个具有代表性的场景的数据安全进行了建议。详细给出了重点安全措施、数据分级、数据采集、数据传输、存储、使用等跨越数据生命全周期的建议。8个场景所涉及的具体情况概括如下。

（1）医生在提供健康医疗服务过程中调阅相应患者数据的场景。

（2）患者通过在线方式查询本人健康医疗数据的场景。

（3）学术性医学中心、研究机构等进行临床研究的场景。

（4）第三方政府部门或企业等，出于非营利性目的申请对健康医疗数据进行二次利用，也就是和收集时目的并不相同的利用场景。

（5）通过健康感受器采集与被采集者健康状况相关的数据，应用于医疗服务和健康生活的场景。

（6）通过网络为个人提供在线健康医疗服务或数据服务的移动应用程序的场景。

（7）商业保险公司经购买商业保险的主体授权，与医疗机构建立连接的场景。

（8）医疗器械厂商对器械进行远程维护、读取数据、维护日志和报告的情形。

第六节　人体生物特征数据安全与隐私

人脸、虹膜和指纹等生物特征已成为人们进入万物互联世界的数字身份证，广泛应用于医院看病、手机解锁、小区门禁、餐厅吃饭、超市收银、高铁进站以及机场安检等场景。生物特征识别赋予机器自动探测、捕获、处理、分析和识别数字化生理或行为信号的高级智能,是一个典型而又复杂的模式识别问题,一直处于人工智能技术发展前沿,在"互联网 +"行动计划、新一代人工智能规划等国家战略中具有重要地位。近年来,安全可靠的身份识别技术成为研究热点,随着大数据、传感器技术等发展,更加安全可靠的多生物特征识别融合技术得以出现,生物特征设备已经被应用到各个行业,执行与身份识别相关任务。

一、生物特征识别基本概念

人体生物特征识别(biometrics recognition)是指智能机器通过获取和分析人体的生理和行为特征,实现身份鉴别、状态分析、属性估计的科学和技术,简称生物识别。生物识别是一个交叉学科,生物特征数据采集装置涉及光学工程、机械工程和电子工程等;生物特征识别算法涉及模式识别、机器学习、计算机视觉、人工智能、数字图像处理、信号分析、认知科学、神经计算、人机交互和信息安全等领域的核心问题。

2015 年,欧盟出台《通用数据保护条例》(GDPR),通过立法方式对"生物特征数据"概念进行明确定义。生物特征数据是指通过对自然人的身体、生理或行为特征进行特定技术处理而得到的个人数据,并能够识别自然人的身份,例如,面部图像或指纹数据。通常,生物特征具有唯一的(与他人不同)、可以测量或可自动识别和验证、遗传性或终身不变等特点。常见的人体生物特征数据包括人脸、虹膜、视网膜、指纹、静脉、掌纹、声纹、步态等。生物特征包括人体所固有的生理特征和行为特征。其中,生理特征指一个人本身拥有的特征,多为先天性特征,由人与生俱来,且在成型之后通常保持稳定,可以通过专用设备直接测量人体的某个部分而获得特征数据,主要包括人脸、虹膜和指纹等;行为特征由人后天形成,是人在进行某种行为时表现的特征,由习惯使然,可进行观测,但难以直接测量,包括声纹、步态等。

生物识别的核心在于如何获取这些生物特征数据,并将之转换为数字信息,存储于计算机中,利用可靠的匹配算法来完成验证与识别个人身份的过程。生物识别赋予计算机自动探测、捕获、处理、分析和识别数字化生物特征信号的高级智能,是一个典型而又复杂的模式识别、计算机视觉、认知和神经计算问题,尤其是复杂场景精准身份识别树立了人工智能领域的一个挑战性目标。2015 年 7 月,《国务院关于积极推进"互联网 +"行动的指导意见》提出,要培育发展人工智能新兴产业,进一步推进生物特征识别关键技术的研发和产业化。2017 年 7 月,国务院印发《新一代人工智能发展规划》,明确提出要围绕社会综合治理、新型犯罪侦查、反恐等迫切需求,研发集成生物特征识别技术等的智能安防与警用产品,建立智能化监测平台。

生物识别技术促使数字身份成为第二张身份证,可以预见,人脸、虹膜等生物特征将成为人们进入万物互联世界、畅享数字生活的一把钥匙。2019 年成为生物识别大规模普及应用的元年,在中国刷脸支付用户首次突破 1 亿人。生物识别是人工智能落地最快和商业市场规模最大的主要方向之一,广泛应用于公安反恐、金融支付、社保认证和安检通关等国家重要领域。

全国信息技术标准化技术委员会(简称"信标委")成立于 1983 年,是在国家标准化管理委员会及工业和信息化部的共同领导下,从事全国信息技术领域标准化工作的技术组织。信标委下设生物特征识别技术委员会,负责生物特征识别通用文档框架、应用编程接口、数据交换格式、生物特征识别轮廓、技术评估、性能测试与报告方法等领域的国家标准制修订工作。美国国家科学技术委员会(National Science and Technology Council,NSTC)专门成立生物识别委员会,并发布一系列生物特征识别科技发展规划报告。美国 NIST 组织人脸、虹膜和指纹多项测评跟踪生物识别技术进展。2020 年,美国国土安全部声明将采集一些非美国公民的虹膜、人脸、声纹和 DNA。印度国家身份管理项目 Aadhaar 采集了 12 亿人口的虹膜、人脸、指纹数据。

生物特征数据是个人数据的一种形式，但在数据传输和储存中包含个人的生物特征信息，使得生物特征数据又具有其自身的特点。

1. 生物特征数据具有唯一性，包含了特定自然人的生物特征信息。

2. 生物特征数据属于采集型数据，通过特定仪器和方式进行采集，难以伪造。

3. 生物特征数据具有隐私性。

生物特征数据的特点和独特功能，使得生物特征数据不同于一般的个人数据。根据数据安全的定义，生物特征数据自身安全和一般个人数据安全内容相差不大，但由于生物特征数据本身的特异性和隐私性，倘若生物特征数据遭到泄露、破坏或者篡改，将对自然人的隐私和安全带来灾难性的破坏。

二、生物特征识别技术种类

生物特征识别技术，目前主要方式包括人脸识别、虹膜识别、视网膜识别、指纹识别、静脉识别、掌纹识别、声纹识别、步态识别等。此外，脑电波识别、唾液提取 DNA 等研究也有突破。

1. 人脸识别　人脸识别是生物特征识别中备受关注的识别方式之一，相比其他生物特征识别技术，其最突出的优势是可远距离、非接触式地进行身份识别。人脸识别研究工作自 20 世纪 60 年代开始，20 世纪 90 年代中期曾出现研究热潮，此后趋于平稳发展，并逐渐发展出人脸检测、面部特征点定位、人脸特征提取与识别等更多相关研究。

（1）人脸检测是从大量图像或视频中定位出人脸位置的技术，是活体检测、人脸识别和表情分析等后续人脸感知任务的前提步骤。人脸检测的核心问题在于准确区分人脸区域和非人脸区域以及人脸区域的精准定位，人脸表观由于受到姿态、光照、遮挡和分辨率等因素的影响，其表观复杂多样。

（2）面部特征点定位是指从人脸图像中定位出人脸的重要特征点，例如眼角、嘴角、鼻尖以及部分面颊轮廓点等。作为众多人脸分析任务的基础，面部特征点定位技术广泛应用于人脸识别、表情识别、唇语识别、人脸动画、美颜和智能换脸等多种实际任务中。

（3）人脸特征提取与识别是指从人脸图像中提取具备区分不同人脸的特征，进行人脸识别。人脸特征提取与识别包括 2D 人脸特征提取与识别、3D 人脸特征提取与识别。考虑到人脸本身是 3D 成像，普通摄像头的 2D 成像过程必然会损失部分判别性信息。因此，许多研究人员从 3D 建模的角度研究人脸识别。相较于 2D 人脸图像，3D 人脸可以更好地应对光照、姿态和防伪攻击等因素的影响。3D 人脸数据一般包括点云、网格和深度图三种表示方式。但由于 3D 数据需要专用设备进行采集，而且建模更复杂，因而 3D 人脸识别的发展相对缓慢。3D 人脸识别比 2D 人脸识别在安全性和信息量上更具优势，但 3D 人脸数据的样本量通常较小。

2. 虹膜识别　虹膜是位于人眼表面黑色瞳孔和白色巩膜之间的圆环状薄膜，在红外光下呈现出丰富的视觉特征，例如斑点、条纹、细丝、冠状和隐窝等。随着计算机、光学传感器和模式识别技术的发展，通过自动获取和比对虹膜图像可以识别和认证个人身份，称为虹膜识别。

利用人眼虹膜识别和判断个人身份，其流程主要包括虹膜图像获取（或称虹膜成像）、虹膜图像预处理以及虹膜特征抽取和比对等 3 个环节。

（1）虹膜图像获取是指拍摄获取虹膜区域纹理清晰的虹膜图像，这需要专门设计的虹膜图像获取装置。

（2）虹膜图像预处理包括虹膜检测、虹膜分割、活体检测、质量评价、图像归一化和图像增强等一系列步骤。其中，虹膜分割的目的是在虹膜图像中，找到上述近似环状的区域，即介于瞳孔与巩膜之间的那部分图像数据，这需要检测到虹膜区域与瞳孔区域的边界以及虹膜区域与巩膜区域的边界。

（3）虹膜特征抽取与比对是指从环状的虹膜区域中，提取能刻画虹膜细微结构的一系列特征，进而利用这些特征通过特征匹配给出识别结果。

3. 视网膜识别   视网膜识别是通过采集视网膜上的神经分布状况,将视神经不同的分散程度作为个人身份的标志。同虹膜识别相似,视网膜为人体内部结构,不可能伪造,在不被损伤的情况下,从个体 3 岁起就会终身不变,因此视网膜识别技术具有极高的准确性。视网膜识别的缺点在于,视网膜图像采集过程十分困难,需要被采集者的配合,在采集过程中,需要通过激光照射被采集者眼球背面。

4. 指纹识别   指纹识别是通过分析指尖乳突纹进行身份识别的技术。指纹具有终身不变、人各不同的特点,且易于采集,是一种比较理想的生物特征。20 世纪 70 年代,自动指纹识别技术首先在司法领域得到应用,用于识别犯罪嫌疑人。经过 50 年的发展,随着识别性能、自动化程度的逐步提高,指纹识别广泛应用于考勤、门禁、出入境管理和手机支付等领域。

尽管不同应用领域的指纹识别技术存在差异,但均包括指纹采集、特征提取和匹配三个模块。由于指纹采集方式、是否有人参与和背景库规模等方面的差异,不同领域指纹识别系统的技术瓶颈有所不同。例如:对于犯罪嫌疑人识别应用,提高低质量指纹的识别率一直是核心问题;在移动支付中,活体检测的需求更为突出。指纹识别领域的研究热点往往围绕上述问题。近年来指纹识别的热点是移动终端屏下指纹传感,如 2021 年初发布了第 2 代超声波屏下指纹传感器。

学术界研究热点包括现场指纹识别、活体指纹检测、变形指纹处理和 3D 指纹采集等。现场指纹的方向场、细节点等特征的准确提取对后续的指纹识别以及指纹匹配任务起到重要作用。活体指纹检测主要分为基于硬件和基于软件的方法。基于硬件的方法通过增加辅助的传感器来检测手指的活体特征(例如检测温度、脉搏、电导率和血压等),在某种程度上能够检测伪指纹,但需要额外增加设备,使得识别系统复杂化,难以快速识别。基于软件的活体指纹检测方法主要依靠汗腺、汗液、弹性形变、图像质量、纹理特征等 5 类特征进行识别。指纹在按压时不可避免地会产生变形,当图像变形严重时,识别性能会显著下降,因此,在指纹匹配时可通过扭曲校正和配准,尽量削弱变形的影响。三维指纹相比于二维接触式指纹,增加了三维信息,更符合手指的天然结构。轮廓法、多视图法等利用标定的多相机拍摄手指不同角度图像,通过计算得到手指三维形状。

5. 掌纹识别   相对于人脸和指纹等常用的生物特征,掌纹具有面积大、纹理信息丰富且易采集、对采集设备要求低、安全性相对较高等优势,在生物特征识别领域也受到了较多的关注和研究。

掌纹识别系统通常包括掌纹图像采集、图像预处理、特征提取和匹配等主要模块。从手掌是否接触设备的角度出发,掌纹采集可分为接触式和非接触式采集。掌纹特征提取是掌纹识别研究的重点,其经历了从手工特征设计到基于卷积神经网络的深度特征学习的发展历程。

6. 静脉识别   与其他基于可见光成像的生物特征模态不同,静脉图像的成像特点在于其充分利用静脉中的去氧血红蛋白与其他生理组织对近红外光的吸收率差异而形成图像。当使用特定波长的近红外光照射手部时,光线穿过表皮,进入皮下组织并在其中发生散射,散射过程中的近红外光被静脉血液中的去氧血红蛋白大量吸收,从而使得静脉纹路所在位置在图像传感器成像时呈现出深色阴影,其他非静脉纹路的区域则呈现出较高亮度。

目前的静脉认证研究的主要对象包括手指静脉(finger vein, FV)、手掌静脉(palm vein, PV)和手背静脉(dorsal hand vein, DHV)。其中,手指静脉主体纹路呈纵向分布,纹理成像区域小且容易出现光照不均匀等情况;手掌静脉纹路丰富且细小,易受手掌皮肤质地的影响,成像质量不如手背静脉清晰;手背静脉和手掌静脉成像区域大小相近,但手背静脉纹路稀疏粗壮,成像也较为清晰。

早期的静脉认证主要是基于特征工程的方法,通过提取预处理后静脉图像中具有的可辨别性特征,度量待比较图像特征的相似度而实现认证。随着深度学习的迅猛发展,许多基于深度学习的静脉认证方法被相继提出并取得很好的效果。

7. 步态识别　步态识别是生物特征识别分支之一，是近年新提出的生物特征识别方法。步态识别利用图像和视频序列，通过建立模型提取目标人物步态轮廓特征，从而对目标人物进行身份识别。与虹膜识别、指纹识别和人脸识别等方法相比，步态识别具有可以在远距离、非受控和多视角等情况下根据行人的步态及形体特征进行身份识别的优点，是最适合在视频监控中应用的生物特征识别方法之一。

由于步态中包含了行人的行走特点、体型分布和运动速度等长期形成的属性，因此难以伪装。这些独有的特点使其成为远距离、长时间跨度行人识别中最适用的解决方法。尽管步态识别具有以上各种优势，但也存在很多挑战，包括不同摄像头造成的巨大视角偏差、行人着装与携带物改变、遮挡以及分割误差。

步态识别系统的基本框架一般由特征提取、特征表示与分类等模块组成。步态识别一般首先要通过目标检测与分割算法得到目标样本的剪影序列，再对其进行特征提取；然后利用提取到的特征获取特征的表示；最后依据特征表示来区分行人身份。依据提取特征和表示的方式不同，可以将步态识别方法分为基于建立人体模型（model-based）的方法和基于非建立人体模型（model-free）的方法。

8. 声纹识别　"闻其声而知其人"，人们通过听觉系统感知辨别声音中说话人身份，古已有之。对机器而言，这种能力称为声纹识别。在学术界，声纹识别又称（自动）说话人识别，是根据语音信号中能够表征说话人的个性特征的信息，利用计算机以及各种信息识别技术，自动地实现说话人身份识别的一种生物特征识别技术。与语音识别不同，声纹识别并不考虑语音中的字词大意，而更关注于说话人的个性信息。声纹是一种具有生理特性的行为特征：一方面，语音中包含了说话人的生理特性，即先天发音器官（例如舌头、牙齿、口腔、声带、肺和鼻腔等）差异；另一方面，语音中又包含说话人的行为特征，即后天发音与言语习惯的特殊特征。可以说，任何两个人的声纹都不尽相同。

2018年10月，中国人民银行正式发布了《移动金融基于声纹识别的安全应用技术规范》金融行业标准，预示着声纹识别成为移动金融领域被金融监管部门认可的生物特征识别技术。与其他生物特征识别类似，声纹识别从实际应用范畴，可分为声纹确认、声纹辨认、说话人检出和说话人追踪等。不同之处在于，声纹识别根据发音文本的不同，又可分为文本相关、文本无关和文本提示三类。

9. 多模态生物特征融合识别　常见的生物特征模态包括人脸、指纹、虹膜、掌纹、静脉、步态、声纹、笔迹、手形和语音等，已经广泛应用于社会生产、生活的各个领域。但各种生物特征，在普遍性、唯一性、永久性、可获取性、易用性和安全性等方面存在优劣，没有一种生物模态可以满足所有的应用需求，而多模态生物识别同时使用多种生物特征，可以取长补短，扩展整个身份识别系统的应用场景，并提高其精度和可靠性。

按照不同的操作方式，多模态融合方法可分为三类：并联融合、串联融合和混合融合。

三、生物特征识别安全与隐私保护技术

生物特征数据的高风险、易识别属性决定生物特征识别系统独有的安全性问题。通常，一些生物特征（例如指纹、人脸、声音等）都是暴露在外。因此，此类生物特征可能被攻击者以其他目的偷偷采集、窃取和滥用，从而导致身份盗用的问题。此外，每个人的生物特征都是固有且数量有限的，如果原生物特征数据泄露，则很难更新替换。因此，如果一项生物特征泄露，那么与该项生物特征相关的应用都会被攻破。

生物特征识别应用存在"安全红区"，包括：假体攻击（spoofing attack），如角膜接触镜（隐形眼镜）虹膜、打印人像照片和3D人脸面具；对抗攻击（adversarial attack），在样本中加入扰动噪声引导系统发生误识别；深度伪造攻击（deepfake attack），例如某些换脸、语音驱动生成模仿真人有声视频的程序，对信息安全和个人隐私都产生了重大风险隐患。

随着生物识别技术的广泛应用，用户开始担忧技术滥用带来的隐私、安全、道德和伦理等问题。例如，旧金山成为美国第一个禁止政府使用人脸识别技术的城市；美国 NIST 测评发现有些人脸识别系统存在"种族差异"，白人的识别精度比黑人显著更高；指静脉认证仍然存在仿冒攻击的风险。

考虑到人脸识别系统应用的安全性问题，活体检测（假体人脸呈现攻击检测）近年来得到广泛的关注。人脸活体检测（face liveness detection）任务需要判断人脸识别系统捕捉到的待识别人脸图像来自本人真实人脸，还是来自某种假体人脸（如打印照片、显示屏或面具），这是人脸识别系统安全性的重要保障之一。活体检测也被称为人脸防欺诈（face anti-spoofing）或呈现攻击检测（presentation attack detection，PAD），常见的呈现攻击方式包括打印人脸照片、屏显人脸和 3D 面具等。

虹膜识别系统的安全隐私一直面临原始数据泄露、模板攻击和联系攻击的风险。目前虹膜识别系统安全隐私研究主要针对虹膜特征模板提出基于特征变换和基于特征加密的保护方案。其中，特征变换方法主要包含基于可逆变换的"加盐"法和特征散列法等，基于不可逆变换的笛卡尔变换和布隆过滤器等，以及可以抵抗伪造攻击的"蜜糖模板"法；基于特征加密的模板保护方案主要包括密钥生成、密钥绑定、模糊保险箱和多方安全计算等技术。

静脉识别系统也存在安全隐私问题，静脉图像被窃取后用打印在纸上或者电子显示屏显示的方式能成功欺骗认证系统。

目前，生物特征识别安全性问题已形成研究热点，除了传统的活体检测外，主要新方向包括针对深度学习的生物特征识别对抗攻防、生物特征深度伪造和反伪造等。

1. 生物特征识别对抗攻防　以人脸识别为代表的生物特征识别技术已经广泛应用于医院安防监控、医保金融身份核验等许多重要领域。随着深度学习在生物特征识别的精度突破，多项技术广泛落地应用。然而，由于对抗攻击给深度学习模型带来的潜在的恶意风险，其攻击不但精准且带有很强的泛化性。近年来陆续出现了人脸属性控制、图像处理攻击、特征点形变攻击、黑盒查询攻击和迁移攻击等多种对抗攻击手段，给深度学习模型的实际应用带来了严重的安全隐患。例如，用户攻击人脸识别模型，即通过将噪声扰动限制在眼镜的区域，实现隐藏人物身份和模拟目标人物两种攻击方式。

2. 生物特征深度伪造和反伪造　近年来，随着图像与视频编辑合成技术广泛应用和深入研究，深度伪造和反伪造迅速兴起。深度伪造借助海量训练数据，生成众多虚假视频和音频新闻，使辨别信息真伪变得困难。2019 年 11 月，国家互联网信息办公室等部门联合发布《网络音视频信息服务管理规定》，提出网络音视频信息服务提供者和使用者利用基于深度学习、虚拟现实等新技术新应用制作、发布和传播非真实音视频信息的，应当以显著方式予以标识。

根据伪造方式、内容和使用技术的不同，现有的人脸编辑深度伪造方法可以分为基于人脸重演的深度伪造、基于人脸交换的深度伪造和基于人脸编辑的深度伪造。

（1）人脸重演：是指将源人物的面部表情和动作转移到目标人物的面部，或者对于指定的目标人物的面部表情或动作进行操控，以生成以假乱真的目标人物图像或视频。

（2）人脸交换：是指将目标图像中的一个人的身份替换为源图像中的另一个人的身份，同时保留目标图像的头部姿势、面部表情、灯光和背景等属性。

（3）人脸编辑：旨在操纵面部图像的单个或多个属性，即生成具有所需属性的新面部，同时保留其他细节。

3. 生物特征识别系统安全防御　类似于杀毒引擎的病毒库更新机制，必须让生物识别系统对各种安全攻击手段"见多识广"，提出假体攻击、对抗攻击和深度伪造攻击的样本生成机制，构建攻防靶场进行对抗博弈，从而实现安全标志符安全防御能力的自主进化。通过对生物特征图像获取的光照、姿态和表情等成像场景变量和人脸识别系统数据之间的关系建模，采用对抗博弈学习生成模拟各种复杂场景的高保真、多样性人脸虹膜图像对抗样本,使得复杂场景生物特征伪造结果自然逼真,通过伪造攻击和防御的交互博弈实现对安全攻击理解和防御能力的自主进化,从而实现知识引导下的连续数据感知与场景理解及知识增长,在信号层、特征层和语义层等多方面提升生物识别系统的主动防御能力。

四、生物特征识别安全与隐私法律保护

生物特征数据的使用引起用户对其个人隐私的担忧。无论是否自愿,当用户向系统提供自己的生物特征数据,相当于提供自己独特的信息,生物特征数据在经过相关传感器采集并提取后,便与人体分离,成为一种能被处理的个人身份信息。与其他种类的个人数据相比,生物特征数据能够准确地识别特定自然人的身份,虽然不足以预测特定自然人的行为模式或思维习惯,但是生物特征数据所揭露的个人信息却是少而精确的。由于生物特征数据的唯一性和隐私性,一旦生物特征数据遭到泄露、篡改或非法共享,便极易造成"身份盗窃"的风险。此外,某些生物特征数据还含有与个人健康相关的信息,这类信息的泄露可能引起雇佣歧视,可能被用作拒绝支付具有潜在健康问题的保险费的理由。生物特征数据的使用还有可能引起种族、宗教和文化等的冲突。因此,生物特征数据具有极强的敏感性,在使用过程中也具有极高风险。

与其他类型数据相比,生物特征数据属于敏感数据的原因还在于其"程序性质",即辨识的精确度越高,数据的抽象危险性越高。同时,生物特征识别程序的简单快捷,更提高其危险程度。生物特征数据常被与基因数据以及健康数据等进行比较,三者均具有较高抽象危险性,但基于各种数据的特性,又决定了其各自不同程度的识别风险。生物特征数据由于具有极高的抽象危险性,又未获得有效程序保护,具有极高的处理风险。一旦确定生物特征主体的个人信息,就相当于开启了其完整档案,使其失去对自己其他数据及信息的自主控制。

国外学者多集中于生物特征数据在收集和处理过程中引发的个人隐私问题以及人身、财产问题的研究,注重数据处理本身给自然人带来的影响,并在已有的个人数据保护法的基础上提出更为详细的数据处理原则,包括目的限制原则、比例原则等。在欧盟出台的《通用数据保护条例》(GDPR)中,将生物特征数据视为特殊类型个人数据,其处理要求更为严格,为有效保护生物特征识别信息的隐私安全,首先应明确隐私安全的保护目标。

国内学者对生物特征识别技术及生物特征数据的保护研究主要在技术层面以及行业规则等方面,集中于如何通过改进系统保密技术以及算法来提高系统的安全性,以保证更加准确、安全的生物特征识别。同时,国内学者多将生物特征识别系统对个人的影响归结于对隐私权的影响,但也渐渐意识到在大数据时代,单靠隐私权对生物特征数据进行保护已远远不足。

目前,已经有许多学者针对个人数据权利进行研究和分析,并探讨了大数据时代数据权利的客体、属性、功能以及相应分类,主要包括:①生物特征数据处理的法律依据以及立法规定的解读;②生物特征数据保护制度在统一立法的基础上,在各国分散立法中的进一步延伸和限制;③结合当前生物特征数据保护的立法以及实践经验,在行业内制定更加规范统一的数据处理规则。

(张兆臣　叶明全)

思 考 题

1. 简述国家颁布《中华人民共和国个人信息保护法》的重要意义。
2. 基因组数据信息的主要内容和作用有哪些?

3. 如何做好基因组数据信息的安全保护与利用?

4. 简述医学影像数据信息包含的主要内容以及作用。

5. 做好医学影像数据信息安全保护的技术与管理措施有哪些?

6. 临床数据信息共享形式以及安全隐患主要有哪些?

7. 做好临床数据信息安全保护的技术与管理措施有哪些?

8. 简述电子健康档案和电子病历的含义及区别。

9. 简述电子健康档案信息包含的主要内容以及作用。

10. 做好电子健康档案信息安全保护的技术与管理措施有哪些?

11. 简述生物特征识别技术的种类与应用。

12. 做好人体生物特征数据安全保护的技术与管理措施有哪些?

第七章

医院信息系统安全

随着医疗信息化的发展，医院信息系统成为医疗业务正常开展的重要支撑，信息系统存在的安全问题是影响医院信息系统发挥效率和效益，完成使命的严重隐患。本章将从信息系统全生命周期出发，介绍如何进行安全规划、建设及运营，保障医院信息系统安全。

第一节 概 述

医院信息系统既具有信息系统的共性又具有其独有的特点，同时面临着内部脆弱性及外部威胁，加强医院信息系统安全建设刻不容缓。

一、医院信息系统定义

根据 2002 年卫生部颁发的《医院信息系统基本功能规范》，医院信息系统的定义为利用计算机软硬件技术、网络通信技术等现代化手段，对医院及其所属各部门对人流、物流、财流进行综合管理，对在医疗活动各阶段中产生的数据进行采集、存储、处理、提取、传输、汇总、加工生成各种信息，从而为医院的整体运行提供全面的、自动化的管理及各种服务的信息系统。医院信息系统是现代化医院高质量发展不可缺少的基础设施与支撑环境。由此可见，医院信息系统是一个统称，其本质是将医院各业务系统进行整合，使其互联互通，共同组成能够覆盖整个医院业务的信息大网，通过系统间的信息共享，避免信息孤岛，方便业务科室进行信息调用，提高医院整体管理水平和工作效率，优化流程，减少人为误操作，有效提升医院服务质量和患者满意度。

医院信息系统包括临床诊疗、药品管理、经济管理、综合管理与统计分析以及外部接口五部分。其中临床诊疗部分包括门诊医生工作站系统、住院医生工作站系统、护士工作站系统、临床检验系统、输血管理系统、医学影像系统、手术麻醉管理系统；药品管理部分主要包括药品管理系统；经济管理部分包括门（急）诊划价收费系统，住院患者入、出、转管理系统，住院收费系统，物资管理系统，设备管理系统，财务管理系统与经济核算管理系统；综合管理与统计分析部分包括病案管理系统、医疗统计系统、院长综合查询与分析系统、患者咨询服务系统；外部接口部分包括医疗保险接口、社区卫生服务接口、远程医疗咨询系统接口。

以上这些信息系统，根据提供的功能及用户的不同，可以分为外网应用和内网应用：如预约网上挂号系统，主要是提供给院外用户进行预约网上挂号服务和查看所展示的医院信息，属于外网应用系统；而承载着院内系统的核心应用如医院信息系统（HIS）、影像存储与传输系统（PACS）、电子病历（EMR）等主要是面向院内职工开放，为院内不同岗位的用户提供差异性服务，属于内网系统。

二、医院信息系统的特点

医院信息系统除了具有信息系统的共有特征外,同时具有许多不同于一般信息系统的独有的管理特点、技术特点和应用特点,这些特点往往为医院信息系统的设计和实现增加复杂性,同时对系统安全设计的要求也更高,医院信息系统的特点可以归纳为以下几点。

1. 在许多情况下,它需要极其迅速的响应速度和联机事务处理能力。

2. 医院信息系统所承载的信息较为复杂。患者信息是以多种数据类型表达出来的,不仅需要文字与数据,而且时常需要图形、图表、影像等。

3. 信息的安全、保密要求高。患者医疗记录是一种拥有法律效力的文件,它不仅在医疗纠纷案件中,而且在许多其他法律程序中均会发挥重要作用,有关人事的、财务的乃至患者的医疗信息均有严格的保密性要求。

4. 数据量大。任何一个患者的医疗记录都是一个不断增长的、图文并茂的数据库,一个大型综合医院拥有上百万份患者的病案是非常常见的。

5. 开发难度高、技术复杂,开发周期长。

6. 稳定性要求高。

7. 系统后期数据维护工作量大。

8. 紧急开发频次高。

三、医院信息系统主要的安全问题

医院信息系统安全面临着内部脆弱性及外部威胁。

就医院信息系统本身而言,医疗信息化快速发展,预约挂号、移动支付、药品配送、互联网在线诊疗、医院智慧管理等医疗服务模式创新越来越多,系统之间存在着纷繁复杂的耦合关系,其中任何一个环节如果出现问题,对医院正常开展诊疗服务都会造成不同程度的影响。例如叫号系统,看似这个系统不太关键,但是如果叫号系统出现故障,医院的门诊业务就无法正常运行。另外随着智慧医疗、互联网医疗概念的普及,医院开展的各项业务触及范围越来越广,其业务系统从院内服务逐步向个人终端、互联网延伸,但是同时暴露的攻击面也越来越大,不规范的应用开发带来的系统漏洞越来越多。例如应用程序中包含的第三方组件可能原生存在漏洞、对输入数据不进行格式内容校验、对个人信息数据的收集不符合国家规定标准等,但是这些应用又承载着患者的重要敏感数据。一方面,一旦被不法分子利用漏洞进行渗透及破坏,会造成严重的数据泄露事件。另一方面,医院相关人员的网络安全技能及意识也是不得不考虑的内部因素。

医院信息系统在本身存在脆弱性的基础上,也面临着外部威胁。由于医院拥有的医疗资源信息、患者诊疗信息具有商业价值,勒索病毒、挖矿病毒及分布式拒绝服务(DDoS)攻击频繁地发生在医院信息系统中,一旦勒索病毒感染关键应用业务或数据库服务器,其加密行为将会导致核心业务系统不可用,严重的甚至造成数据的不可逆损毁与丢失,给医院的运营带来灾难性的后果。与勒索病毒类似,挖矿病毒也同样能在医院网络环境中肆虐,其危害性表面看起来没有勒索病毒严重,但是其隐蔽性的特点在不断消耗着医院信息系统的计算资源,加上医院信息系统的复杂性,信息中心管理人员往往很难注意到挖矿病毒的存在,导致病毒逐渐"啃噬"着医院信息系统,业务连续性遭到严重破坏。

四、医院信息系统安全建设的意义

医院信息系统的安全性直接关系到医疗工作的正常运行,一旦网络瘫痪或数据丢失,将会给医院和患者造成巨大的灾难和难以弥补的损失。同时，医院信息系统涉及大量医院经营和患者医疗等隐私信息，信息的泄露和传播将会给医院、社会和患者带来安全风险。更甚者，如果医院信息系统中存储的一些特殊疾病患者（如艾滋病等）信息被窃取和传播的话，可能造成极为恶劣的社会影响，甚至酿成大规模的社会群体事件。由此可见，加强医院信息系统安全建设刻不容缓。

无论是医院信息系统安全面临着内部脆弱性还是外部威胁，造成信息系统安全问题的根本原因在于信息系统开发过程中未使用安全的开发方法，引入不必要的脆弱性如注入漏洞、不安全的反序列化、使用不安全的中间件等，导致在随后的应用中更多地采用补偿性的安全控制措施，无法从根源消除安全脆弱性。

因此，系统地考虑医院信息系统的安全开发过程，从网络防护、系统防护和应用防护多个方面入手。利用网络架构设计（如划分安全区域）、防火墙、路由器设置、入侵检测防御、网络安全设计等技术防止外部网络用户以非法手段进入内部网络，访问内部资源，保护内部网络操作环境的相关技术做好网络方面的防护；利用规范的程序设计，防止开放不必要的接口、端口，确保应用程序的安全；利用防篡改、备份恢复等技术做好系统级的主机防护。

第二节　医院信息系统安全合规

医院信息系统安全合规要求信息系统全生命周期满足国家法律法规及行业规章制度的要求。

一、医疗行业信息安全合规要求

医疗行业信息安全是我国网络安全的重要组成部分，受到国家高度重视，党中央、国务院及医疗监管部门已经出台了一系列网络安全建设与管理的政策法规，包括《中华人民共和国网络安全法》《中华人民共和国数据安全法》《中华人民共和国个人信息保护法》等，逐步形成完善的医疗行业网络安全政策体系。

在严格落实国家网络安全政策的基础上，国家卫生健康委员会近年来相继颁布一系列部门规章和规范性文件，推动健康医疗行业网络安全治理水平提升。2018 年 4 月，发布《关于印发全国医院信息化建设标准与规范（试行）的通知》，对二级以上医院的数据中心安全、终端安全、网络安全及容灾备份提出要求。2018 年 9 月，发布《国家健康医疗大数据标准、安全和服务管理办法（试行）》，明确责任单位应当落实网络安全等级保护制度要求，对相关网络开展定级、备案、测评等工作。2019 年 3 月，发布《关于落实卫生健康行业网络信息与数据安全责任的通知》，明确卫生健康领域网络信息与数据安全的职责分工和主体责任，推动建立和落实网络安全的工作领导责任制及相关方责任，严格执行网络信息与数据安全的责任追究制。2019 年 12 月，我国颁布了卫生健康领域第一部基础性、综合性法律《中华人民共和国基本医疗卫生与健康促进法》，明确国家采取措施推进医疗卫生机构建立健全信息安全制度，保护公民个人健康信息安全，对医疗信息安全制度、保障措施不健全导致信息泄露和非法损害公民个人健康信息的行为进行处罚。2021 年 4 月，国家医疗保障局印发《国家医疗保障局关于加强网络安全和数据保护工作的指导意见》，要求防范化解医疗保障系统数据安全风险，促进数据合理安全开发利用。

综上所述，医疗行业网络安全监管政策是以《中华人民共和国网络安全法》为基本法，以等级保护制度为基础，形成覆盖数据、密码、个人信息、互联网安全、医疗业务安全等多维度的网络安全监管体系，如图 7-1 所示。

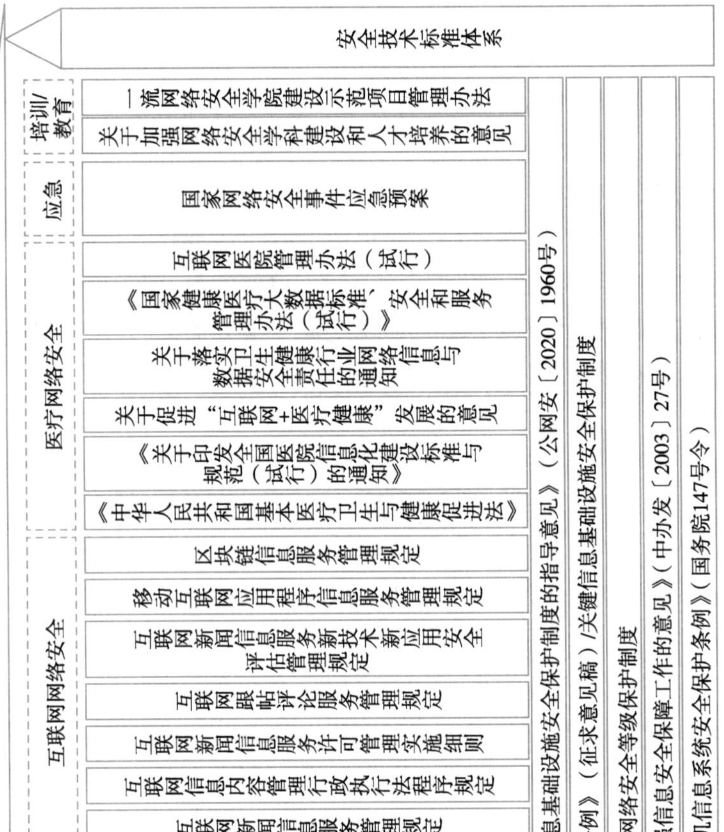

图7-1　医疗行业信息安全监管体系

安全技术标准体系

《网络安全法》

培训/教育	一流网络安全学院建设示范项目管理办法；关于加强网络安全学科建设和人才培养的意见
应急	国家网络安全事件应急预案
医疗网络安全	互联网医院管理办法（试行）；《国家健康医疗大数据标准、安全和服务管理办法（试行）》；关于落实卫生健康行业网络信息与数据安全责任的通知；关于促进"互联网+医疗健康"发展的意见；《关于印发全国医院信息化建设标准与规范（试行）的通知》；《中华人民共和国基本医疗卫生与健康促进法》
互联网网络安全	区块链信息服务管理规定；移动互联网应用程序信息服务管理规定；互联网新闻信息服务新技术新应用安全评估管理规定；互联网跟帖评论服务管理规定；互联网新闻信息服务许可管理实施细则；互联网信息内容管理行政执法程序规定；互联网新闻信息服务管理规定
个人信息保护	个人信息保护法
个人信息/数据出境	个人信息和重要数据出境安全评估办法（征求意见稿）
安全审查	网络安全审查办法
数据安全	数据安全法
密码	密码法
战略	网络空间国际合作战略；国家网络空间安全战略

《贯彻落实网络安全等级保护制度和关键信息基础设施安全保护制度的指导意见》（公网安〔2020〕1960号）

《关键信息基础设施安全保护条例》（征求意见稿）/关键信息基础设施安全保护制度

网络安全等级保护工作制度

《国家信息化领导小组关于加强信息安全保障工作的意见》（中办发〔2003〕27号）

《中华人民共和国计算机信息系统安全保护条例》（国务院147号令）

法律法规政策体系

二、网络安全等级保护

《中华人民共和国网络安全法》第二十一条规定:"国家实行网络安全等级保护制度。网络运营者应当按照网络安全等级保护制度的要求,履行下列安全保护义务,保障网络免受干扰、破坏或者未经授权的访问,防止网络数据泄露或者被窃取、篡改。"等级保护制度的发展由来已久,2007年公安部等四部门印发了《信息安全等级保护管理办法》,为信息安全建设提供了框架标准的具体要求。在相关政策文件基础上,在2011年卫生部发布的《卫生行业信息安全等级保护工作的指导意见》中明确指出,三级甲等医院的核心业务系统必须通过等级保护的三级安全测评。近些年来,随着云计算、移动互联和物联网等的发展,既往的安全架构面临越来越多的挑战,医疗机构中各类信息安全事故时有发生。面对严峻的网络安全形势,2019年5月,《信息安全技术 网络安全等级保护基本要求》正式发布,给医疗行业带来了全新的安全规范和要求,医院信息系统安全合规建设中,等级保护也给出了网络安全整体建设的思路。

(一)等级保护建设流程

网络安全等级保护工作包括定级、备案、安全建设、等级测评、监督检查五个阶段,如图7-2所示。

1. **定级** 确定定级对象、初步确认安全保护等级,专家评审,主管部门审核、公安机关备案审查。
2. **备案** 持定级报告和备案表到当地公安机关网安部门进行备案。
3. **安全建设** 参照定级对象当前等级要求和标准,对定级对象进行整改加固。
4. **等级测评** 委托具备测评资质的测评机构对定级对象进行等级测评,形成正式的测评报告。
5. **监督检查** 向当地公安机关网监部门提交测评报告,配合完成对网络等级保护实施情况的检查。

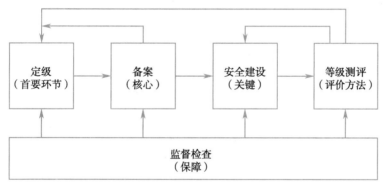

图7-2 等级保护建设流程

(二)等级保护建设内容

在医院的网络架构中,应充分体现基于等级保护的"一个中心、三重防御"的理念,整合了系统安全和集中管控的能力,如图7-3所示。其中,内网和医学影像信息系统网络存放着核心的业务系统,相关的数据库服务器等被放置在单独的隔离区(DMZ);外网与内网通过网闸进行物理隔离,数据交互建立在应用服务器上,在互联网出口实施了安全出口控制;对于部分在技术和管理上达不到最高标准的应用,纳入过渡的安全隔离网;安全管理中心主要针对数据中心安全计算环境,监控了业务应用、行政后勤和运维管理等系统,审计所有的物理环境、通信网络、区域边界、计算环境和后台预警管理。各项专有网络,分别按照安全扩展要求的评测指标,达到技术、人员和流程上的有机结合,保证整个医院网络的安全可信。

1. **安全区域边界** 医院现存多套网络,包括内网、外网和视频监控网等。为更好地打造安全区域边界,可使用区域隔离的方法来达到网络边界的有效控制和防御。不同区域划清边界,通过应用服务、中间件、镜像文件和用户隐私鉴别等手段来跨越边界和数据互联。区域内的业务尽量采用虚

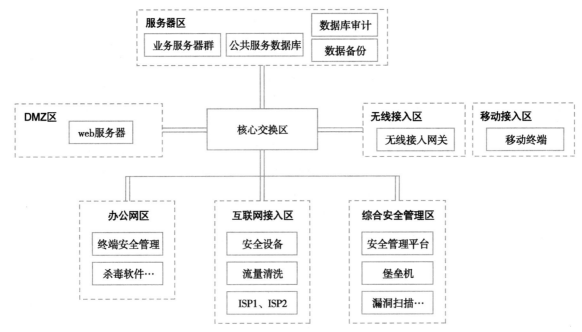

图 7-3　医疗行业等级保护建设典型网络架构

拟化控制策略来防止非授权情况下的接入,安装虚拟机防火墙(VAF)防止病毒越界蔓延,以保证出现问题后风险最小化的控制原则。

2.安全网络通信　加强在网络层的安全防护和通信建立,通过人员、制度和流程的有机结合,构建对重要业务活动的管理。安全网络通信保证了各应用的安全链接,通过内外网隔离区和服务器隔离区等通信物理来保障数据通信的加密。尤其针对云计算和互联网业务,像邮箱、官网预约和掌上医院等应用,实施了网络通信上的网页应用安全防护。

3.安全管理平台　安全管理平台负责针对整体系统提出安全管理方面的技术控制要求,并通过相应手段实现安全的集中化管理。医院经过授权的安全管理平台,以此作为整体安全管理系统的中枢神经。同时,利用云存储保存患者的医疗影像数据,如将检查图像上传到云端进行备份,也催生了云端互联的应用实践。为了保证云平台的安全可靠,安全管理平台不仅囊括了传统的信息机房及网络基础设施,还重点加强了对网络结构、隔离设备和虚拟化终端的在线评估,做到日常运维管理与实时监控一体化。

4.安全计算环境　通过安全计算环境的控制节点,规定了医院信息系统所需要达到安全要求的各个维度。在不同的视角维度,相应地设定了相关的目标要求。例如:在医护人员身份鉴别中,采用双因子认证对用户身份进行鉴别,以达到身份认证的维度要求;在安全审计维度,对物理机、宿主机、虚拟机、数据库系统等进行计算安全控制。通过发挥网络计算环境中的安全框架,首先满足所有计算实体完整性的有效度量优势,同时也保证了用户终端在域间数据计算交互中的动态安全管控。

第三节　医院信息系统安全规划

依据"信息系统生命周期"模型,需要在信息系统规划阶段建立与业务策略相一致的信息系统安全规划,要求通过安全需求分析判断信息系统的安全保护现状与国家等级保护基本要求(合规)及医院自身业务需求(内控)之间的差距,最终确定安全需求。结合信息系统的定级情况、信息系统承载的业务及安全需求等,设计合理的、满足合规要求及业务需求的安全方案。

一、软件安全开发生命周期

传统的软件开发方法中,不管采用瀑布模型、螺旋模型、增量模型,还是敏捷开发,重点在于关注软件功能的实现和保证,而对如何实施软件安全开发、保证软件自身的安全性仍存在很多不足。软件生命周期大致可以划分为需求分析、架构设计、代码编写、测试和运行维护等阶段,为了减少软件自身的安全漏洞及危害,需要从需求分析阶段就开始考虑软件的安全问题,在设计阶段设计符合安全需求的安全功能,在编码阶段保证开发的代码符合安全编码规范,并通过安全测试,确保安全需求、安全设计、安全编码各环节得以正确、有效实施。软件安全开发过程在传统软件开发过程的各个阶段添加安全措施和安全手段,防止因设计、开发、提交、升级或维护中的缺陷而产生不该有的软件漏洞和脆弱性。软件安全开发的目标是使软件能够按照开发者的意图执行,并且在受到恶意攻击的情形下依然能够继续正确运行,由此引入软件安全开发的概念。

软件安全开发主要是从生命周期的角度,对安全设计原则、安全开发方法、最佳实践和安全专家经验等进行总结,通过采取各种安全活动来保证尽可能得到安全的软件。近年来,众多软件开发方法和模型涌现出来,有软件安全开发周期、内建安全成熟度模型、软件保证成熟度模型、综合的轻量应用安全过程等。

软件安全开发周期(security development lifecycle,SDL)是针对软件及系统在整体生命周期中的安全管理措施。SDL 是全面软件生命周期管理与最佳实践手段和工具相结合的产物,使用 SDL 方式可有效提升系统的安全等级,并将安全工作提升到可进行标准化实施的程度。SDL 理论基于三个核心概念开展,培训、持续的安全问题改进和问责制。SDL 的目标是减少应用软件的漏洞数量级和严重程度,其完整生命周期主要阶段如图 7-4 所示。

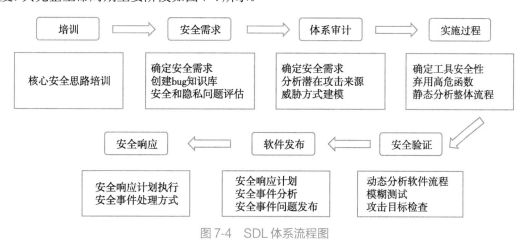

图 7-4 SDL 体系流程图

SDL 将软件开发生命周期划分为七个阶段,包括 18 项重要的安全活动。在 SDL 体系基础之上,一些安全机构和组织分别推出了企业软件保证成熟度模型和信息系统建设生命周期安全考虑,使得软件生命周期理念在安全行业得到更加广泛的推广和应用。

二、系统安全需求分析

系统安全需求是为保障实现业务功能而对相关信息的机密性、完整性和可用性提出的要求。开发一个安全的新信息系统或者是对一个旧系统进行安全改造,需要解决的问题常常是极为复杂的。系统的安全目标是什么,系统应该提供什么样的安全服务,工作将受到什么条件约束等,这些都是开发人员和安全人员必须研究的问题,而这些问题往往通过安全需求分析才能得以解决。

安全需求分析是为了在软件开发人员和提出需求的人员之间建立一种理解和沟通的机制,以确定软件的安全系统"做什么"而非"怎么做"(即如何实现)的问题。安全需求以一种清晰、简洁、一致且无二义性的方式,对一个待开发的软件中各个有意义的方面进行陈述,它必须包含有足够多的信息,以使开发人员编制一个能使用户满意的系统。

　　具体的工作需要结合系统的安全威胁,按照各业务需求所对应的安全需求,整理输出安全需求列表,进一步支撑安全设计工作。这些安全需求包括安全合规需求,如等级保护定级为第三级的系统,需要满足第三级系统的等级保护合规要求,如表 7-1 所示。

表 7-1   系统安全需求列表

序号	安全需求项	安全需求
1	安全合规	1. 满足相应等级的等级保护标准建设要求 2. 满足监管机构针对医院信息系统的安全要求
2	身份认证	1. 区分公共区域和受限区域 2. 采用合适的身份认证方式 3. 设计图形验证码,增强身份认证安全 4. 设计账号锁定功能 5. 统一用户只允许登录一个 6. 设计密码的存储和传输安全 7. 设计密码策略,保证密码安全 8. 设计统一错误提示,避免认证措施提示泄露信息 9. 保护身份验证 Cookie 10. 使用不可预测的用户名
3	授权	1. 授权粒度尽可能小 2. 设计资源访问控制方案,验证用户访问权限 3. 设计后台管理控制方案 4. 设计在服务端实现访问控制 5. 设计统一的访问控制机制 6. 应用使用的数据库账号必须是普通权限账号,只能访问允许的数据库 7. 限制用户对系统级资源的访问 8. 应用启用进程的权限尽可能小 9. 操作系统级别的资源需要得到授权才能访问 10. 避免业务功能过度开放
4	输入和输出验证	1. 设计验证所有输入数据的范围,确保数据在合法范围内 2. 设计使用多种输入验证的方法 3. 数据输入时应首先在客户端进行验证,数据到达服务器时再次进行验证 4. 进行数据验证前首先应对数据进行范式化处理 5. 设计从服务器端提取关键参数 6. 应根据输出目标的不同,对输出数据进行相应的格式化处理 7. 禁止将与业务无关的信息返回给用户
5	配置管理	1. 确保配置存储的安全 2. 确保配置界面的安全
6	会话管理	1. 登录成功后启用新的会话 2. 会话相关的业务数据要确保存储安全性 3. 会话建立后的数据传输过程应保证可靠性和安全性 4. 会话在一段时间业务没有活动后应关闭 5. 设计会话的安全终止 6. 设计避免跨站请求伪造

续表

序号	安全需求项	安全需求
7	加密	1. 不适用自创加密方法 2. 使用适当的算法和密钥长度 3. 确保加密密钥的安全
8	参数操作	1. 设计合理的验证机制保证用户必须通过认证后才能开展业务 2. 客户端发往服务器的所有数据都需按照安全规则先进行验证 3. 不信任超文本传输协议（HTTP）头信息
9	异常管理	1. 应使用通用错误信息 2. 系统发生异常时，应在日志中记录详细的错误信息 3. 应使用结构化异常处理机制 4. 系统发生异常时，应终止当前业务，并对当前业务进行回滚操作
10	审核与日志	1. 应明确日志的格式和内容 2. 防止业务日志欺骗 3. 业务日志安全存储与访问
11	系统交互	1. 系统互联应仅通过接口进行 2. 接口上的应用只能包含实现系统互联所必需的业务功能 3. 限制非授权流量实现网络访问 4. 其他系统访问本系统应经过认证 5. 对系统间传递的敏感数据进行保护，并进行日志记录
12	数据安全	1. 保护敏感数据在存储、传输等过程中的安全，防止敏感数据被窃取查看 2. 需要记录敏感数据的变化过程
……	……	……

三、系统安全设计

系统安全设计一般由两个部分组成，分别为总体安全架构设计和系统安全防护方案设计，确保系统总体安全架构及保障措施满足系统的安全需求。

系统安全需求分析阶段与系统安全设计阶段是紧密联系的。在需求阶段，需要关注系统主要功能上的安全强度和安全体验是否足够，重点思考安全功能。比如需要给系统设计一个"用户密码取回"功能，那么是通过手机短信的方式取回，还是通过邮箱取回。很多时候，需要从系统使用的大方向上考虑问题。需要注意的是，在安全领域中，"安全功能"与"安全的功能"是两个不同的概念。"安全功能"是指系统本身提供给用户的安全功能，比如数字证书、密码取回问题等功能。而"安全的功能"则指在产品具体功能的实现上要做到安全，不要出现漏洞而被黑客利用。比如在"用户取回密码"时常用到的设置安全问题，这个功能是一个安全功能；但若是在代码实现上存在漏洞，则可能成为一个不安全的功能。因此，在系统安全设计阶段要充分实现系统安全需求，还应覆盖应用程序运行时相关的网络、主机、终端等层面的安全设计要求，一个应用系统通常划分为用户、网络、主机、应用程序、数据这几个层面，如图7-5所示。

用户层是应用系统的使用主体，一般通过终端对应用进行访问；网络层是为系统提供基础网络访问能力，包含边界和网络设备等；主机系统层主要承载应用软件和系统；应用程序层主要提供系统的业务逻辑控制，为用户提供各种服务，包含应用功能和接口；数据层是整体系统的核心，提供业务数据和日志记录。

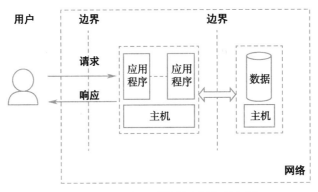

图 7-5   通用应用系统层次划分示意图

应用系统各层所承载的功能不同,面临的安全威胁也不同,安全架构设计和安全防护方案的侧重点也不相同,从威胁的角度看系统各层所面临的主要威胁如图 7-6 所示。系统安全设计需要解决的就是采取适当的安全措施应对安全威胁,满足系统安全需求。

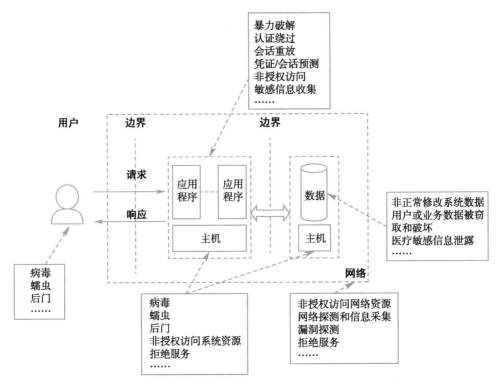

图 7-6   应用系统安全威胁示意图

在用户安全设计时,重点是如何保证终端系统本身的安全,确保不受恶意病毒的损耗,同时确保系统内部的数据不被非法窃取,实现只有符合安全接入要求的终端才能获得系统服务。因此,在用户安全设计时应当按照国家、行业的相关防护要求开展桌面办公终端的信息安全防护,安装防病毒及主机监控软件,通过沙箱等方式保证敏感数据不落地。

同理,在网络安全设计时要求制定网络硬件设备安全防护规划、网络安全接入规范、网络数据安全规范、无线网络安全应用规范以满足网络基础设施的安全防护要求;在主机安全设计时要求制定主机安全基线,同时采取相应的主机安全防护措施,如防病毒、补丁管理、进程管理等,针对主机系统运行过程中数据的传输、存储、交换、销毁等环节有针对性地对数据进行防护和加密,确保主机的业务连续性和数据安全。

在应用安全设计时，需要参考系统安全需求及应用系统面临不同的安全威胁，从身份认证、授权、输入输出验证、配置管理、会话管理、加密技术、参数操作、异常管理、审核和日志、系统交互、数据安全等方面设计安全功能。例如，在系统交互安全设计中，系统交互是指不同系统之间互联时的数据交互。系统交互应通过接口方式进行，应避免采用非接口方式，在系统交互前应明确交互系统，从系统数据流向区分所有和本系统交互的其他系统，明确交互的数据类型，数据内容是否包含敏感信息，比如身份认证信息，并明确所涉及的传输协议，以及传输通道是否加密。接下来就是接口的安全设计：①系统互联应仅通过接口设备（前置机、接口机、通信服务器、应用服务器等设备）进行，不能直接访问核心数据库；②接口设备上的应用只能包含实现系统互联所必需的业务功能，不包含业务系统所有功能；③接口设备必须部署在应用系统的系统互联区域；④禁止明文传输，传输的敏感数据必须经过加密，可以采用加密传输协议，如超文本传输安全协议（HTTPS），对于密码、密钥必须在传输前进行加密；⑤对于大量数据加密，应使用对称加密算法或同等密钥强度的其他加密算法；⑥互联系统的连接中应通过防火墙或其他可以限制非授权范围的设备实现网络访问控制；⑦其他系统访问本系统设备应经过认证，根据传送数据的敏感程度和处理业务的重要性采取身份认证方式，如数字证书、加密狗；⑧各种收发数据、消息的日志都应予以保存，以备审计。

第四节　医院信息系统安全建设

信息系统建设阶段是安全工作的一个重点，对系统安全开发本身过程的安全管控也是重要的一个环节，建立管理机制，制订安全开发规划，明确开发过程中的信息安全相关事项，采用医院统一受控开发平台进行开发，确保整个开发过程全面受控。在系统开发期间，应定期对开发结果进行检查，以确定安全能力设计、代码开发、文档编写符合要求。

一、系统开发安全

（一）安全开发规范

在开发阶段，制订安全开发规范非常重要。安全开发规范明确开发人员在系统开发过程中应遵守的软件安全编码要求，指导系统开发人员从根源上消除软件安全问题，从软件系统的角度明确开发安全软件的原则，软件开发人员在编写代码过程中应遵守安全开发规范提出的要求，以下几项为安全编码原则，实践过程中需要结合具体开发语言逐步完善安全开发规范。

1. **最小功能性**　编码过程中坚持"没有明确允许的就默认禁止"原则。软件系统应只包含那些为达到某些具体的目标确实需要的功能，不应该包含需求说明书没有的功能，具体的原则有：①只实现明确定义的功能；②系统调用只在确实需求的时候；③只在确实需要的时候访问数据。

2. **最小授权原则**　通过适当的身份验证和权限控制，实现"最小权限和需要知道"安全原则。

3. **界面输出最小化**　软件系统应保持用户界面只提供必需的功能，没有多余的、不必要的功能，确保用户不能通过用户界面直接访问数据或者直接访问被保护对象。

4. **关键数据传输保护**　软件系统在传输关键数据时，使用加密算法保证数据在通信过程中不被破译，使用数字签名确保数据在传输过程中的一致性和不可否认性。采用的相关加密算法和数字签名技术等应符合国家相关法律法规要求。

5. **设计备份机制**　为确保系统运行数据的完整性和可用性，软件系统开发应设计有效的备份策略，根据业务和系统维护需要提供定期或不定期、自动或手动方式的备份机制。

（二）运行环境

运行环境的安全也是系统开发安全的重要部分，整个系统的开发、调试、测试的相关工作需在可控网络（如内网）中进行，不可在互联网上直接开发、调试程序，涉及第三方外包开发时，注意管控第三方开发单位从互联网接入医院网络进行网络调试程序。同时，运行环境安全还需要注意以下几点。

1. 数据和代码分离　软件开发过程中，应当把数据与代码放置在不同的目录中，这里的数据包括远程下载文件等。

2. 避免包含任何调试入口点　开发者在开发过程中，可能会出于调试的目的在项目中留下了特定的后门代码，这些代码没有必要与应用一起交付生产部署。

如图 7-7 所示，这样的调试入口点在生产上是很可能被攻击者利用，使用 Test.main（）来执行 Person 类的测试代码的。所以，应该在发布生产前，将这样的代码全部移除。

```
public class Test{
    public static void main(String[] args)
        Person person=new Persion();
        //一些关于Persion类的测试代码
}
```

图 7-7　Java 测试用例代码

3. 避免无认证地暴露后台接口信息及端点信息　后台的接口信息和端点信息至关重要，不允许没有认证措施就被访问。

4. 禁止在日志中打印敏感数据　包括口令、密钥、用户的敏感信息等。

5. 禁止硬编码敏感信息　任何能够访问到 class 文件的人都可以反编译发现这些硬编码的敏感信息，同样地，也不能存储在配置文件中。可以从外部的一个安全的文件夹中获取，或者从某些提供安全信息存储的服务中获取。

（三）数据校验

数据校验的范围包括所有来源不在可信范围之内的输入数据，包括 HTTP 请求信息的全部字段，如 GET 数据、POST 数据、Cookie 和 Header 数据等，也包括不可信来源的文件、第三方接口数据、数据库数据等。

数据校验一般分为黑名单和白名单两种思路，黑名单就是剔除或者替换某些危险的字符，但是这种方案是比较弱的校验，因为不容易想到还会有其他哪些危险的字符不在黑名单之内。白名单是限定只能输入合法的字符，安全性高，但是白名单可能会维护较多的内容。

通过数据校验可以有效地防范结构化查询语言（SQL）注入及可扩展置标语言（XML）注入，具体实现方式如下。

1. SQL 注入防范　避免直接使用不可信的数据来拼接需要执行的 SQL 语句，这是为了防止原始的 SQL 被意外地篡改为与预期完全不同语句。通常有以下两种解决方法。

（1）使用参数化查询：访问数据库时，在需要填入数值或数据的地方，使用参数来给值。在使用参数化查询的情况下，数据库服务器不会将参数的内容视为 SQL 指令的一部分来处理，而是在数据库完成 SQL 指令的编译后，才套用参数运行，因此就算参数中含有指令，也不会被数据库运行。

（2）对不可信的数据进行校验：对于常见的进行 SQL 注入攻击的特殊符号进行过滤、替换或者是转义。

2. XML 注入防范　在构造 XML 的时候，未对用户输入的内容进行校验，很容易构造出非预期的 XML 内容。比如：

　　xmlString = "< user >< role > employee </role >< userid >" + request.getUserId（）+ "</userid >

　　< description >" + request.getDescription（）+ "</description ></user >"

如上代码构造出来的 XML 结构应该是这样的：

　　＜user＞

　　　　＜role＞employee＜/role＞

　　　　＜userid＞123＜/userid＞

　　　　＜description＞the first employee＜/description＞

　　＜/user＞

结果，程序没有对入参 userid 和 description 进行内容校验，使得用户在其中输入了 XML 标签内容，比如 userd 内容为：

　　123＜/userid＞＜role＞admin＜/role＞＜userid＞123

那么构造出来的 XML 将会是：

　　＜user＞

　　　　＜role＞employee＜/role＞

　　　　＜userid＞123＜/userid＞

　　　　＜role＞admin＜/role＞

　　　　＜userid＞123＜/userid＞＜description＞the first employee＜/description＞

　　＜/user＞

某些 XML 解析器在解析时，对于重复的标签内容，后者会覆盖前者，那么原本属于普通角色的用户，被提权成了管理员角色。

对于 XML 注入的防范通常由开发人员自己在程序中进行特殊字符的白名单或者黑名单过滤，使用安全的 XML 解析库。

（四）输入输出操作

1. 输入处理　输入的数据应当是经过校验的，同时应当注意以下几点。

（1）建立统一的输入验证接口：应建立统一的输入验证接口，为整个系统提供一致的验证防范，避免因分散验证使得代码管理混乱，减少遗漏。

（2）控制写入日志的信息：攻击者经常把系统日志作为攻击的重要目标，因为日志具有很高的价值。如果不控制写入日志的信息，攻击者可能很容易通过混入伪造日志来伪造一些系统事件。因此，如果日志数据中包含输入数据，应对输入数据进行验证，禁止任意数据写入日志。

（3）从服务器端读取关键参数：需要获取参数时，应当从服务器端提取关键参数，禁止从客户端输入，例如药品价格、用户角色、鉴权标志等，如果关键参数允许从客户端输入提供，攻击者可通过伪造或篡改输入数据造成程序关键逻辑错误。

2. 输出处理

（1）限制返回给用户的信息：编写代码时应该限制返回给用户与业务处理无关的信息，禁止把重要数据反馈给信任级别低的用户，避免信息泄露。

（2）建立错误信息保护机制：软件运行错误时，禁止将详细错误信息直接反馈给用户，详细的错误信息包含系统信息、文件和目录的绝对路径信息。应对错误信息进行脱敏清理后再返回给用户，建议只向用户端反馈错误代码，如"404"，详细错误信息可以记录在后台服务器中。

（五）序列化与反序列化

序列化和反序列化是 Java 的重要概念。把对象转换为字节序列的过程称为对象的序列化，把字节序列恢复为对象的过程称为对象的反序列化。

在很多应用中，需要对某些对象进行序列化，让它们离开内存空间，入住物理硬盘，以便长期保存。比如最常见的是 Web 服务器中的会话（session）对象，当有 10 万用户并发访问，就有可能出现 10

万个会话对象,内存可能吃不消,于是 Web 容器就会把一些会话先序列化到硬盘中,等要用了,再把保存在硬盘中的对象还原到内存中。

当两个进程在进行远程通信时,彼此可以发送各种类型的数据。无论是何种类型的数据,都会以二进制序列的形式在网络上传送。发送方需要把这个 Java 对象转换为字节序列,才能在网络上传送;接收方则需要把字节序列再恢复为 Java 对象,在此过程中需要遵循以下安全原则。

1. 敏感数据签名和加密　敏感数据传输过程中要防止窃取和恶意篡改。使用安全的加密算法加密传输对象可以保护数据,这就是所谓的对对象进行密封。而对密封的对象进行数字签名则可以防止对象被非法篡改,保持其完整性。在以下场景中,需要对对象密封和数字签名来保证数据安全:①序列化或传输敏感数据;②没有诸如安全套接字层协议(secure sockets layer,SSL)传输通道一类的安全通信通道或者对于有限的事务来说代价太高;③敏感数据需要长久保存(比如在硬盘驱动器)。

应该避免使用私有加密算法。这类算法大多数情况下会引入不必要的漏洞。对敏感数据仅加密是不够的,黑客完全可以随机改动密文,让接收者无法解密。或者即使解密成功,也无法验证数据的完整性。先加密后签名也是不合适的,黑客可以把原始签名去除或者修改,让接收者无法通过签名验证。正确的做法应该是先签名,再加密。

2. 禁止序列化未加密的敏感数据　虽然序列化可以将对象的状态保存为一个字节序列,之后通过反序列化该字节序列又能重新构造出原来的对象,但是它并没有提供一种机制来保证序列化数据的安全性。可访问序列化数据的攻击者可以借此获取敏感信息并确定对象的实现细节。攻击者也可恶意修改其中的数据,试图在其被反序列化之后对系统造成危害。因此,敏感数据序列化之后是潜在对外暴露着的。不应该被序列化的敏感信息包括密钥、数字证书,以及那些在序列化时引用敏感数据的类。防止敏感数据被无意识地序列化而导致信息泄露通常有两种方案:一种是加密之后再序列化;还有一种是使用 transient 关键字或者其他序列化方法防止敏感字段被序列化。

3. 防止绕过安全管理　序列化和反序列化可能被利用来绕过安全管理器的检查。一个可序列化类的构造器中出于防止不可信代码修改类的内部状态等原因可能需要引入安全管理器的检查。这种安全管理器的检查必须应用到所有能够构建类实例的地方。例如,如果某个类依据安全检查的结果来判定调用者是否能够读取其敏感内部状态,那么这类安全检查也必须在反序列化中应用。这就确保了攻击者无法通过反序列化对象来提取敏感信息。

(六)数据库安全访问

1. 访问权限控制　按照"最小化原则"为应用程序分配合适的数据库访问权限,避免分配过大或者不必要的数据库权限,禁止将数据库权限分配给应用程序。

2. 保护数据库连接账号和密码信息　禁止在应用程序代码和配置文件中明文存放数据库连接账号和密码信息,可以对数据库连接账号和密码信息加密后存放到配置文件中。

3. 使用参数化请求方式　SQL 注入攻击是攻击者改变 SQL 请求的内容,把提交的数据变成了 SQL 执行命令的一部分。使用参数化的 SQL 请求是防止 SQL 注入的有效方法,参数化的 SQL 语句通常是由 SQL 字符构造的,来自用户的数据需要与一些绑定的参数组合在一起,开发者使用这些绑定参数来准确地向数据库指出哪些应该被当作数据,哪些应该被当作命令,当程序要执行该语句的时候,它就会告知数据库这些绑定参数的运行值,这样就避免了数据被认为是命令语句而被执行的错误。

二、系统应用安全防护

(一)跨站漏洞

由于跨站漏洞危害性小于注入和反序列化,因此常被各程序开发者忽略,但实际上跨站漏洞通过精心构造,联动其他漏洞往往能起到意想不到的绝佳效果。常见的跨站漏洞包括以下四种。

1. **跨站脚本攻击**（cross-site scripting attack, XSS） XSS 是最常见的 Web 应用程序安全漏洞之一。XSS 是指攻击者在网页中嵌入客户端脚本，当用户使用浏览器浏览被嵌入恶意代码的页面时，恶意代码将会在用户的浏览器上执行。XSS 属于客户端攻击，受害者最终是用户。由于网站管理员也属于用户之一，这就意味着 XSS 可以攻击"服务器端"。因为管理员比普通用户的权限大得多，一般管理员都可以对网站进行文件管理、数据管理等操作，而攻击者就有可能靠管理员身份作为"跳板"实施攻击。

（1）XSS 原理解析：XSS 攻击是在网页中嵌入客户端恶意脚本代码，通过下面实例说明其原理。

如图 7-8 所示，为一个简单的 XSS 漏洞实例，在提交框提交数据后，在该页面回显，点击 Submit 后进行弹窗，回显数据，如图 7-9 所示。

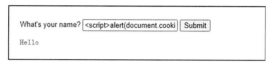

图 7-8　XSS 注入脚本

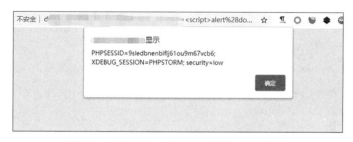

图 7-9　XSS 注入成功的用例测试回显数据

如图 7-10 所示，代码可知页面没有进行任何安全过滤。因此当输入 <script>alert（document.cookie）</script>，将触发 XSS 攻击，进行弹窗同时打印用户当前 Cookie 值。

```php
<?php
    header("X-XSS-Protection:0");
    //Is there any input?
    if(array_key_exists("name",$_GET)){
        //Feedback for end user
        $html.='<pre>Hello'.$_GET['name'].'</pre>';
}
?>
```

图 7-10　存在 XSS 漏洞的源代码

在真实的攻击中，攻击者不仅仅弹出一个框，通常使用 <script src＝malicious script address></script> 方式来加载外部脚本，该脚本可以用来盗取 Cookie，监听用户键盘记录等行为。

（2）修复 XSS 跨站漏洞：XSS 跨站漏洞最终形成的原因是对输入输出没有严格过滤，在页面执行脚本。这就意味着只要过滤敏感字符，就可以修复 XSS 跨站漏洞。如对用户的输入、参数过滤，对输出进行编码，以及在服务端设置会话属性。

2. **跨站请求伪造**（cross-site request forgery, CSRF） 在 CSRF 的攻击场景中攻击者会伪造一个请求（这个请求一般是一个链接），然后欺骗目标用户进行点击，用户一旦点击了这个请求，整个攻击就完成了。

（1）CSRF 原理解析：通过具体操作案例说明 CSRF 原理。

1）用户小明打开浏览器，访问受信任网站 A，输入用户名和密码请求登录网站 A。

2）在用户信息通过验证后，网站 A 产生 Cookie 信息并返回给浏览器，此时小明登录网站 A 成功，可以正常发送请求到网站 A。

3）小明未退出网站 A 之前，在同一浏览器中，访问到恶意网站 hackersite。

4）hackersite 网站接收到小明请求后，加载恶意脚本，请求站点 A 的一个功能接口。

5）浏览器在接收到这些攻击性代码后，在用户不知情的状况下携带会话信息，向网站 A 发出请求。此时网站 A 并不知道该请求其实是由 hackersite 站点发起的，所以会根据小明的会话信息以小明的权限处理该请求，导致来自 hackersite 站点的恶意代码被执行。

假如站点 A 存在一处修改用户密码功能点如图 7-11 所示，则数据包请求格式如图 7-12 所示，此功能点源代码如图 7-13 所示。

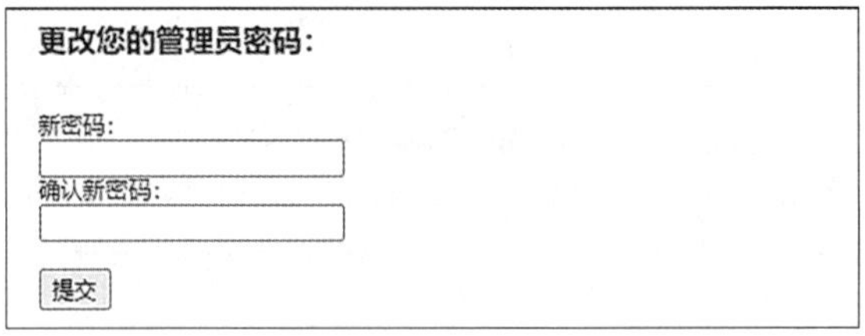

图 7-11 可能具有 CSRF 漏洞的位置点

```
GET ?password_new=password&password_conf=password&Change=Change HTTP/1.1
Host: com.8003
Upgrade-Insecure-Requests: 1
User-Agent: Mozilla/5.0 (Windows NT 10.0; Win64; x64) AppleWebKit/537.36 (KHTML, like Gecko) Chrome/92.0.4515.131 Safari/537.36
Accept:
text/html,application/xhtml+xml,application/xml;q=0.9,image/avif,image/webp,image/apng,*/*;q=0.8,application/signed-exchange;v=b3;q=0.9
Referer:
Accept-Encoding: gzip, deflate
Accept-Language: zh-CN,zh;q=0.9
Cookie: PHPSESSID=ia9k3t0i7akhprlvpetib258c6;
Connection: close
```

图 7-12 存在 CSRF 漏洞网站请求数据包

```php
<?php

if( isset( $_GET[ 'Change' ] ) ) {
    // Get input
    $pass_new  = $_GET[ 'password_new' ];
    $pass_conf = $_GET[ 'password_conf' ];

    // Do the passwords match?
    if( $pass_new == $pass_conf ) {
        // They do!
        $pass_new = ((isset($GLOBALS["___mysqli_ston"]) && is_object($GLOBALS["___mysqli_ston"])) ?
mysqli_real_escape_string($GLOBALS["___mysqli_ston"],  $pass_new ) : ((trigger_error("[MySQLConverterToo]
Fix the mysql_escape_string() call! This code does not work.", E_USER_ERROR)) ? "" : ""));
        $pass_new = md5( $pass_new );

        // Update the database
        $insert = "UPDATE `users` SET password = '$pass_new' WHERE user = '" . dvwaCurrentUser() . "';";
        $result = mysqli_query($GLOBALS["___mysqli_ston"],  $insert ) or die( '<pre>' .
((is_object($GLOBALS["___mysqli_ston"])) ? mysqli_error($GLOBALS["___mysqli_ston"]) : (($___mysqli_res =
mysqli_connect_error()) ? $___mysqli_res : false)) . '</pre>' );

        // Feedback for the user
        $html .= "<pre>Password Changed.</pre>";
    }
    else {
        // Issue with passwords matching
        $html .= "<pre>Passwords did not match.</pre>";
    }

    ((is_null($___mysqli_res = mysqli_close($GLOBALS["___mysqli_ston"]))) ? false : $___mysqli_res);
}

?>
```

图 7-13 存在 CSRF 漏洞的代码示例图

由代码可以看出，服务器并没有对用户输入源做用户认证，便完成修改密码操作，因此存在 CSRF 漏洞。搭建站点 hackersite，构造攻击页面，如图 7-14 所示。

```
<img src="http://asite.com/action/changepasswd/?password_new=hack&password_conf=hack&Change=Change#" border="0" style=
"display:none;"/>

<h1>404<h1>

<h2>file not found.<h2>
```

图 7-14 构造恶意脚本页面

如果用户在未退出网站 A 之前，访问了 hackersite，那 hackersite 则会让浏览器访问 A 修改密码功能点，在用户不知情的状况下修改了密码，如图 7-15 所示。

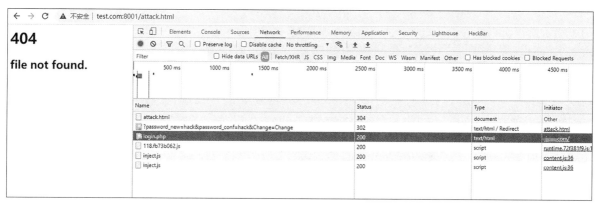

图 7-15 加载恶意页面，客户端请求了有 CSRF 漏洞的站点

（2）修复 CSRF 漏洞：通常采用二次确认和令牌（token）认证方式修复 CSRF 漏洞。

二次确认是指在调用某些功能时进行二次验证，如修改密码，转账等功能点，点击提交后会出现弹窗要求二次确认，或进行敏感操作时输入验证码确认。

用户登录后随机生成字符串序列储存在会话中，在用户进行敏感操作的页面加入隐藏的随机会话字符串序列值。当用户进行某些功能操作，提交参数时一起提交至后台，由后台服务器比对该会话序列是否与服务器存储的会话相同，一致则为正常请求。

3. 跨域资源共享（cross-origin resource Sharing，CORS） JSONP（JSON with Padding）是基于 JSON 格式的为解决跨域请求资源而产生的解决方案。由于浏览器同源策略的限制，浏览器只允许 XMLHttpRequest 请求当前相同（域名、协议、端口）的资源，而对请求脚本资源没有限制。

（1）JSONP 劫持原理解析：通过具体操作案例说明 JSONP 原理。

1）医生李华在网站 A 注册并登录，网站 A 包含了用户的身份证明（uid）、用户名（uname）、部门（department）等信息。

2）网站 A 存在共享给其他子域其他服务器的查询接口。

3）李华通过浏览器向网站 hackersite 发出 URL 请求。

4）网站 hackersite 向李华返回响应页面，响应页面中注册了 JavaScript 的回调（callback）函数和向网站 A 请求的脚本标签，示例代码如图 7-16 所示。

5）李华收到响应，解析代码，将回调函数作为参数向网站 A 发出请求。

6）网站 A 接收到请求后，解析请求的 URL，以 JSON 格式生成请求需要的数据，将封装的包含用户信息的 JSON 数据作为回调函数的参数返回给浏览器，网站 hackersite 返回的数据实例如图 7-17 所示。

7）网站 hackersite 数据返回后，浏览器则自动执行回调函数对步骤4）返回的 JSON 格式数据进行处理，通过 alert 弹窗展示了用户在网站 A 的注册信息。另外也可将 JSON 数据回传到网站 hackersite 的服务器，这样网站 hackersite 利用网站 B 的 JSONP 漏洞便获取到了用户在网站 B 注册的信息。

```html
<!DOCTYPE html>
<html lang="en">
<head>
    <meta charset="UTF-8">
    <title>jsonp</title>
</head>
<body>
    jsonp劫持
</body>
    <script>
        function jsonCallback(data){
            alert(JSON.stringify(data))
        }
    </script>
    <script src="http://asite.com:8003/jsonp.php?callback=jsonCallback"></script>
</html>
```

图 7-16   构造恶意的 JSONP 劫持站点

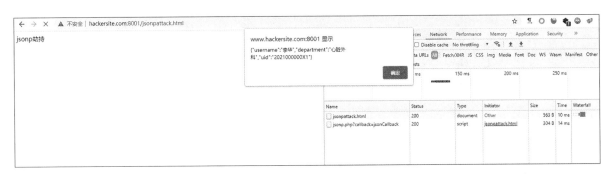

图 7-17   恶意网站获取到的医院的数据

（2）JSONP 修复：JSONP 修复可以通过以下几种方式进行。

1）验证 HTTP_REFERER 头信息。

2）在请求中添加 CSRFToken 并在后端进行验证。

3）按照 JSON 格式标准输出，内容类型（content-type）设置为（content-Type：application/json；charset＝utf-8）。

4）严格过滤回调函数名及 JSON 里数据的输出（防止 XSS）。

4. 服务器请求伪造（server side request forgery，SSRF）   SSRF 是一种构造请求，由服务端发起的安全请求漏洞。很多 Web 应用系统都提供了从其他服务器上获取数据的功能。用户可以利用 Web 应用提供的接口功能获取图片、下载文件、读取文件内容等。这个功能设计存在漏洞，就可利用该漏洞将 Web 应用服务器作为攻击机攻击远程和本地的服务器。

（1）SSRF 漏洞原理解析：一般情况下 SSRF 攻击的目标是外网无法访问的内部系统，黑客可以利用 SSRF 漏洞获取内部系统的一些信息。SSRF 形成的原因大多是由于服务端提供了从其他服务器应用获取数据的功能且没有对目标地址进行过滤与限制。比如从指定 URL 地址获取网页文本内容，加载指定地址的图片、翻译文本、下载等。

SSRF 攻击流为：攻击者→服务器→内网服务器。图 7-18 为一种 SSRF 漏洞示例代码。

程序使用了 curl_exec（）函数，该函数用于发起 curl 请求，如果不对发起的请求进行过滤与限制，该函数可以利用 curl 函数支持的协议进行攻击。

```
if(isset($_GET['url']) && $_GET['url'] != null){

    //接收前端URL没问题,但是要做好过滤,如果不做过滤,就会导致SSRF
    $URL = $_GET['url'];
    $CH = curl_init($URL);
    curl_setopt($CH, CURLOPT_HEADER, FALSE);
    curl_setopt($CH, CURLOPT_SSL_VERIFYPEER, FALSE);
    $RES = curl_exec($CH);
    curl_close($CH) ;

    echo $RES;

}
```

图 7-18 SSRF 漏洞示例代码

由于该函数本质为调用 curl,如图 7-19 所示,可知该函数可以进行 ftp 溢出、file 文件读取、smtp 爆破、telnet 探测端口等一系列应用层面攻击。

```
C:\Users          >curl --version
curl 7.83.1 (Windows) libcurl/7.83.1 Schannel
Release-Date: 2022-05-13
Protocols: dict file ftp ftps http https imap imaps pop3 pop3s smtp smtps telnet tftp
Features: AsynchDNS HSTS IPv6 Kerberos Largefile NTLM SPNEGO SSL SSPI UnixSockets
```

图 7-19 curl 支持的协议

图 7-20 所示为利用 curl 协议进行的服务器 file 读取。此外,SSRF 还可以用于攻击内网应用,如 redis 数据库。

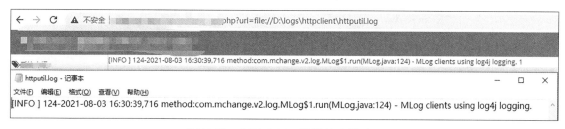

图 7-20 利用 SSRF 漏洞的文件读取

(2) SSRF 漏洞修复:通过以下几种方式可以修复 SSRF 漏洞。

1) 限制请求的端口只能为 Web 端口,只允许访问 HTTP 和 HTTPS 的请求。

2) 限制不能访问内网的地址,以防止对内网进行攻击。

3) 屏蔽返回的详细信息。

(二)注入攻击及防护

注入攻击是 Web 安全领域中一种最为常见的攻击方式。注入攻击的本质是把用户输入的数据当作代码执行。这里有两个关键条件:第一个是用户能够控制输入;第二个是原本程序要执行的代码,拼接了用户输入的数据。下面是一个 SQL 注入的典型例子。

图 7-21 为一个 User ID 查询页面,当正常输入数字时可以正常回显如图 7-22 所示。当输入某些特殊符号,例如"'",点击"Submit"后,程序报错,如图 7-23 所示。

User ID: [   ] Submit

图 7-21 存在 SQL 注入的用例代码

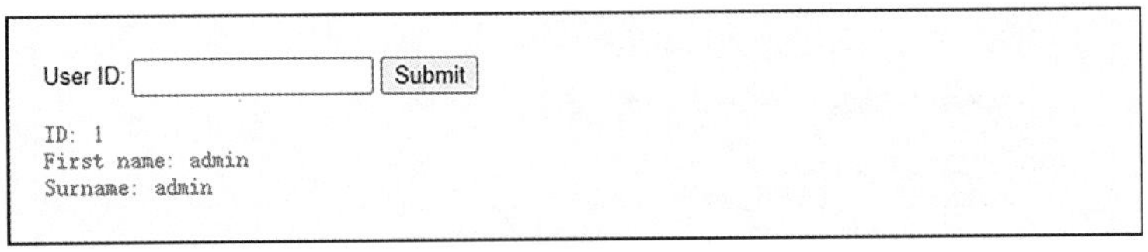

图 7-22   正常的功能点回显

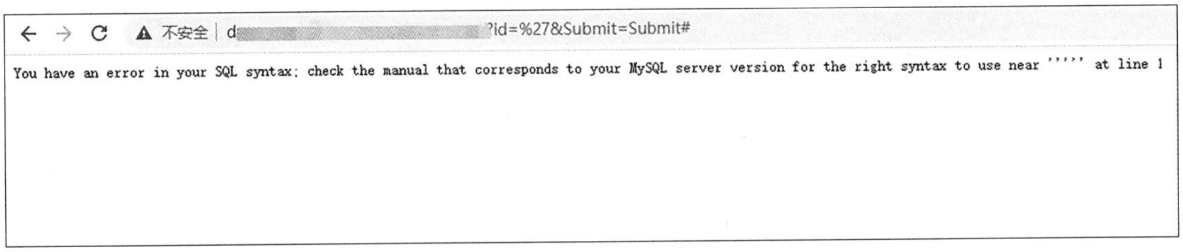

图 7-23   构造恶意数据后的功能点回显

由报错可知,输入的特殊符号被数据库执行了,但由于语法错误,服务器将报错信息回显到用户这里。如图 7-24 所示,通过对源代码的分析,此处对于用户输入的 ID 并没有做任何安全过滤就代入数据库进行查询,由于 ID 是用户可控的,因此可以执行当前权限下的任何数据库操作。

```
if( isset( $_REQUEST[ 'Submit' ] ) ) {
    // Get input
    $id = $_REQUEST[ 'id' ];
    $query  = "SELECT first_name, last_name FROM users WHERE user_id = '$id';";
    $result = mysqli_query($GLOBALS["___mysqli_ston"],  $query ) or die( '<pre>' .
((is_object($GLOBALS["___mysqli_ston"])) ? mysqli_error($GLOBALS["___mysqli_ston"]) :
(($___mysqli_res = mysqli_connect_error()) ? $___mysqli_res : false)) . '</pre>' );

    // Get results
        while( $row = mysqli_fetch_assoc( $result ) ) {
        // Get values
        $first = $row["first_name"];
        $last  = $row["last_name"];

        // Feedback for end user
        $html .= "<pre>ID: {$id}<br />First name: {$first}<br />Surname: {$last}
</pre>";
        }

    mysqli_close($GLOBALS["___mysqli_ston"]);
```

图 7-24   存在 SQL 注入的功能点代码示例

注入最大的危害在于原本正常执行的查询语句,经过攻击者精心构造的恶意代码,可以让服务器执行原来不应该被用户执行的功能。回过头来看看注入攻击的两个条件:①用户能够控制数据的输入——在这里,用户能够控制变量"ID";②原本要执行的代码,拼接了用户的输入,并执行。

在 SQL 注入的过程中,如果网站的 Web 服务器开启了错误回显,则会为攻击者提供极大的便利,比如攻击者在参数中输入一个单引号"'",引起执行查询语句的语法错误,服务器直接返回了错误信息,事实上针对 SQL 注入的最常规检测仍然是根据页面返回结果来判定有无注入。屏蔽报错信息,或者做统一地址跳转,能够防御绝大多数的初级黑客和漏洞扫描器。以下是常用的注入防护方法。

1. 使用预编译语句   Java 使用 Statement、CallableStatement、PreparedStatement,三者分别用于执行静态语句、预编译 SQL 对象、执行 SQL 存储过程。图 7-25 是一个 Java 预编译示例。

这里采用了 PreparedStatement 预编译,将 SQL 语句:"select username from user where id =?" 预先进行语法分析,产生语法树,生成执行计划。

使用页面超文本预处理器(PHP)可以把 PHP 数据对象(PDO)看作是 PHP 提供的一个类,其原理也是基于预编译。它提供了一组数据库抽象层应用程序接口,使得编写 PHP 代码不再关心具体要连接的数据库类型。既可以使用 PDO 连接 MySQL，也可以用它连接 Oracle，并且 PDO 很好地解决了 SQL 注入问题。图 7-26 是一个 PHP 预编译示例。

```
//获取连接
Connection conn = DbUtil.getConnection();
//SQl查询
String sql="select username frome user where id=?";
//预编译SQL，减少sql执行
PreparedStatement ps= conn.prepareStatement(sql);
//传参
ps.sentInt(1,id);
//执行
ps.executeQuery();
```

图 7-25　Java 预编译示例

```
$data = $db->prepare( 'SELECT first_name, last_name FROM users WHERE user_id = (:id)
LIMIT 1;' );
$data->bindParam( ':id', $id, PDO::PARAM_INT );
$data->execute();
$row = $data->fetch();
```

图 7-26　PHP 处理预编译

实例化 PDO 对象之后，首先是对请求 SQL 语句做预编译处理。在这里使用了占位符的方式，将该 SQL 传入 prepare 函数后，预处理函数就会得到本次查询语句的 SQL 模板类，并将这个模板类返回，模板可以防止传递那些危险变量改变本身查询语句的语义。然后使用 bindParam（）函数对用户输入的数据和参数 ID 进行绑定，最后再执行。

通过上述两个例子，后面输入的参数，无论输入的是什么，都不会影响该 SQL 语句的语法结构，因为语法分析已经完成，而语法分析主要是分析 SQL 命令，比如 union、select、from、where、and、or、order by 等。所以，即使后面输入这些 SQL 命令，也不会被当成 SQL 命令来执行，因为这些 SQL 命令的执行，必须先通过语法分析，生成执行计划。既然语法分析已经完成，已经预编译过了，那么后面输入的任何命令都只会被当成 ID 的参数，是绝对不可能作为 SQL 命令来执行的。

2. 使用黑名单、正则表达式　预编译可以有效预防 SQL 注入，但是某些特定场景下，可能需要拼接用户输入的数据。这种情况下，使用预编译对于动态拼接的 SQL 语句防御就可能失效了，需要对用户输入的数据进行严格的检查，使用正则表达式对危险字符串进行过滤，这种方法是基于黑名单的过滤，以至于黑客想尽一切办法进行绕过注入。基于正则表达式的过滤方法还是不安全的，因为还存在绕过的风险，所以需要对用户输入的特殊字符进行严格过滤，如'、"、<、>、/、*、;、+、-、&、|、(、)、and、or、select、union。

3. 数据库权限划分　Web 应用中用于连接数据库的用户与数据库的系统管理员用户的权限有严格的区分，并设置 Web 应用中用于连接数据库的用户不允许操作其他数据库。设置 Web 应用中用于连接数据库的用户对 Web 目录不允许有写权限。

在实际生产中，常见的注入利用形式还有报错注入、基于时间盲注、布尔盲注、二次注入、堆叠注入、宽字节注入等，进而衍生出 SQL 注入的防御与逃逸。

（三）文件上传安全防护

文件上传漏洞是指用户上传了一个可执行的脚本文件，并通过此脚本文件获得了执行服务器端命令的能力。这种攻击方式是最为直接和有效的，有时候几乎没有什么技术门槛。

文件上传功能本身是一个正常业务需求，对于网站来说，很多时候也确实需要用户将文件上传到服务器。所以"文件上传"本身没有问题，但有问题的是文件上传后，服务器怎么处理、解释文件。如果服务器的处理逻辑做得不够安全，则会导致严重的后果。文件上传后导致的常见安全问题一般有：①上传文件是 Web 脚本语言，服务器的 Web 容器解析并执行了用户上传的脚本，导致代码执行；②上传文件是超大文本，占用服务器资源，影响网站正常业务；③上传文件是钓鱼图片或者是包含了脚本的图片，在某些版本的浏览器中会被作为脚本执行，被用于钓鱼和欺诈；④上传一个合法的文本文件，其内容包含了 PHP 脚本，再通过"本地文件包含漏洞"（local file include，LFI）执行此脚本等。

　　下面是一个文件上传功能点示例，图 7-27 为用户头像上传，或者后台文件上传功能点，通过查看其源代码如图 7-28，发现该功能点并没有限制上传格式，并且回显上传路径。

```
Choose an image to upload:

选择文件  未选择任何文件

Upload
```

图 7-27　一个演示文件上传漏洞的功能点

```php
if( isset( $_POST[ 'Upload' ] ) ) {
    // Where are we going to be writing to?
    $target_path  = DVWA_WEB_PAGE_TO_ROOT . "hackable/uploads/";
    $target_path .= basename( $_FILES[ 'uploaded' ][ 'name' ] );

    // Can we move the file to the upload folder?
    if( !move_uploaded_file( $_FILES[ 'uploaded' ][ 'tmp_name' ], $target_path ) ) {
        // No
        $html .= '<pre>Your image was not uploaded.</pre>';
    }
    else {
        // Yes!
        $html .= "<pre>{$target_path} succesfully uploaded!</pre>";
    }
}
```

图 7-28　存在文件上传漏洞的源代码示例

　　这里就可以触发一个高危上传漏洞，用户可以直接上传一个恶意脚本，获取 Web 服务权限。图 7-29 显示为上传的恶意脚本路径。

```
Choose an image to upload:

选择文件  未选择任何文件

Upload

../../hackable/uploads/sell.php succesfully uploaded!
```

图 7-29　上传完文件后给用户返回的路径

　　通过 Webshell 终端管理工具如图 7-30，可以对恶意脚本进行管理，利用代码执行模拟虚拟终端，实现对服务器的长效控制。

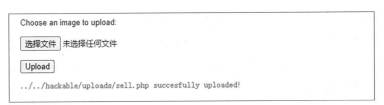

图 7-30　使用 Webshell 连接上传的文件木马

对上述的示例进行代码增加补丁修改,如图 7-31 所示,可以看出文件路径通过 strrpos 函数截取文件后缀名位置,再利用 substr 函数截取到后缀名防止 00 截断。根据白名单策略又限制了只能为 jpeg、jpg、png。使用 getimagesize 函数用于检测是否为图片格式,防止为脚本程序。由此,可以总结出以下几点防御措施。

```php
if( isset( $_POST[ 'Upload' ] ) ) {
    // Where are we going to be writing to?
    $target_path  = DVWA_WEB_PAGE_TO_ROOT . "hackable/uploads/";
    $target_path .= basename( $_FILES[ 'uploaded' ][ 'name' ] );

    // File information
    $uploaded_name = $_FILES[ 'uploaded' ][ 'name' ];
    $uploaded_ext  = substr( $uploaded_name, strrpos( $uploaded_name, '.' ) + 1);
    $uploaded_size = $_FILES[ 'uploaded' ][ 'size' ];
    $uploaded_tmp  = $_FILES[ 'uploaded' ][ 'tmp_name' ];

    // Is it an image?
    if( ( strtolower( $uploaded_ext ) == "jpg" || strtolower( $uploaded_ext ) == "jpeg" || strtolower(
$uploaded_ext ) == "png" ) &&
        ( $uploaded_size < 100000 ) &&
        getimagesize( $uploaded_tmp ) ) {

        // Can we move the file to the upload folder?
        if( !move_uploaded_file( $uploaded_tmp, $target_path ) ) {
            // No
            $html .= '<pre>Your image was not uploaded.</pre>';
        }
        else {
            // Yes!
            $html .= "<pre>{$target_path} succesfully uploaded!</pre>";
        }
    }
    else {
        // Invalid file
        $html .= '<pre>Your image was not uploaded. We can only accept JPEG or PNG images.</pre>';
    }
}
```

图 7-31 对源代码加固后的文件上传功能点

1. 文件上传的目录设置为不可执行 只要 Web 容器无法解析该目录下的文件,即使攻击者上传了脚本文件,服务器本身也不会受到影响,所以此点至关重要。在实际应用中,很多大型网站的上传应用,文件上传后会放到独立的存储上,做静态文件处理。一方面方便使用缓存加速,降低性能损耗;另一方面也杜绝了脚本执行的可能。但是对于一些小应用,如果存在文件上传功能,则仍需要多加关注。

2. 判断文件类型 在判断文件类型时,可以结合使用 Mime-Type、后缀检查等方式。在文件类型检查中,强烈推荐白名单的方式,黑名单的方式已经被证明是不可靠的。此外,对于图片的处理,可以使用压缩函数或者 resize 函数,在处理图片的同时破坏图片中可能包含的 html 代码。

3. 使用随机数改写文件名和文件路径 文件上传如果要执行代码,则需要用户能够访问到这个文件。在某些环境中,用户能上传,但不能访问。如果应用使用随机数改写了文件名和路径,将增加攻击的成本。

4. 单独设置文件服务器的域名 由于浏览器同源策略的关系,一系列客户端攻击将失效,比如上传 crossdomain.xml、上传包含 JavaScript 的 XSS 利用等问题将得到解决。但能否如此设置,还需要看具体的业务环境。

文件上传问题,看似简单,但要实现一个安全的上传功能,殊为不易。如果还要考虑到病毒、木马、色情图片与视频、含有违法违规内容的文件等与具体业务结合更紧密的问题,则需要做的工作就更多了。不断地发现问题,结合业务需求,才能设计出最合理、最安全的上传功能。

(四)加密与签名

Web 安全是当今信息安全热门方向,以前大多数 Web 服务都是基于 HTTP 协议,HTTP 是明文传输的,这就造成了很大的安全隐患。在网络传输过程中,只要数据包被人劫持,毫无半点隐私可言,由此 HTTPS 应运而生。HTTPS 主要的作用是完成加密传输数据,确保客户端和服务器之间传输的数据不被中间人窃取、篡改,以及验证访问的网站的真实性,这就需要加密和签名实现。

　　HTTPS 为了兼顾安全与效率,同时使用了对称加密和非对称加密。数据是被对称加密传输的,对称加密过程需要客户端的一个密钥,为了确保能把该密钥安全传输到服务器端,采用非对称加密对该密钥进行加密传输。总的来说,对数据进行对称加密,对称加密所要使用的密钥通过非对称加密传输。HTTPS 在传输的过程中会涉及三个密钥:服务器端的公钥和私钥,用来进行非对称加密;客户端生成的随机密钥,用来进行对称加密。

　　一个 HTTPS 请求实际上包含了两次 HTTP 传输,如图 7-32 所示,可以细分为 8 步。①客户端向服务器发起 HTTPS 请求,连接到服务器的 443 端口。②服务器端有一个密钥对,即公钥和私钥,是用来进行非对称加密使用的,服务器端保存着私钥,不能将其泄露,公钥可以发送给任何人。③服务器将自己的公钥发送给客户端。④客户端收到服务器端的证书之后,会对证书进行检查,验证其合法性,如果发现证书有问题,那么 HTTPS 传输就无法继续。严格地说,这里应该是验证服务器发送的数字证书的合法性,关于客户端如何验证数字证书的合法性,下文会进行说明。如果公钥合格,那么客户端会生成一个随机值,这个随机值就是用于进行对称加密的密钥,即客户端密钥,这样在概念上和服务器端的密钥容易进行区分。然后用服务器的公钥对客户端密钥进行非对称加密,这样客户端密钥就变成密文了。至此,HTTPS 中的第一次 HTTP 请求结束。⑤客户端会发起 HTTPS 中的第二次 HTTP 请求,将加密之后的客户端密钥发送给服务器。⑥服务器接收到客户端发来的密文之后,会用自己的私钥对其进行非对称解密,解密之后的明文就是客户端密钥,然后用客户端密钥对数据进行对称加密,这样数据就变成了密文。⑦服务器将加密后的密文发送给客户端。⑧客户端收到服务器发送来的密文,用客户端密钥对其进行对称解密,得到服务器发送的数据。这样 HTTPS 中的第二次 HTTP 请求结束,整个 HTTPS 传输完成。

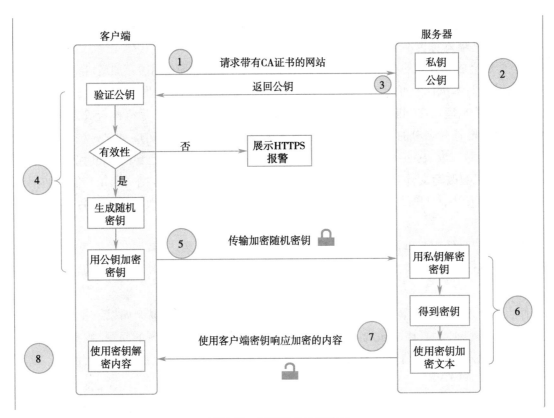

图 7-32 HTTPS 加密流程

由上可知,实现加密通信的关键是证书,假如没用第三方公信证书,双方通信时,如果黑客把客户端接受的服务器的公钥改成自己的公钥,然后利用自己的私钥对报文摘要进行加密制作成签名,发送给客户端,就可以冒名顶替真正的服务器用于客户端通信。

因此就需要第三方担保人证书授权中心(CA)。那 CA 怎么对公钥做担保认证呢? CA 本身也有一对公钥和私钥,CA 会用自己的私钥对要进行认证的公钥进行非对称加密,此处待认证的公钥就相当于是明文,加密完之后,得到的密文再加上证书的过期时间、颁发给、颁发者等信息,就组成了数字证书。

不论什么平台,设备的操作系统中都会内置 100 多个全球公认的 CA,具体就是指设备中存储了这些 CA 的公钥。当客户端接收到服务器的数字证书时,会进行如下验证:①首先,客户端会用设备中内置 CA 的公钥尝试解密数字证书,如果所有内置 CA 的公钥都无法解密该数字证书,说明该数字证书不是由一个全球公认的 CA 签发的,这样客户端就无法信任该服务器的数字证书;②如果有一个 CA 的公钥能够成功解密该数字证书,说明该数字证书就是由该 CA 的私钥签发的,因为被私钥加密的密文只能被与其成对的公钥解密;③检查客户端当前访问的服务器的域名是否与数字证书中提供的"颁发给"这一项吻合,还要检查数字证书是否过期等。

通过浏览器直接获取服务器的公钥很容易,各个浏览器操作大同小异。点击浏览器左上方"锁",找到证书,便可打开证书如图 7-33 所示,这里可以看到颁发机构使用的签名算法等,如图 7-34 和图 7-35 所示。

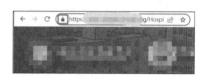

图 7-33　证书查看示例

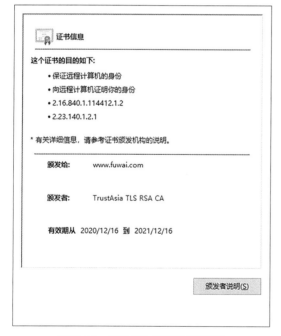

图 7-34　浏览器显示的证书信息

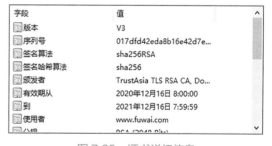

图 7-35　证书详细信息

（五）认证和授权

实践中,大部分 Web 安全漏洞都是针对认证环节发起攻击,也就是说通过利用各种漏洞,攻击者可以直接绕过认证环节,或者通过异常的输入破解认证。因此,对于漏洞的防护,最有效的手段还是加强检测,避免这些漏洞出现,以此来保障认证环节的安全性,在认证环节主要的防护手段分为 3 种。

1. 检测和过滤　对于应用系统来说,一切由用户生成的信息,都是不可信的,需要对这些信息进行检测和过滤,比如在页面渲染输出的时候,对信息进行编码。在用户输入的时候,对关键词进行过滤。对用户的输入进行白名单的限制等。通过这些方法,能够对基于 XSS、SQL 注入和 SSRF 等漏洞的攻击进行一定的防护。

2. 加强认证　大多数情况下,为了用户体验,系统会在用户进行一次登录后,在前端对用户的身份信息进行保存。这样,用户在进行后续操作时就不需要再次登录认证了。这种设计会对系统的安全性造成一定的影响,因为攻击者可能控制用户的前端,来仿冒用户进行操作。为此,对于某些关键性操作(比如下载检查检验结果等),系统需要通过一次性令牌和安全性更高的查看密码等手段进行二次认证,来保障操作的可信。

3. 补丁管理　系统开发过程中,会用到一些中间件,一旦中间件出现漏洞,就容易成为黑客的目标。为了避免系统受到各类中间件漏洞的影响,需要使用各种自动化的插件管理工具,对公开的插件漏洞进行监控,及时更新补丁。

（六）前端安全防护

由于针对前端的攻击防不胜防,一旦攻击者掌握前端的代码,就能够随意篡改前端的逻辑,实现带有想要功能的前端应用。例如"破解版"软件,其实是人为修改了应用的前端认证功能,从而不需要认证就可以正常使用。一般攻击前端的过程可以描述为:攻击者通过分析前端代码,来篡改前端逻辑,实现带有想要功能的前端应用。可以通过混淆技术让黑客无法在前端代码中分析出有效信息。

在不同的语言和环境中,混淆技术都是相对独立的。接下来以 JavaScript 为例,说明混淆防护的思路。

1. 代码无序化　在实际工作中,一般会要求写出清晰简洁的代码。但是,这也为攻击者的代码分析提供了便利。因此,混淆的第一步就是使代码变得无序,从图 7-36 看出代码的逻辑,有一个 obfuscate 方法,这个方法会打出一行日志,日志内容为"I'm obfuscator!"。

在 JavaScript 中,空格、换行、缩进这些内容,只是为了让代码看起来更清晰,便于开发人员查看内容。所以,这些对代码完全可以去除。这样一来,这段代码就可以改成图 7-37 所示。把代码压缩成一行后,攻击者想要阅读就会比较吃力。

在此基础上,还可以让它变得更"难看"。实际上,JavaScript 中的方法名和变量名也不影响逻辑执行,只是开发人员用来表示方法和变量的含义,完全可以用没有意义的随机字符替代。随机字符代替后的效果如图 7-38 所示。

```
function obfuscate() {
console.log("I'm obfuscator!");
}
obfuscate();
```

图 7-36　有序的代码

```
function obfuscate(){console['log']('I'm obfuscator!');}obfuscate();
```

图 7-37　无序的代码

```
function _0xc648a(){console['log']('I\x27m\x20obfuscator!');}_0xc648a();
```

图 7-38　"难看"的代码

2. 简单逻辑复杂化　对于图 7-37 这段无序化后的代码，只要攻击者稍微花点心思去阅读，再配合一些 JavaScript 格式化的工具，也能够弄明白它的逻辑。归根结底还是因为这段代码"太简单"了。那么，如何够让原本简单的代码变得复杂呢？实现方法有很多种，先来看最简单的一种：加入无意义的代码。

再来看图 7-37 所示代码，在这段代码中，本来输出的日志就是一个固定的字符串"I'm obfuscator!"。接下来将这段字符串放在一个字典中，然后再通过字典去获取字符串。修改后的效果如图 7-39 所示。

```
function obfuscate() {
var _0x16df9a = { 'HXGCi': 'I\x27m\x20obfuscator!' };
console['log'](_0x16df9a['HXGCi']);
}
obfuscate();
```

图 7-39　通过字典获取字符后的代码

以上就是通过字典等形式，将常量变成变量的混淆方法。在此基础上，还可以加入一些无意义的 switch、if 和 while 语句，进一步将代码复杂化。除了加入一些无意义的代码，还可以加入一些不会被执行的代码，让混淆的结果更有威慑力。如图 7-40 所示，在这段代码中，中间的 function（_0x2177d9，_0x1442cc）就不会被执行，它的目的仅仅是让代码看起来更复杂而已。

```
(function (_0x2177d9, _0x1442cc) {
var _0xb84613 = function (_0x5a2b5f) {
while (--_0x5a2b5f) {
_0x2177d9['push'](_0x2177d9['shift']());
}
};
_0xb84613(++_0x1442cc);
}(_0x1808, 0x1ea));
function obfuscate() {
console['log']('I\x27m\x20obfuscator!');
}
obfuscate();
```

图 7-40　加入不会被执行的代码后的代码

3. 固定字符动态化　前面介绍的几个混淆代码的例子中，关键字符串"I'm obfuscator!"始终都存在。如果攻击者关心的只是这个字符串，那它通过搜索就可以很快定位到。也就是说，通过前面几种方式混淆的前端代码，其中的接口、密钥和签名等信息，攻击者还是很容易就可以获取到。既然关键字符串"存在"于代码中就不安全，那有没有方法可以让关键字符串"消失"呢？可以通过加入一些逻辑，让这些关键字符串只有在实际运行的时候才会被计算出来，最简单、最直接的思路是将关键字符串改成多个字符串拼接的形式，效果如图 7-41 所示。通过这样改写的方式，黑客就没有办法通过搜索功能，找到"I'm obfuscator!"的位置了。

但是，这种简单分割字符串的方式很容易被发现。所以，可以将这些字符串从它原本的位置拿出来，通过更复杂的方法（如数组的引用、方法的调用等）来获取，效果如图 7-42 所示。这样一来，攻击者想要快速找到 _0x40ca（'0x1'）具体指什么，就需要花上一番工夫了。

```
function obfuscate() {
console['log']('I\x27m\x20o' + 'bfusc' + 'ator!');
}
obfuscate();
```

图 7-41　关键字符串改为多字符拼接后的代码

```
var _0x5e96 = [
'bfusc',
'ator!',
'log',
'I\x27m\x20o'
];
(function (_0x520fe6, _0x366376) {
var _0x38fe5f = function (_0x456d44) {
while (--_0x456d44) {
_0x520fe6['push'](_0x520fe6['shift']());
}
};
_0x38fe5f(++_0x366376);
}(_0x5e96, 0x15e));
var _0x40ca = function (_0x520fe6, _0x366376) {
_0x520fe6 = _0x520fe6 - 0x0;
var _0x38fe5f = _0x5e96[_0x520fe6];
return _0x38fe5f;
};
function obfuscate() {
console[_0x40ca('0x0')](_0x40ca('0x1') + _0x40ca('0x2') + _0x40ca('0x3'));
}
obfuscate();
```

图 7-42　通过更复杂的方法获取后的代码

三、系统安全测试

测试阶段是系统正式发布前的最后一个阶段,在此阶段需要对系统进行充分的安全测试,验证需求分析、设计阶段的安全功能是否符合预期目标,并验证在开发阶段发现的所有安全问题是否得到解决。系统发布前需要经过安全测试,同时信息系统中使用的商业成品软件(中间件、数据库等)也需要经过安全测试并符合国家法律法规要求方可使用。

测试工作应在专门、独立的测试区域开展,不得在生产环境中进行系统测试,测试过程需要留有记录,测试中发现的安全问题或者不符合项,需及时反馈给开发人员修正,测试过程中产生的数据应在测试工作完成后马上清理,避免测试数据引入其他安全风险。

安全测试一般分为自动化测试和手动测试两种方式。自动化测试以覆盖性的测试为目的,可以通过"Web 安全扫描器"对项目或产品进行漏洞扫描。而一些漏洞涉及系统逻辑或业务逻辑,有时候还需要人机交互参与页面流程,因此这类漏洞的检测更多地需要依靠手动测试完成。

系统安全测试具体的检测内容包括输入验证问题、应用程序接口误用问题、安全特性问题、时间和状态问题、错误信息问题、代码封装问题、源代码环境问题等。

第五节　医院信息系统安全运营

安全是"三分技术,七分管理"。在信息系统安全方案设计完成后,需要经受实践的检验,安全是一个持续的过程,安全运营的目的就是把这个"持续的过程"执行起来。安全运营贯穿在整个体系之中,需要将端口扫描、漏洞扫描、代码白盒扫描等发现问题的方式变成一种周期性的任务。

一、信息系统网络安全测评

网络安全是一个持续的过程,永远无法保证在下一刻不会发生网络安全事件,这就需要通过安全运营不断地去发现问题,周期性地做安全健康检查,检测信息系统安全状态的常用手段包括漏洞扫描和渗透测试。

（一）漏洞扫描

漏洞扫描常用来获取被测评对象的安全漏洞信息，系统漏洞包括操作系统本身的安全漏洞，以及运行在操作系统上面的应用程序（例如 IIS、Apache、Nginx、Tomcat、MySQL）的安全漏洞。常见的漏洞扫描工具包括 Nessus、OpenVAS、Nmap 等。

信息系统应用层面常规漏洞包括 SQL 注入、XSS 攻击、文件上传、文件下载、信息泄露、框架注入、CSRF、SSRF、命令执行、弱口令等。一般单位会采用商业或开源扫描器开展漏洞扫描工作。这些扫描器各有特色，有的还包含一些辅助工具，方便开展渗透或漏洞确认工作。

通过漏洞扫描发现漏洞只是第一步，后面还有大量的工作跟进及漏洞修复确认工作，一般医院会将漏洞管理系统直接与内部工单对接，完成漏洞管理闭环流程。漏洞的修复一般有几个优先原则：首先，暴露在互联网上的漏洞必须第一时间发现与修复，对于未及时修复的，需要进行升级处理；其次，高风险的漏洞特别是可以直接拿到权限的漏洞，也需要优先跟进并修复；再次，内部网络重要系统的漏洞，比如人力资源、邮件等，也需要优先；最后，其他内部不重要的系统漏洞，按常规方法跟进处置，按规章处理。

（二）渗透测试

渗透测试是通过模拟攻击者对网络或者是信息系统进行安全攻击，以验证安全防护机制的有效性，通常渗透测试可以分为黑盒测试、白盒测试和灰盒测试。黑盒测试是只需要提供被测试对象的地址，渗透测试人员从指定的测试点进行测试。白盒测试是需要尽可能地提供被测试对象的详细信息，测试人员根据所获取的信息，指定渗透方案，对系统进行高级别的安全测试。灰盒测试是介于黑盒测试和白盒测试之间，需要提供部分被测试对象的信息，渗透测试人员根据所获得的信息，模拟不同级别的威胁进行渗透测试。

在渗透测试开展的部分过程中，要求所使用的技术近似于黑客攻击行为。随着医院对网络安全需求的增长，渗透测试逐渐转变为一种发现问题的手段。

现在医院信息系统的关注点不仅仅是信息系统是否可用，同时还需要关注信息系统有多少个漏洞可能会被攻击者利用，由此会对业务带来影响的范围及量级。这种需求的转变也推动了渗透测试从深度优先向广度优先发展的趋势。因此，从现状来看，针对某一个目标的渗透测试，技术人员应该尽可能地发现目标应用存在的问题，并根据漏洞的真实情况，结合实际的业务流程，确定漏洞的危害范围及级别。

二、代码安全审计

渗透测试偏重于进行整体安全状况的分析及测试，能站在使用者视角发现系统中的各类安全隐患，并提出解决建议。但是，渗透测试给出的解决建议并不一定具有良好的可行性。这主要是由于渗透测试人员无法知道系统的具体架构及设计方式，导致在发现各类中高危漏洞时只能提出常规、通用的解决方案。从系统开发人员角度来看，此类通用解决方案仅有参考意义，并不具备实践指导。这也是很多医院在渗透测试服务需求时期望不高的症结所在。

代码安全审计完全从"白盒"视角开展，通过安全人员对源代码的检查，发现各个功能点的实现方法及设计缺陷，也就是安全漏洞。这样，可在完整了解系统设计架构的基础上提出具有高可行性的修复建议，从而有效解决渗透测试中的缺陷。

目前的 Web 系统由于功能复杂，代码量非常大。如果人工阅读整套代码，工作量非常大。从另一个角度考虑，Web 系统中的源代码大部分用于实现基础功能，这些功能并不涉及用户交互，仅为后台处理数据所用。因此在进行代码审计时，可以考虑不完整阅读所有代码，聚焦具有用户交互功能的业务点及系统所有的业务流程，从而快速、精准地发现安全隐患。典型的代码安全缺陷有缓冲区溢出、代码注入、跨站脚本、输入验证、密码管理、配置错误、危险函数等,代码安全审计可分为以下四个步骤进行。

1. 整体业务流程分析及绘制　该步骤针对目标系统的主要功能进行人工识别,寻找用户可控点及对应后续业务流程,并针对业务流程绘制有效的整体业务流程图,为后续代码审计提供直接路径支持。

2. 重点业务流程及相同项目归类　在医院信息系统当中,业务类型非常多,并且存在大量相同类型的业务,区别仅为查询的目标不同。在完成针对整体业务流程的分析之后,由于业务的复杂性会导致业务流程图非常烦琐并且复杂。相同项目归类的目的在于有效降低业务的复杂性及工作的无效支出。

3. 参数含义确定　从用户视角来看,会有大量用于与后台系统交互的参数点,这些参数点由于其交互的特性,会直接被攻击者用于尝试控制,进而实现对业务及 Web 系统的攻击。因此在前端需要有效地识别参数并且进行合理的模糊测试,可清晰地整理出可控点,并根据可控点进行针对性的代码审计,从而显著提升代码审计的准确性及效率。

4. 根据业务流程开展代码安全审计　完成上述步骤之后,可绘制出含有各项业务功能点及对应参数的业务流程图。之后再根据业务特点选择有效的代码审计入口,并完整跟踪整条业务流程。审计业务流程代码时,重点观察每个传参点的作用及防护机制,并了解每个传参点对应的业务场景,最后根据业务场景及功能来分析当前防护机制的有效性等。这个阶段由人工进行业务流程跟踪,并确认整体系统安全防护特点。

接下来举例说明 XSS 跨站漏洞审计过程。在当今 Web 业务开展中,大量与用户交互的站点都可能存在 XSS 漏洞,只要有用户输入点,并且输入信息可回显,都可能存在 XSS 漏洞。

当面对 Web 站点开展源代码审计时,直接阅读所有源代码会带来非常大的工作量。因此从安全角度考虑,可直接在源代码中寻找可能出现 XSS 的地方。首先寻找输出点,如果目标站点使用了模板引擎,直接查看模板文件即可。利用代码审计工具分析变量,并寻找输出点,如图 7-43 所示。

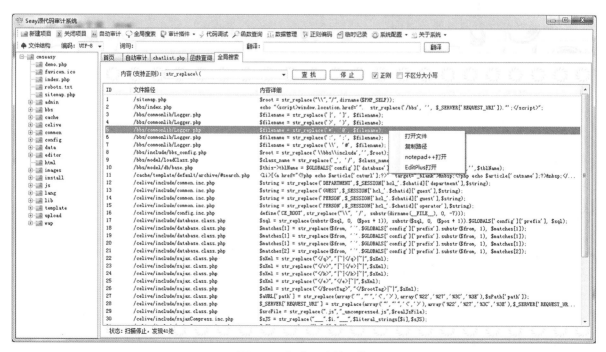

图 7-43　源代码审计系统

利用这种方式寻找输出点比较全面,但并不是所有的输出点都可被用户控制。如果很多输出点都由 Web 业务逻辑进行自动化的输出,那么这种用户无法控制的输出点不会存在 XSS 隐患。当然,也可能存在其他类型的漏洞,并且需要跟踪参数传递过程才能发现。因此,直接寻找输出点,还需按照用户可控性进行区分,这个过程比较费时间。但这种寻找方式更加全面,因此建议在进行整站源代码审计时使用。

要快速审计代码,推荐的方法是根据功能点定位输出点,比如评论、留言、发表文章、用户资料等地方。这些地方由于非常适合 XSS 漏洞存在,利用审计工具结合开发工具可以更高效地发现漏洞点。

修复此类问题的方法有两种,第一种将遗漏的传参点进行实体化编码,在 PHP 中可利用 htmlspecialchars()函数实现。第二种添加过滤脚本,将高危、敏感的字符进行强制过滤。

这两种方法均可以实现 XSS 漏洞修复的效果,具体如何使用仍需根据实际应用情况及功能特点选择。

代码审计的主要目的在于从根本上发现漏洞。但是在面对复杂的站点时,由于其功能各不相同,直接阅读整站代码是不现实的。因此在实际的代码审计工作中,需要寻找合适的角度。代码审计是 Web 安全防护体系的一个重要组成部分,但只依托代码审计来解决所有 Web 安全问题并不现实。

三、医院信息系统安全风险评估

《中华人民共和国网络安全法》将开展风险评估作为网络运营者的职责写入法律。信息安全风险是一种可能性,需要利用风险评估的方法来直观感受风险的可能性以及带来的损失程度,信息安全风险评估就是利用既定的方法对组织的信息资产所面临的安全风险进行系统地分析和评价的过程。

信息安全风险评估将资产作为评估对象,整个过程最主要的工作是将资产、威胁、脆弱性等风险要素识别出来,并且对风险进行梳理与计算,将已经计算出的风险值与风险等级定义进行比对,得出风险的程度。

(一)信息安全风险评估的分类

信息安全风险评估从方法上来划分,可以分为定量评估、定性评估和半定量评估三种评估方法。

1. 定量风险评估 是采用量化的数值描述影响(估计出可能损失的金额)和可能性(概率或频率),分析的有效性取决于所用的数值精确度和完整性,医疗行业的信息化日益复杂多变,定量评估所依托的数据条件很难精准地计算,所以定量信息安全风险评估在医疗行业使用很少。

2. 定性评估 也称为专家评价法,是利用分析者的经验或者业界的标准和惯例,为风险管理各个要素的大小或高低程度定性分级,其计算方式简单,易于理解和执行,在医疗信息安全风险评估中被广泛应用。

3. 半定量评估 是综合定量评估和定性评估特点形成的,其优缺点也介于定量评估和定性评估两者之间。

(二)风险评估的实施流程

《信息安全技术 信息安全风险评估规范》(GB/T 20984—2007)规定了风险评估的实施流程,根据流程中的各项工作内容,一般将风险评估实施划分为风险评估准备、风险要素识别、风险分析与风险处置 4 个阶段,如图 7-44 所示。其中,评估准备阶段工作是对评估实施有效性的保证,是评估工作的开始;风险要素识别阶段工作主要是对评估活动中的各类关键要素资产、威胁、脆弱性、安全措施进行识别与赋值;风险分析阶段工作主要是对识别阶段中获得的各类信息进行关联分析,并计算风险值;风险处置建议工作主要针对评估出的风险,提出相应的处置建议,以及按照处置建议实施安全加固后进行残余风险处置等内容。

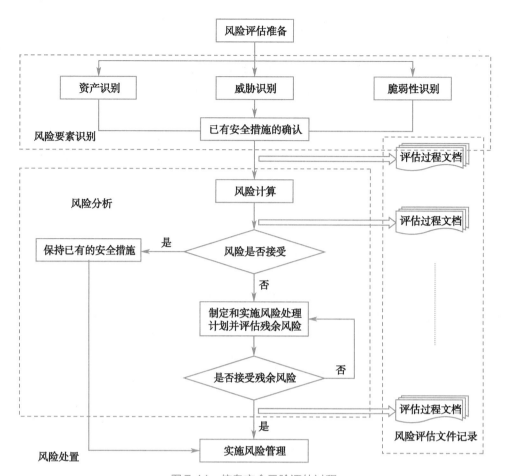

图 7-44　信息安全风险评估过程

四、网络安全应急响应

网络安全应急响应是指为了应对网络安全事件，相关人员或组织机构对网络安全事件进行监测、预警、分析、响应和恢复等工作。尽管现在已经有许多网络安全预防措施，但网络攻击方法不断变化，医院系统安全漏洞不断出现，如果安全管理落实不到位，医院系统面临的风险将有增无减。为保障医院系统的安全运行及数据安全，必须建立相应的应急组织，制定网络安全应急计划，采取网络安全应急保障措施，以及时响应和处理医院系统运行中随时可能出现的安全事件。

（一）网络安全应急响应合规要求

网络安全应急响应是国家网络空间安全保障的重要机制，《中华人民共和国网络安全法》在第五章"监测预警与应急处置"中明确提出了相应的法律要求，如表 7-2 所示。

表 7-2　《网络安全法》关于网络安全应急响应的要求

法律条文	具体要求
第五十二条	负责关键信息基础设施安全保护工作的部门，应当建立健全本行业、本领域的网络安全监测预警和信息通报制度，并按照规定报送网络安全监测预警信息。
第五十三条	国家网信部门协调有关部门建立健全网络安全风险评估和应急工作机制，制定网络安全事件应急预案，并定期组织演练。 负责关键信息基础设施安全保护工作的部门应当制定本行业、本领域的网络安全事件应急预案，并定期组织演练。 网络安全事件应急预案应当按照事件发生后的危害程度、影响范围等因素对网络安全事件进行分级，并规定相应的应急处置措施。

续表

法律条文	具体要求
第五十五条	发生网络安全事件,应当立即启动网络安全事件应急预案,对网络安全事件进行调查和评估,要求网络运营者采取技术措施和其他必要措施,消除安全隐患,防止危害扩大,并及时向社会发布与公众有关的警示信息。

在此基础上,针对网络安全应急响应的管理和技术要求,国家有关部门发布了《信息安全技术　信息系统安全管理要求》《信息安全技术　信息安全事件分类分级指南》《信息安全技术　信息系统灾难恢复规范》《信息安全技术　灾难恢复中心建设与运维管理规范》等标准规范。

（二）应急响应组织与工作机制

网络安全应急响应组织主要由应急领导组和应急技术支撑组组成。领导组的主要职责是领导和协调突发事件与自然灾害的应急指挥、协调等工作;技术支撑组的职责主要是解决网络安全事件的技术问题和现场操作处理安全事件。网络应急响应组织的工作主要包括以下几个方面:①网络安全威胁情况分析研究;②网络安全事件的监测与分析;③网络预警信息发布;④网络安全应急响应预案编写与修订;⑤网络安全应急响应知识库开发与管理;⑥网络安全应急响应演练;⑦网络安全事件响应和处理;⑧网络安全事件分析和总结;⑨网络安全教育与培训。

网络安全应急响应组织的定位是对单位的网络安全事件进行处理、协调或提供支持的团队,负责协调单位的安全紧急事件,为单位提供网络安全的监测、预警、响应、防范等安全服务和技术支持,及时收集、核实、汇总、发布有关网络安全的权威性信息,并与国内外网络安全应急响应组织进行合作和交流。

（三）网络安全应急预案及演练

2017 年 6 月,中央网信办公布了《国家网络安全事件应急预案》,将网络信息安全事件分为恶意程序事件、网络攻击事件、信息破坏事件、信息内容安全事件、设备设施故障、灾难性事件和其他信息安全事件 7 个基本分类。根据网络安全事件对国家安全、社会秩序、经济建设和公众利益的影响程度,可以将网络安全事件分为四级:特别重大网络安全事件、重大网络安全事件、较大网络安全事件和一般网络安全事件。

网络安全应急响应预案是指在突发安全事件的紧急情况下,按照事先设想的安全事件类型及意外情形,制定处理安全事件的工作步骤。一般来说,网络安全应急响应预案的基本内容包括以下部分:①系统紧急情况的类型及处理措施;②事件处理基本工作流程;③应急处理所要采取的具体步骤及操作顺序;④执行应急预案有关人员的姓名、住址、电话号码以及有关职能部门的联系方式。

每年至少组织一次预案演练,通过实战来检验应急能力,发现问题及时完善预案。从安全事件中吸取经验教训,制订预防措施,并且随着时间的变化,不断改进整个信息安全事件管理方法。

第六节　信息系统风险评估案例分析

基于资产的定性风险评估在具体实践过程中分为资产识别、威胁评估、脆弱性评估、风险评估、风险处置、残余风险评估六个阶段流程。

一、资产识别

资产识别的重点是资产的分类以及资产的机密性、完整性、可用性（confidentiality integrity availability, CIA）价值。资产分类可以按照人员、信息、硬件、软件、环境设施、服务六类进行。资产赋值并非是财务上的价值，而是安全方面的资产价值，一般来讲对资产的 CIA 单独赋值，最终通过公式 7-1 进行加权平均得出资产综合安全价值，或者通过公式 7-2 选择资产机密性、完整性和可用性最为重要的一个属性的赋值等级。资产 CIA 赋值参考如表 7-3。

$$\text{Round1}\{\log_2[(2^C+2^I+2^A)/3]\} \tag{7-1}$$

$$\text{Max}(C, I, A) \tag{7-2}$$

表 7-3　资产 CIA 赋值表

安全保障等级	机密性 -C	完整性 -I	可用性 -A
5 很高	包含组织最重要的秘密，关系未来发展的前途命运，对组织根本利益有着决定性的影响，如果泄露会造成灾难性的损害	完整性价值非常关键，未经授权的修改或破坏会对组织造成重大的或无法接受的影响，对业务冲击重大，并可能造成严重的业务中断，难以弥补	可用性价值非常高，合法使用者对信息及信息系统的可用度达到年度 99.9% 以上，或系统不允许中断
4 高	包含组织的重要秘密，其泄露会使组织的安全和利益受到损害	完整性价值较高，未经授权的修改或破坏会对组织造成重大影响，对业务冲击严重，较难弥补	可用性价值较高，合法使用者对信息及信息系统的可用度达到每天 90% 以上，或系统允许中断时间小于 10 分钟
3 中等	组织的一般性秘密，其泄露会使组织的安全和利益受到损害	完整性价值中等，未经授权的修改或破坏会对组织造成影响，对业务冲击明显，但可以弥补	可用性价值中等，合法使用者对信息及信息系统的可用度在正常工作时间达到 70% 以上，或系统允许中断时间小于 30 分钟
2 低	仅能在组织内部或在组织某一部门内部公开的信息，向外扩散有可能对组织的利益造成轻微损害	完整性价值较低，未经授权的修改或破坏会对组织造成轻微影响，对业务冲击轻微，容易弥补	可用性价值较低，合法使用者对信息及信息系统的可用度在正常工作时间达到 25% 以上，或系统允许中断时间小于 60 分钟
1 很低	可对社会公开的信息，公用的信息处理设备和系统资源等	完整性价值非常低，未经授权的修改或破坏对组织造成的影响可以忽略，对业务冲击可以忽略	可用性价值可以忽略，合法使用者对信息及信息系统的可用度在正常工作时间低于 25%

二、威胁评估

威胁是客观存在的，威胁对资产的侵害，表现在 CIA 某方面或者多个方面的受损上。威胁程度的影响因素包括威胁的动机、资源及威胁的频率及影响等。例如，医疗器械面临的威胁包括网络和病毒入侵，如用户密码被获取以及通过 U 盘拷贝患者的健康数据时将病毒引入系统。综合这些因素对信息安全威胁程度定义如表 7-4 所示。

表 7-4　信息安全威胁程度定义

编号	威胁种类	描述	威胁子类	常规发生可能性	常规破坏程度	威胁值
T1	物理环境影响	对信息系统正常运行造成影响的物理环境问题和自然灾害	断电、静电、灰尘、潮湿、温度、鼠蚁虫害、电磁干扰、洪灾、火灾、地震等	低	低	1
T2	软硬件故障	对业务实施或系统运行产生影响的设备硬件故障、通信链路中断、系统本身或软件缺陷等问题	设备硬件故障、传输设备故障、存储媒体故障、系统软件故障、应用软件故障、数据库软件故障、开发环境故障等	低	高	3

续表

编号	威胁种类	描述	威胁子类	常规发生可能性	常规破坏程度	威胁值
T3	无作为或操作失误	应该执行而没有执行相应的操作,或无意执行了错误的操作	维护错误、操作失误等	低	中	2
T4	恶意代码	故意在计算机系统上执行恶意任务的程序代码	病毒、特洛伊木马、蠕虫、陷门、间谍软件、窃听软件等	中	高	4
T5	越权或滥用	通过采用一些措施,超越自己的权限访问了本来无权访问的资源,或者滥用自己的权限,做出破坏信息系统的行为	非授权访问网络资源、非授权访问系统资源、滥用权限非正常修改系统配置或数据、滥用权限泄露秘密信息等	高	高	5
T6	物理攻击	通过物理的接触造成对软件、硬件、数据的破坏	物理接触、物理破坏、盗窃等	低	高	3
T7	网络攻击	利用工具和技术通过网络对信息系统进行攻击和入侵	网络探测和信息采集、漏洞探测、嗅探(账号、口令、权限等)、用户身份伪造和欺骗、用户或业务数据的窃取和破坏、系统运行的控制和破坏等	高	高	5
T8	泄密	信息泄露给不应了解的他人	内部信息泄露、外部信息泄露等	高	高	5
T9	篡改	非法修改信息,破坏信息的完整性使系统的安全性降低或信息不可用	篡改网络配置信息、篡改系统配置信息、篡改安全配置信息、篡改用户身份信息或业务数据信息等	高	高	5
T10	抵赖	不承认收到的信息和所做的操作和交易	原发抵赖、接收抵赖、第三方抵赖等	低	中	2
T11	管理不到位	安全管理无法落实或落实不到位,从而破坏信息系统正常有序运行	管理制度和策略不完善、管理规程缺失、职责不明确、监督管控机制不健全等	高	中	4

三、脆弱性评估

脆弱性是对一个或多个资产弱点的总称。脆弱性是资产本身存在的,如果没有被相应的威胁利用,单纯的脆弱性本身不会对资产造成损害。例如,医疗器械的脆弱性包括设备故障、电磁泄漏、软件漏洞、软件更新失败等技术脆弱性,以及设备管理部门及管理人员不明确等管理脆弱性等。对信息脆弱性程度定义如表7-5所示。

表7-5 信息脆弱性程度定义表

类型	识别对象	识别内容
技术脆弱性	物理环境	从机房场地、机房防火、机房供配电、机房防静电、机房接地与防雷、电磁防护、通信线路的保护、机房区域防护、机房设备管理等方面进行识别
	网络结构	从网络结构设计、边界保护、外部访问控制策略、内部访问控制策略、网络设备安全配置等方面进行识别
	系统软件	从补丁安装、物理保护、用户账号、口令策略、资源共享、事件审计、访问控制、新系统配置、注册表加固、网络安全、系统管理等方面进行识别
	应用系统	从审计机制、审计存储、访问控制策略、数据完整性、通信、鉴别机制、密码保护方面识别
管理脆弱性	技术管理	从物理和环境安全、通信与操作管理、访问控制、系统开发与维护、业务连续性等方面进行识别
	组织管理	从安全策略、组织安全、资产分类与控制、人员安全、符合性等方面进行识别

在进行脆弱性程度赋值时，需要识别是否已经存在特定的安全控制措施可以消减此项风险因素，现有控制措施的评估结果，可以直接影响脆弱性程度的大小。

四、风险评估

资产风险值通过风险各要素赋值相乘法（风险 = 资产价值 × 威胁 × 脆弱性）来计算，按照上述的赋值标准，风险值是介于 1～125 的数值范围，需要对风险评估的结果进行等级化处理，将风险划分为一定的级别，如表 7-6 所示。

表 7-6   风险级别划分表

等级	等级划分	标识	描述
1	1～25	低风险	一旦发生造成的影响几乎不存在，通过简单的措施就能弥补。
2	26～50	一般风险	一旦发生造成的影响程度较低，一般仅限于组织内部，通过一定手段很快能解决。
3	51～75	高风险	一旦发生会造成一定的经济、社会或生产经营影响，但影响面和影响程度不大。
4	76～100	高风险	一旦发生将产生较大的经济或社会影响，在一定范围内给组织的经营和组织信誉造成损害。
5	101～125	高风险	一旦发生将产生非常严重的经济或社会影响，如组织信誉严重破坏、严重影响组织的正常经营，经济损失重大、社会影响恶劣。

五、风险处置

根据风险的影响程度和当前的实际情况，对确定的风险可以采取风险处置策略和相应的处置措施，包括以下四种处置策略。

1. **降低风险**   实施有效控制，将风险降低到可接受的程度，实际上就是力图减小威胁发生的可能性和带来的影响。例如，针对医疗设备 U 盘拷贝引入的病毒这个风险来说，可以在 U 盘数据使用之前进行全面杀毒，防止将病毒带入。

2. **规避风险**   选择放弃某些可能引来风险的业务或资产，以此规避风险。例如，将外检数据不实时地返回给 LIS，使 LIS 与互联网保持隔离，规避来自互联网的攻击。

3. **转嫁风险**   将风险全部或者部分地转嫁到其他第三方，购买商业保险就是其中一种转嫁的方法。这里要特别注意，安全责任无法转嫁，例如购买安全外包服务，发生安全事件，责任是无法转嫁给第三方的。

4. **接受风险**   在实施了其他风险应对措施之后，对于残留的风险，组织可以选择接受。例如，会议签到系统，即使发生数据泄露或系统中断，影响也不是很大，即可以不进行过多的安全防护，接受风险。

不管是哪种风险处置措施，最终都是通过降低风险要素（资产、威胁、脆弱性）程度和风险影响来控制风险。当然，这其中脆弱性是最好控制的，绝大多数（不是全部）风险处置，都是通过降低脆弱性程度，来降低风险程度。

六、残余风险评估

大量的实践表明零风险（绝对安全）是不存在的，实施安全控制后可能存在残留风险也可能引入其他的风险，所以为了达到动态的安全，应该确保残留风险在可接受的范围内（残留风险 R_r = 原有的风险 R_0 - 控制 ΔR，残留风险 $R_r \leqslant$ 可接受的风险 R_t）。

残余风险评估可以依据风险评估流程进行再评估，分析评估结果是否在可接受范围，依此采取措施。

七、风险评估的展望

经过这十几年的发展，随着标准的普及与实践方法的推广，掌握安全评估的人越来越多，风险评估的思想与理念已经深入人心，风险评估方法也被越来越多的组织掌握与运用。从信息安全与风险管理的发展来看，风险评估已经变成了非常基础的必要功能，融入信息安全与风险管理的方方面面。信息安全风险评估在医疗行业的未来应用和发展有如下两个方向。

（一）风险评估的方法由复杂向简化转变

从基于资产的风险要素模型来看，风险的构成必须包含资产、威胁和脆弱性，三个要素缺一都无法构成风险，所以传统的风险评估方法都强调先收集资产，再评估资产所面临的威胁和脆弱性，然后进行风险的计算与评价。这样做有个前提就是资产是风险的源头，但是如果资产不是风险的源头而只是受害者的话，例如医疗数据本身，这样传统风险评估的方法显然不合适，而基于流程的风险评估方法显然是更适合医疗数据安全风险评估方式。

因此，未来信息安全风险评估的方法或者形式并不是重点，如何抓住风险并以有效的形式解决风险才是根本，涉及资产、威胁、脆弱性将不会再像传统风险评估那样需要单独计算，而风险评估的理念变成了一种基础必备的素质，融入每个从业者日常工作中。

（二）风险评估的方法由复杂向简化转变

风险评估一直以来都是由专职人员使用专业的工具来周期性实施的，所以风险处置的及时性就会受到影响，两次风险评估间隔期间就是风险暴露时间，在强调主动安全防御的今天，这显然是跟不上信息化发展趋势的。只有通过建设信息安全平台将风险评估进行实时、在线处置，将周期性任务转向持续安全运营，利用风险基础分析、风险动态检测、安全事件响应完成主动防御，实时评估和处置风险，将风险控制在动态可接受的区间内。

风险是一门从经验教训里挖掘出来的学问，持续评估目前的安全状态，使得安全资源精准地投放，是每个组织风险管理的起点和目标。信息安全风险评估有着成熟的方法论和行业最佳实践，但是对医院信息系统安全而言，最重要的显然不是如何计算风险，而是将风险的理念融入信息化管理的方方面面，达到"手中无剑，心中有剑"的境界，并关注行业信息安全动态，调整自己的信息安全战略战术并持续运营，方是风险管理的根本。

本 章 小 结

医院信息系统安全面临着内外部双重安全风险，而外部环境和内部系统会不断地发生变化，医院信息系统的安全建设将会是一项长期的工作，安全没有绝对，应时刻保持警惕，注重持续改进。

（赵　韡）

思 考 题

1. 随着云计算、大数据、物联网技术的发展，2019 年 5 月，《信息安全技术　网络安全等级保护基本要求》正式发布，给医疗行业带来了全新的安全规范和要求，医院信息系统安全合规建设中，等级保护也给出了网络安全整体建设的思路。相对之前的等级保护要求，主要有哪些变化？

2. 系统安全需求是为保障实现业务功能而对相关信息的机密性、完整性和可用性提出的要求,开发一个安全的新的信息系统或者是对一个旧系统进行安全改造,需要考虑的安全需求有哪些?

第八章

参与性医学与信息安全

参与性医学是在老龄化社会慢病普及和智能化时代背景下的新型医学模式，它将促进医疗服务模式从"以医生为中心"向"以患者为中心"的转变，促进"临床治疗模式"向"健康管理模式"的演变，也是"被动健康"向"主动健康"转变的关键。患者的参与使得"跨测度、个性化、实时动态的个人健康数据"的收集和运用成为可能，但这样的个人大数据也为身份识别和健康信息的泄露带来了更大的隐患。因此，参与性医学是一把双刃剑，它促进了个性化医疗发展的同时，也对医学信息安全和个人隐私保护提出了挑战。

第一节　社交网络与医学信息安全

参与性医学的产生有其相关科学技术发展和社会背景：老龄化社会的慢病普及与资源需求的矛盾；互联网、大数据、智能传感器的应用和虚拟社交网络的兴起；5G 社会万物互联对人类生活方式的改变；社会对主动健康和全景式健康管理的需求等。

一、参与性医学与社交网络简介

（一）参与性医学

传统医学以医生为中心，强调医生在治疗过程中的主导作用，参见图 8-1。参与性医学（participatory medicine）概念则提出，医疗应当以患者为中心，赋予患者健康知识，充分应用患者的信息，注重患者的参与管理，实现早期预防、预测和个性化的治疗、康复和健康管理。参与性医学方兴未艾，万物互联中的患者从仅仅是"乘客"转变为主动的健康"司机"，而服务和健康提供者成为患者的合作伙伴。

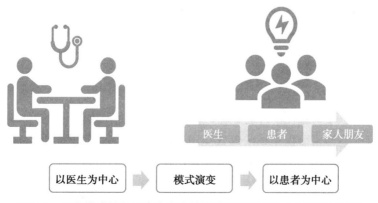

图 8-1　医学模式从以医生为中心的模式向以患者为中心的模式演变

参与性医学以提高治疗效果或健康管理效率为目的,增强主动意识,但并非提倡取代医生,而是主张确立患者在现代医疗环境下的主体地位。

现代医疗和健康管理过程中,患者的影响力正在不断扩大。传统上认为医生一般服务多个患者,患者被动接受医生的治疗,医生群体的决策对于医疗有决定性意义。而事实上患者才是治疗的主体,在整个治疗过程中发挥着决定性作用。这些决定性作用主要表现在以下几方面。

1. 医疗过程依赖于患者的整体情况 具体内容不仅仅包括常规医疗检测所进行的项目,还包括其他因素,例如家族疾病史、心理状况、生活习惯、体育运动、社会环境、肠道菌群等。

2. 患者是医生的信息来源 患者主动提供健康报告,可以缩短治疗滞后,且相比于被动的检测,患者能够表达更多健康信息,帮助医生进行总体统筹。

3. 患者的知识对于治疗方案的选择、执行具有积极意义 患者对自己的疾病了解得越多,患者越能参与与医生的讨论,从而获得更多信息,并在自己的医疗保健中发挥关键作用。俗语说"久病成良医",也是在启示患者掌握知识的重要性。除此之外,患者通过互联网可以轻易获取大量医疗信息,这些信息有对有错,但无一例外都将会对患者产生影响。

鼓励患者主动参与到医疗过程中,既是提高治疗效果的有效手段,也是应对当今医疗环境变化的必要措施。为此,参与性医学范式应运而生,并且不断发挥作用。例如,在参与性医学的一个应用实例"冥想"(meditation)中,Kabat-Zinn 课题组在 2000 年的研究注意到,在一个小的随机临床试验中,患有中度到重度银屑病(又称牛皮癣)的个体在接受光线疗法或光化学疗法治疗时,如果进行了冥想,清除速度将提高四倍。研究者随即考虑,是否可以通过引导人们在室内进行冥想放松练习来减少在灯光间的压力,从而提高治疗效果。研究表明,至少对于某些患者,通过冥想的注意力集中方式可以减少治疗费用以及与紫外线照射相关的皮肤癌的风险。参与性医学在手术中也得到有效应用,其内涵不仅包括对高新技术的应用,还包括可以根据患者报告的结果进行实施手术的相关评估。患者的"参与性"还体现在了药物选择中,在基因组时代,个性化药物与患者基因组的相互作用会影响患者对治疗方案的选择。研究表明,在临床环境中为患者提供药物遗传学检测,并进行药物个性化选择的相关教育,是采取知情治疗决定的有效途径。事实上,任何时候对于患者的关注都很重要,患者必须知道如何照顾自己,并在未来发展中成为医疗信息的共享者。参与性医学使得卫生保健系统成为一个真正的医疗合作系统,也充分体现了对于患者的人文关怀。

互联网正在从根本上改变临床实践,它的深远影响源于这样一个事实:以前的技术完全在医生的控制之下,而互联网掌握在患者手中,这种渠道正在重新定义医生和患者的角色。互联网为患者提供了方便的知识获取途径,患者常常在去诊所就诊前先通过互联网搜索相关信息。这些知识有些有助于患者自查,帮助患者做好治疗前的心理准备、治疗方案选择和术后康复等;相反,谣言或者患者错误理解的信息,也会影响治疗效果。同时,互联网为患者提供了方便的信息交流平台,通过在线平台,患者可以更加便捷地向医生报告自己各方面的情况。借助专门的社交平台,患有相同疾病的人可以组成在线社交网络,这样的患者社交网络促使了信息快速在患者间流通。就目前来看,医护人员还不能完全深入到患者社交网络中,如何获得、利用互联网中的患者信息,帮助患者甄别错误信息,对于医护人员来说仍具有挑战性。

（二）社交网络

社会是个体的集合,个体存在于社会中,不断地与外界交流,社会中的群体通过相互交流形成稳定的社会关系,这种关系常常可以用图的形式呈现,见图 8-2 中的社交网络(social network),其中节点代表个人,而边则表示两个人之间的关系。通常根据具体的研究问题,边可表示为亲属关系、好友关系或医患关系等,根据亲密度等指标的大小,边亦可被赋予不同的权重,不同的节点和边的类型描述了不同的社会关系。

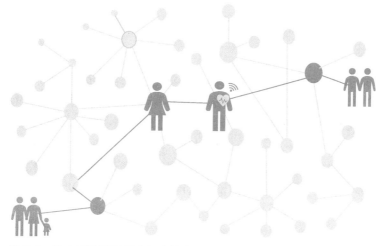

图 8-2　社交网络可以是人与人的直接关系，也可以是人与人的接触网络

　　社交网络和健康有密不可分的关系，其中蕴含的基本认知是：人是相互联系的，所以人的健康也是相互联系的。社交网络的特征实际是个体与其网络中的其他人之间的结构性联系。在社交网络中距离较近的人更趋近于表现出相似的特征。关于社交网络与健康的关系，可以从个人和整体两个角度说明。从个人的角度讲，一个人的身体状况容易受到周围朋友的影响，并且这种影响会随着关系的深入，最终形成传播链。比如，一个人变胖的可能性部分取决于其社会交往对象在同一时期是否变胖。除了肥胖之外，许多其他健康行为也可能在社交网络中传播，如锻炼、饮食、饮酒或吸烟等。社交网络中传播的与健康有关的行为，还包括倾向于接受健康筛查、看医生、遵从医生的建议、去特定的医院等。从社交网络整体的角度讲，社交网络的类型和特性能够在一定程度上反映处于该社交网络中群体的健康基调。例如，研究人员对 2015 年参加得克萨斯州中部生活质量调查的亚裔美国人分别构建了社交网络，并根据网络结构分为"多样性 - 整合""中度多样性 - 整合""轻微限制 - 非聚集"和"限制 - 聚集"四个类型。通过幸福指数的比对，Park 等在 2019 年发表的研究结果表明，相比"多样性 - 整合"组，"轻微限制 - 非聚集"组有更大的概率表现为精神痛苦和对生活不满，而"限制 - 聚集"有更高概率只对生活不满。这项结果几乎是显而易见的，因为社交网络本质上是信息传递方式的一种呈现，信息的价值及其传递效率在很大程度上取决于社会中的人群组成，反过来也影响了人的生活质量。

　　社交网络对于健康的影响力并非一成不变，而是随着人的成长不断变化，贯穿生命始终。在过去的 30 年里，许多研究提供证据表明社会关系会影响整个生命历程中的健康行为。例如在青少年时期，不恰当的朋友交际往往使人染上吸烟、酗酒的毛病；但在成年之后，有证据表明，恋爱关系有助于纠正一些坏习惯。社交网络的影响也常常具有持续性，越来越多的研究佐证了这种观点：早期生命历程中的社会和健康经历，对健康的影响将持续到成年。Ferraro 等在 2003 年的研究发现：父母的不良饮食习惯会导致儿童肥胖，而肥胖又会增加成年时期心血管疾病和过早死亡的风险。社会与健康的关系总在变动中，良性的社会交际有助于健康，恶性的社会交际则可能使人沾染不健康的行为，从而引起健康水平下降。

　　随着互联网的普及，越来越多的人使用在线社交平台交际。社交应用程序及平台，为用户提供了方便的社交渠道。人们倾向于选择和其具有相似性的人形成联系，在主动健康的普及下，以健康为主题的社交平台和社交群组广泛存在。这些群组内，既有患者主动反馈的健康资料，也有快速传播的外界输入信息。如何充分收集并解读患者的健康资料，如何借助患者的社交网络提高治疗效果，将是未来医学发展的方向之一。

二、患者社交网络与医生社交网络

(一)患者社交网络

患者社交网络(patient social network),即由患者组成的社交网络,其存在的目的在于服务患者之间的交流需求。患者社交网络以患者为主体,强调患者参与到医疗过程中的作用。

社交网络反映了人的生活环境,因此与健康状况存在关联。作为卫生保健信息和行为的渠道,社交网络影响了心血管健康、癌症发展、整体死亡率等,其中关系明显的疾病如多发性肝硬化、癌症。Meeks 和 Murrell 等人 1994 年的研究证明多发性肝硬化多发于失业、缺乏休闲活动和离婚人群中。患者确诊或患病后,其社交网络也往往随病情发展而发生明显变化。以重度精神病患者的社交网络为例,患病之后患者的社交网络构成和规模将发生明显改变:重症精神患者的社交主体多为治疗机构的同病房人、工作人员和其他熟人,很少有家人和朋友,这与正常人完全不同。在规模上,与其他患者和正常人相比,重症精神患者的社交网络规模更大。有意思的是,这种社交网络上的差别还和性别、年龄等因素有关。女性重度精神疾病患者和抑郁、焦虑症状较轻的患者对其社会关系的满意度较高。Koenders 等在 2017 年的研究表明年轻的乳腺癌患者相较于老年患者将会经历更剧烈的网络性质变化:年轻乳腺癌患者往往富有活力,在患病初期,其社交网络规模甚至略有扩增,但最终患者还是会与能为其提供支持的朋友保持更密切联系。社交网络性质的变化并不是被动的、毫无用处的,相反,舒适的社交网络有助于减缓病情发展。因此,增加对于患者社交网络的理解,将有助于疾病预防和康复。

尽管在线社交网络存在消极的一面,但不可否认的是,患者在社交平台中陈述自身症状、治疗方式、服药效果、生活习惯等,对于医疗研究来说是极为宝贵且难得的数据。恰当地收集这些信息并加以分析,将对医疗事业的发展起到推动作用。目前国内外有多家网站致力于患者社交网络的维护和信息分析。这些平台搭建了以患者信息为中心的数据挖掘渠道。常见模式为:患者自愿提供病历档案、身体状况记录和血液或其他组织样本数据,由平台进行有效信息抽取。提取出来的信息将被送往其他专业机构,用于医药研究、药物不良反应检测、治疗与护理方案研究。平台还会将患者关心的信息,例如病情严重程度、治疗方案和治愈后的信息等,加以整理后反馈给患者,以便患者更加了解病情。对于患者最关心的病情发展问题,平台提供"时间机器"功能,为患者呈现未来可能经历的病情发展情况。除此之外,还提供论坛功能,供会员交流病情、分享抗病经历。通过这种方式,可以实现平台的盈利以实现自我维护,不断完善服务内容吸引更多患者参与其中。

(二)医生社交网络

与患者社交网络相对应的,医护人员也有相应的社交网络——医生社交网络(doctor social network),专门为医生提供医学交流渠道。全国有大量医生聚集在这些平台上进行讨论,共同解决疑难杂症。同时这些平台也兼顾健康宣传的功能,对非从医用户进行科普宣传。

在线网络平台为医护人员提供了极大的便利。传统的医疗团队独立而分散,一方面,医疗资源难以进行合理的分配;另一方面,也令医护人员常常处于单打独斗的艰难境地。如今,专业的在线医护社交平台将全国医护从业者联系到了一起。除此之外,社交平台还满足了医护人员的交流需求,帮助用户完成社会生活基本需求。研究表明,医生社交网络具有以下三个特点。

1. 医护人员社交网络具有很高的紧密度和集中度。各地医生可以在论坛中介绍遇到的病例,集思广益,供医生同行学习讨论。在平台中,信息更容易传播,而有效的团队沟通是提高护理质量的关键。

2. 医生社交网络内具有高级职称或副高级职称的医生占据网络的核心位置。平台前所未有地拉近了兼具学识和经验的医生与患者间的沟通距离。在遇到疑难杂症时,医生可以将病情发布到平台求助，如果接收到有相关经验的同行的先进信息，患者即可获得转诊的机会。有些平台还提供资料查询功能，供用户学习交流。

3. 高级职称医生占据结构顶层位置，具有较高的熟悉度、信任度和互惠度，因而具有较高的社会资本。这些医生可以在网络上同时接收正负面信息，具有对网络信息的调节和控制功能。

在线网络平台也拉近了医护人员与患者间的关系。相比于传统医患关系，如今的患者更希望获得更多的信息和参与到治疗过程中的机会。然而，在没有受到充分医学教育的情况下，患者容易被虚假信息迷惑，或者产生错误理解，反而干扰治疗方案的推进。在专业医护平台上，这些问题将得到解决。医生可以发布专业的健康知识，对其进行正确解读并提供给患者参考。对等的知识体系将促进平等的医患关系形成，从而改善当前的医疗环境。除此之外，研究还表明，与医生社交网络连接紧密的患者，相比那些与医生社交网络联系较少的患者，前者的治疗成本更低。

三、社交网络与隐私保护

（一）隐私保护的概念与现状

社交网络与人的健康状况有密切的联系，既包括社交网络能够反映健康水平的功能，也包括社交网络对于健康的影响。随着互联网的普及，现代人的社交主战场逐渐转移到了在线社交平台上。目前，世界上最大的社交网络已经在全球范围内吸引了超过 20.1 亿用户。在线网络为用户提供了信息表达和交流的绝佳环境。在医疗领域，有专门服务于患者和医生的专业社交平台或应用程序。据统计，属于"医疗""健康和健身"类别的应用程序最受欢迎。

众所周知，体育运动是一种强身健体的方式。研究证明，适当的体育运动不仅有助于提高身体素质，还能辅助治疗和预防一些疾病，例如糖尿病、阿尔茨海默病、帕金森病、心血管疾病、自身免疫性疾病、眼部疾病，以及骨科疾病如颈椎病、膝关节骨性关节炎、肩周炎等。尽管如此，如何进行合理的体育运动规划对于普通民众来说仍然不甚明晰。为此，市场上出现了许多运动应用程序，用于帮助用户记录健身效果，为用户推荐健身方案。与此同时，有些健身应用程序也具有类似社交的功能。通过与周围的人共同锻炼，用户能够享受到很好的健身体验，从朋友圈中获得更多经验。基于可穿戴设备，健身应用程序已经能够做到随时随地侦测用户的各项身体指标，但这无疑也为隐私保护埋下了隐患。

在享受互联网时代红利的同时，用户的隐私无时无刻不在面临威胁。为实现服务目标，许多应用程序不可避免地需要对用户的信息进行搜集，这其中包含了大量敏感信息，诸如姓名、性别、职业、家庭住址等。作为用户自身来讲，也难免无意间主动泄露隐私，尤其在使用医疗类的应用程序时，用户极容易泄露类似体检报告、患病状况、就诊医院、治疗方案等个人隐私数据。除了上述合法情况外，还有很多应用程序为了逐利而非法出售、利用用户信息。例如某些以广告为收入的网站或应用程序，为了吸引企业投放广告，投其所好地为其提供用户数据。2020 年，有用户发现某视频软件推荐的"可能认识的人"里面包含了自己从未在该软件上联系过的旧识，而且是在确认只有本人登录的情况下，该软件因此被判个人信息侵权。

大数据时代下，用户的隐私似乎越来越难被保护。目前为止，我国出台了很多法律法规以实现隐私保护。呼唤隐私保护既是对人的尊重和保护，也是企业和组织等数据管理者的法律义务。为保证法律实施，在技术方面也有专门的规则进行支持，如《通用数据保护条例》等。但这些法律的推进面临着很大的困扰。用户对于信息隐私性的界定并不十分明确，甚至有些专业人员也无法明确某种数据是否应当被暴露。据《中华人民共和国民法典》中"隐私"范畴中的"私密信息"的定义：既在主观上"不愿为他人知悉"的部分，又在客观上能够识别自然人的才是"个人信息"。但凡属于此类的信息，都应当隐匿于信息传播的过程中。针对于企业来讲，也享有自己的数据库私有、不被黑客等非法人员窃取的权利。2020年，Benjumea等人调查了美国和欧洲市面上使用的31款医疗应用程序，其中有9款没有隐私政策，对癌症应用程序进行了隐私保护水平评估，评估结果显示29%（9/31）的应用程序没有隐私政策，32%（10/31）的应用程序得分超过50分（满分100分），39%（12/31）的应用程序得分低于50分。2021年，Flors-Sidro等人研究了国际上糖尿病相关的应用程序，发现约60%的应用程序要求了具有潜在危险的权限，28.4%（141/497）的应用程序没有提供其隐私政策的来源网站。对于体育活动，一项在2018年的研究，通过对国际上公开的体育活动应用程序调查表明，仅有75%的应用程序有隐私政策。

（二）数据保护手段

面对隐私保护的问题，研究领域保护医学样本隐私数据是一项基本任务。大多数平台都会为用户提供隐私保护功能，例如匿名访问、小故事（stories）、有限制的信息公开。常用的隐私保护方法包括但不限于以下几种。

1. k-匿名（k-anonymity）　要求数据集中每个记录中的关键身份识别值至少有$k-1$个记录与之相同。

2. **隐私约束匿名**（privacy-constrained anonymity）　该模型假定攻击者有一些背景知识，比如其知道某些诊断代码的组合，并基于这些组合来进行身份攻击，其中攻击者的背景知识可以通过现场调查来获得。

3. l-多样性（l-diversity）　要求数据集中的每个匿名组至少包含l个具有代表性（well-presented）的敏感属性。

4. ρ-不确定性（ρ-uncertainty）　要求相联系属性的概率小于ρ，该模型（严格）假设患者记录中的每个诊断代码都是敏感的，记录中的所有剩余代码都可以用于推断。

5. （h,k,ρ）-相干性（h,k,ρ-coherence）　用于同时保护身份信息的泄露和敏感信息的泄露。

6. **微聚集**（microaggregation）　使用一个总体统计值代替原值。

7. **泛化**（generalization）　用更一般但语义一致的值替换准标识符值。

8. **删减**（deletion）　在数据发布之前删除特定的准标识符值。

9. **差分隐私**（differential privacy）　在保证数据整体分布情况不变的情况下为数据添加噪声，从而应对背景知识攻击。

10. **同态加密**（homomorphic encryption）　同态加密后的密文支持在加密后的数据上直接进行加密的运算得到相应的加密结果，其解密的结果和对明文数据进行同样运算的结果一致。

（三）数据共享的必要性

信息安全保护能有效避免隐私泄露，信息被篡改、破坏和滥用。信息安全保护不是禁止一切的数据交流，安全的数据共享对于社会的发展具有重要推动意义。在医学研究领域，如何安全地实现数据共享一直是备受关注的问题。以癌症研究为例，团队合作可以有效拓展数据多样性、增强交叉验证和提高科学发现的普适性，因此如何进行数据共享则是避之不开的关键问题。对于研究人员来说，合作可以减少实验重复次数，最大限度地提升数据对于医疗的贡献，开发更好的治疗方案。使用试验数据来回答额外的临床问题可以提高研究和开发效率，并通过验证替代终点、开发预后或预测模型、选择Ⅱ期试验患者、Ⅲ期研究分层，以及确定患者亚组以开发新的治疗方法。对于患者，数据共享提高了医疗水平，而患者将是最终的受益者，患者的数据也将伴随着数据共享得到充分地开发。数据共享必须在保证隐私安全的前提下进行。

1. **限制数据库访问以防止隐私泄露**　数据库是数据存储的主要载体。通过提供数据库的访问接口，相应的用户可以从数据库中查询所需的数据，以此实现数据共享和流通。数据库的访问是灵活的，不同的用户将被赋予不同的身份，获得不同水平的数据，从而保证涉及隐私的数据在共享过程中不会外泄。目前有以下几种数据共享的模板类型。

（1）黑匣子或数据库查询模型：关键数据存储在数据库中，用户向数据持有者提交查询请求，数据持有者在数据库查询相应的请求并返回结果。这是最不透明和最具限制性的模式，但可能适用于某些类型的非常敏感的健康信息。

（2）看门人模型：设立一个独立的审查委员会为"看门人"，用户向数据生成器提交查询请求，委员会将对请求进行如下审查：科学和分析计划的合理性、隐私和知识产权相关风险、拟进行研究的专业性。只有审查通过的请求才能进行进一步的数据使用。

（3）开放获取模式：不设立审查委员会，对合法使用者颁发使用认证。一旦试验数据结果被公开发表后，定期发布经过适当脱敏处理后的试验数据，以方便数据的使用。在此模式下，知识产权限制可能会更加宽松，以鼓励研究人员创新。相比于看门人模型，开放获取模式下的数据量和治疗区域会更有限。并且由于数据对用户是开放获取的，因此该模型可能不适合小型试验或隐私风险较高的非常敏感的数据。

2. 使用隐私保护的联邦学习框架实现机构间的协同运算　2016 年，轰动世界的人机围棋大赛以机器选手的获胜而落幕，成为很多人关于人工智能最为深刻的印象。近几年，人工智能经历快速发展，充分结合大数据，已经令生活和科技等方方面面获益。为了给予机器学习算法足够的训练数据以实现更好的效果，常常需要机构间在数据上进行合作共享。很显然，数据作为宝贵的发展资源，对于机构来说是典型的隐私。如何在进行数据共享的情况下同时保证各个机构的私有数据不被泄露，成为数据共享的一大难题，联邦学习（或联邦机器学习）是解决这一问题的思路之一。

联邦学习是一种用于解决跨平台的数据共享、避免直接交换个体数据又可以支持联合数据分析的框架。该框架的关键思路在于，在进行联合的机器学习算法训练时，各个机构提交的被共享的数据不是原始的个体患者数据，而是数据的某种统计值，例如机器学习过程中的中间结果。这些中间结果最终可以通过一个联邦学习中央协同节点的辅助构建一个整体的模型。联邦学习框架如图 8-3 所示。假设有三个数据源，每个数据源都会依据各自的私有数据训练一个神经网络，并将本次迭代的梯度上传给中央协同节点。中央协同节点将这些梯度加以整合（例如取平均值），并将整合后的梯度重新发送给各个数据源，随后各数据源将以这个梯度更新自己的神经网络模型参数。直到精度不再提高时，神经网络训练结束。

联邦学习只分享中间结果（例如本地数据统计值，本地模型参数等）而不分享原始数据，其保证了在各个计算参与方原始数据不出本地的情况下，实现共同建模。根据数据的分布方式，联邦学习可分为横向联邦学习（样本联合）、纵向联邦学习（特征联合）和迁移联邦学习三种方式。

（1）横向联邦学习：本质是样本联合，针对数据特征基本相同但样本重叠度比较小的情形。例如同类型的机构，如银行、医院、连锁店等，它们开展的业务和存储的数据基本相同，但由于分布在不同的地理位置，其服务的客户基本上不相同。横向联邦学习方法的本质是选取相同的特征，扩充样本，将有效提高训练样本量及模型的泛化能力，提升模型的稳健性。

（2）纵向联邦学习：本质是特征联合或特征叠加，与横向联邦学习不同，纵向针对的是数据样本基本相同但是特征重叠度比较小的情况。数据来源多为不同类型的机构，例如同一地区的银行和医院的数据联合。银行和医院的服务群体基本相同，但银行存储用户金融数据，而医院存储用户医疗数据。扩增的特征集增加了模型对于样本的刻画描述能力，使得模型可以应用于更广阔的实际情况。比如在医疗领域选择治疗方案时，如果与银行进行数据联合，即可同时从健康保障和经济压力的角度为用户选择更合理的治疗措施。

（3）迁移联邦学习：当数据样本重叠度和特征重叠度均比较小的时候，联邦迁移学习是一种很好的解决方案，其方法是找到源领域和目标领域之间的相似性。

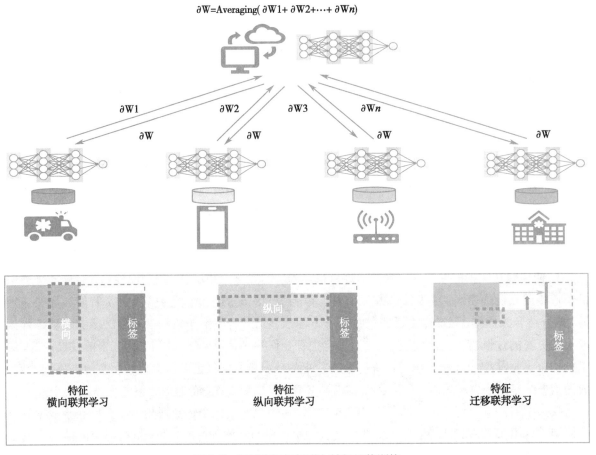

$$\partial W=Averaging(\ \partial W1+\partial W2+\cdots+\partial Wn)$$

图8-3　联邦学习框架进行神经网络训练

第二节　医学遗传信息保护与公共卫生信息安全

疾病的诊疗、药物的研发、健康的个性化管理、传染病的防控等与基因组和遗传信息密切相关，尤其是与疾病相关的遗传数据是重要的社会和经济资源，群体遗传数据的泄露或破坏会有资源损失的风险。医学遗传资源安全保护的内涵会随着科技的发展和资源的竞争而不断发生变化，同时资源的利用和开发也包括两方面的因素，它既是科学发展的利器，也可能成为危害社会的因素。

一、遗传资源保护及其意义

（一）遗传资源

根据科技部 2005 年《人类遗传资源管理暂行办法》，人类遗传资源（genetic resources）是指包含人体基因组、基因及其产物的器官、组织、血液、制备物、DNA 构建体等遗传材料及相关的信息资料。人类遗传资源对于国计民生都有重要意义，人类遗传资源是生物技术发展的基石。

生命科学具有两重任务：一个是破解人类生命密码，另一个是探索疾病治疗方案，提高健康水平。我国拥有丰富的遗传资源，若能加以充分利用，将大大提高我国在生命研究领域的地位，引领人类科学事业的发展，同时也将造福于普通民众、减轻疾病痛苦、提升人民福祉。在现代科学研究的环境下，针对人类遗传资源的解读和转化几乎是生命科学研究推进的必经之路。1968 年，Kimura 提出演化"中性说"。传统的演化理论强调自然选择的重要性，认为基因突变只存在有害和有益之分，而中性说认为基因突变大部分是中性的，这些中性基因突变的遗传漂变最终形成了分子水平上的进化性变化。"中性说"来自于分子钟现象，即基因序列间的差异性与物种分化时间成正比。通过信使RNA序列的比较研究，可靠地估计出密码子第三位的进化速率（以突变体取代率计算），结果与中性理论的框架非常吻合。基因序列数据正是一种关键的遗传资源。例如，禽流感病毒为什么从只在禽类之间传染演变到能传染给人，科研人员通过第二代测序技术构建系统发育树，对H1N1病毒的进化流程进行了分析。结果证明，禽流感病毒在人类间传染的能力，并非来源于基因突变，而是在漫长的时间内整合人类病毒基因片段后获得的。人类遗传资源对于癌症研究也具有关键意义。比如，广泛用于癌症治疗的CTLA-4抑制剂，通过增强免疫作用提高机体免疫细胞杀伤作用，达到清除癌细胞的目的。另外还有肿瘤免疫治疗基因靶点PD-1和PD-L1，肿瘤相关巨噬细胞表达PD-1抑制吞噬作用和肿瘤免疫。目前，临床上有使用抗PD-1和抗CTLA-4治疗剂联合治疗某些癌症。

（二）人类遗传资源是重要的战略资源

人类遗传具有多样性，这种多样性具有一定的分布规律，在某个集中的群体内部具有相似性。一方面，人会患上遗传病，遗传病本身就是多样性的一种表现。而治疗的药物即使对于同一种病症，在不同的患者身上也不会表现出完全相同的药效，有的患者会产生不良反应，这些现象均与人类遗传多样性密切相关。另一方面，相同的人种或地域群体又有相似性。例如南方人相对于北方人更不容易患疟疾，这有一部分源于南方人中存在 *G6PD* 基因突变，这种突变使人体血液中缺少G6PD，使得疟原虫无法在红细胞内生存。人类遗传的多样性是精准医学的起源思想之一，在药物设计上有着非常广泛的认知。以膀胱癌靶向药物依维莫司为例，研究人员在做针对性的药物临床试验时，发现依维莫司仅仅对45名患者中的两名有效，其中一名患者的肿瘤几乎消失。试验确实证明了依维莫司不能作为广泛应用的膀胱癌新药，但研究人员继续对这两名患者的基因进行了分析。结果发现，这两名患者在 *TSC1* 和 *NF2* 两个基因上存在突变，而正是这两个突变提高了依维莫司对于肿瘤的抑制效果。因此对于膀胱癌患者，若存在 *TSC1* 和 *NF2* 基因突变，那么依维莫司将成为极佳的治疗特效药。目前广泛提倡的精准医学，其中一个重要内涵便是药物选择。基因信息为医生提供了患者的特殊信息，反映了每个患者的特殊性。

然而，也正因为如此，基因的独特性有可能被不法分子利用。作为患者的隐私信息，保护人类遗传资源（human genetic resources）既是保护公民权利的必然要求，也是国家战略需要。国家颁布了《中华人民共和国人类遗传资源管理条例》，以促进遗传资源合理利用，保护公民遗传隐私，禁止遗传资源泄露。尽管如此，近年来还是有人非法窃取和泄露隐私信息。由于缺乏隐私保护意识，在进行生产研发活动时也会产生隐私泄露问题。例如进行大规模的人群基因组学大数据测定，如果未经过国家规定的程序，公开发表这些数据会存在危害国家遗传资源管理的风险，按照法律和条例将会受到相应的处罚。人类遗传资源涉及伦理学和生物安全等问题，应该在遵守相关伦理、公约和法律的基础上，在有效保护人类遗传资源的同时，使得资源能够得到最大化的共享和利用，为人类攻克疑难杂症，提升健康水平作出应有的贡献。人类遗传资源保护涉及以下几个方面。

1. **家系** 家系指的是某一家族的世代关系以及遗传性状，包括遗传病在内的基因分布情况。分析家系可以获得该家族的遗传特征，尤其对于一些特殊的遗传缺陷或者遗传病，借此可以判断其后代遗传此缺陷的概率。家系在临床诊断中具有重要价值，在医疗初步诊断中都会对患者的家族史进行问询。与此同时，家系也有重要的信息价值，对于研究疾病产生和发展原理，进而探究生命机制都具有重要意义。某些罕见遗传病的研究可以为临床治疗提供启发和依据。《中华人民共和国人类遗传资源管理条例》规定，"国家加强对我国人类遗传资源的保护，开展人类遗传资源调查，对重要遗传家系和特定地区人类遗传资源实行申报登记制度"，就充分说明了家系遗传资源的重要性。

2. **遗传病** 遗传病是指人类遗传物质（染色体或者基因）发生异常而导致胎儿出生时或者出生后机体的形态、结构和功能异常的疾病。分为单基因遗传病、多基因遗传病和染色体遗传病三种类型。随着生物技术、基因科技的发展，人们逐渐认识到分析研究人类遗传资源在医药开发、疾病诊疗、健康产业发展等方面的战略意义。作为人类遗传资源重要组成部分的遗传材料，对于分析遗传病致病原因，寻找药物靶点、标志物及治疗途径等方面具有特殊的功能和作用。由于人类遗传资源利用中不仅涉及患者个人的基因信息，还需要患者家系的患病群体的基因信息，无法做到将公民的信息百分之百匿名化，在任何环节都可能泄露公民隐私，直接关系到人们的知情权、健康权等个人权利，尤其是基因隐私权直接关系到就业、保险等切身利益。患者被确诊后，由于遗传疾病的家族关联性，其亲属可能也面临同样的患病风险。一方面需要保护患者隐私，另一方面亲属需要预知风险提前防范，由此会产生患者隐私权保护与亲属权益的冲突。实际上，隐私权作为一项基本人权同样是受到限制的。由此可以肯定的是，在此情境下患者隐私权可以让渡给亲属的知情权。

3. 患者的检测物　基因产物的器官、组织、细胞、血液、制备物、重组脱氧核糖核酸（DNA）构建体等遗传材料及相关的信息资料均属于患者检测物。对患者检测物分析的过程包含收集、分析和处理三个步骤。在收集过程中，应当注意保障患者的同意权和知情权，确保患者个体隐私安全，合理收集相关信息。在分析过程中，分析人员和医生原则上保证分析结果不外泄，在涉及他人生命健康等特殊情况下酌情处理。一般检测物在检测后会在保存期过后进行销毁，对有研究价值的检测物，在征得患者同意后可以延期进行科学研究，但在研究时也应当对患者的身份信息进行匿名处理，对于具体数据，也应当进行适当保护。

二、公共卫生信息管理与安全

（一）公共卫生及公共卫生信息管理

在漫长的人类历史上，疾病一直是难以摆脱的困扰。随着人类迈入工业时代，居住环境也发生了翻天覆地的变化。城市在工业的挤压下一度变得混乱，废水、废气、生活垃圾、变质食品不仅污染了环境，也给人类带来了疾病威胁，导致寿命缩短，生活质量下降。1848年，作为历史上第一个工业国家，英国率先在卫生问题上做出贡献，提出了人类历史上第一个公众健康法。到目前为止，公共卫生（public health）问题已经不仅仅包含身体健康内容，还包括心理、社会、遗传、生活方式等。

全球旅行和贸易的加速为传染病的出现和传播提供了更大的机会，也使得公共卫生问题成为全球化的事件。虽然公共卫生的重要性已经得到了全世界的关注，但关于公共卫生安全的定义各国都没有形成统一的理解。工业化国家的决策者强调保护其公民，特别是使其免受外部威胁，例如恐怖主义和流行病的威胁；而发展中国家和联合国系统内的卫生工作者和决策者则是在更广泛的公共卫生背景下加以理解。在各国的共同推动下，联合国于2005年推出了《国际卫生条例》，要求各缔约国提高快速应对突发公共卫生事件的能力。

公共卫生安全的结果必须依靠多方参与合作，在大数据时代，数字化的公共卫生信息管理系统成为实现这种复杂合作的有效手段。在社会层面，公共卫生数据广泛地依托于互联网平台，为大范围的公共卫生安全防护提供了便利。医疗保健服务越来越依赖于信息系统。信息系统一旦被破坏将直接导致临床护理的中断，从而波及患者。各行业均面临着信息安全的威胁，其中医疗保健领域首当其冲。医疗保健信息系统的数据泄露（即未经允许使用或披露受保护的健康数据）问题日趋严重。近90%的医疗保健组织在过去两年里遭受过数据泄露事件的侵袭。2016年，64%的医疗保健组织的医学档案遭到攻击，同比增长9%。对于个人来说，最常见的公共卫生管理系统当属数字公共卫生应用程序。据统计，大约45%的智能手机用户的设备上有健康或健身应用程序。这些健康和健身应用程序除了提供信息外，还能够收集、处理和评估数据。对于个人来说，用户必须要提供自己的隐私信息上传到应用程序开发公司，在这个过程中存在隐私泄露的风险。鉴于健康应用的特殊性，它需要对两类数据进行隐私保护：一类是对于隐私数据，例如用户姓名、地址、电话号码等；第二类是遗传数据，若用户有遗传病家族史，则包括用户本人在内的全部家庭成员也有隐私泄露的可能。

（二）公共卫生信息系统

各国对于信息安全都有各自的社会环境和要求，并出台了相应的法案。

1. 美国公共卫生信息网（Public Health Information Network，PHIN） 近年来美国的公共卫生信息网建设发展迅速，经过多年建设，美国疾病预防控制中心设计开发了公共卫生信息网，用于统筹各地区的疾病防控工作，包含疾病数据的实时捕获和分析、信息无缝衔接、监测并评估疾病发展趋势、发现公共卫生突发事件、及时进行疾病预防、控制和救治。PHIN 主要由 6 个方面组成，包括全国公共卫生信息系统（包含所有传染病，对于新型传染病通过网络通知临床人员并快速建立新病检测报告系统）、全国公共卫生实验室快速诊断应急网络（专职于实用检验，分为联邦、州、基层三级）、现场流行病调查机动队和网络系统（专职流行病调查）、全国大都市医学应急网络系统、全国医药器械应急物品救援快速反应系统（在各地建设急救药物秘密存储基地，在重大灾情发生时提供急救药品）及全国健康教育网络（反恐教育、健康教育，增强民众自信心和自我防护能力）。

2. 中国的信息安全建设情况 中国的卫生信息化起源于疾病预防控制的信息化，以疾病预防控制为主导，带动公共卫生其他领域的信息化。我国的公共卫生信息化起源于 20 世纪 80 年代建立的传染病报告系统。2003 年严重急性呼吸综合征（SARS）暴发后，我国用三年的时间基本建成全国疾病预防控制体系。至 2020 年底，国家卫生健康委员会印发《全国公共卫生信息化建设标准与规范（试行）》，进一步明确和强化了全国卫生信息化建设的基本内容和基本要求。随后，各个省份也陆续发布了一系列政策，致力于提升疾病预防和控制能力。我国所建的公共卫生信息系统主要包含以下五个方面：疫情和突发事件检测系统、突发公共卫生应急指挥中心、医疗救治信息系统、卫生监督信息系统和身份认证系统。随着系统的不断完善，公共卫生信息化市场规模也在不断扩大。2016—2020年，公共卫生信息化市场规模由 59 亿元上升至 94 亿元。

三、传染病防控与隐私保护

（一）传染病防控与信息化

在疫情防控的过程中，大数据和互联网扮演了重要的角色。数据收集、分析、共享及应用技术的发展使得人们有了更多的手段快速了解病毒的来源，提出相应的解决策略。数据是各国的基本战略资源，提高了政府的社会治理能力和公共服务水平。大数据和互联网技术支撑了广泛的医疗保健功能，包括临床决策支持、人口健康管理和疾病监测。在医疗领域，医疗程序数据的收集和分析可以确定最有价值的患者护理方案。通过分析治疗数据，可以监测人群的身体状况，并通过药物治疗最大限度地提高患者的健康水平。在预防和控制大流行病方面，互联网实现了大规模监控和数据收集。而大型数据技术可用于流行病预测、大流行警报、寻找感染者、确定潜在的药理治疗以及卫生系统内的最佳资源配置。大数据分析正迅速成为构建病毒传播建模、协助感染控制措施和辅助当地或全球在疾病暴发期间所需的应急分析过程中的关键部分。

（二）基于信息化现代传染病防控

在传染病监测早期预警、传染病应对和控制方面，信息化和大数据具有重要意义。

1. 传染病监测早期预警 对于大数据技术在我国疫情防控中应用的分析，四个数据流用于传染病的监测和早期预警，即医疗健康数据、参与性合成数据、互联网数据和非健康数字数据。医疗健康数据包括医疗机构电子记录、医疗保险理赔、出院记录和死亡证明等。通过互联网，实时的个人级别的健康数据、就诊情况，以及其他与健康相关的重要行为被源源不断地传送到中央监控系统中进行分析。在这种模式下，参与性医学将会促进传染病早期发展的监控和预警。此外，非健康数据，如天气、温度、湿度、人口流动、交通、基础设施和医疗环境等社会和自然因素，在传染病监测早期预警中也发挥着重要作用。随着计算机和空间技术的发展，地理信息系统与遥感以其强大的地理空间数据采集、管理、处理、分析和显示能力,越来越多地用于传染病监测和早期疾病预警研究。

2. 传染病应对和控制 强有力的制度、法律和伦理要求等对疫情控制至关重要。调动力量参与到疫情治理,联防联控,包含行为、临床和国家干预措施,可以减轻流行病流行并防止该病毒在大范围内的人群中持续存在和传染。

在控制方面,科技攻关可以用于研究病毒溯源、传播途径、动物模型建立、感染与致病机制、快速免疫学检测方法、基因组变异与进化、重症患者优化治疗方案、应急保护抗体研发、快速疫苗、医药防治等多个方面。基于大数据,研究人员可以分析疫情发展情况、量化疾病防控措施、预测疫情发展拐点等多项重要任务。通过互联网平台上的大数据搜索和易暴露的传染性传输建模的建立可以预测病毒传输趋势。根据人类流动数据可以研究病毒病例的空间分布。

(三)疫情防控下的隐私保护

面对疫情防控需要,政府需要调查并密切监测个人健康状况,收集有关确诊、疑似和潜在病例及其密切接触者的个人信息。一方面,为了尽可能找到疑似感染者控制疫情发展,必须要向民众公布可能存在病毒的场所。另一方面,对外公布有可能涉及确诊患者的隐私,这是目前参与性医学发展过程中的挑战。

收集民众的行程信息进行数据监测,执行此类任务的多为手机应用程序,常见功能基本包含:疫情暴发地和确诊人数实时更新、全国风险等级查询、用户出入场所上报、检测预约与结果查询、疫苗预约等服务。以上服务的提供不可避免地需要收集用户隐私信息,例如地理位置、检测结果、身体状况等。一旦被确诊,患者还需要上报更为具体的行程细节。

国家在法律层面上也对数据隐私问题提出了强监管。在防疫的特殊背景下,2020年2月9日,中共中央网络安全和信息化委员会办公室发布《关于保护个人信息、规范使用大数据支持疾病联防联控的通知》,规定各地方各部门要高度重视个人信息保护工作,禁止非法收集公民个人信息,原则上只针对必要的少数人群进行采集。禁止将为疫情防控收集的个人信息用于他途,在使用过程中应当脱敏处理。对于手机应用,除了要遵循数据应用相关的法规外,还需要注意数据主体权利,其主旨在于数据处理对数据主体透明化,使用户能够以控制请求的形式获取有关处理过的数据信息,纠正不正确的数据并依法处理已删除的数据。

综上所述,在执行重大传染病防治任务时,应当尽力兼顾公共安全和个人隐私两方面的因素。一方面,卫生保健提供者必须使用一切可用的手段来拯救生命和限制病毒的传播,大规模的检测措施正是最有效的防护手段。另一方面,保护隐私数据不仅是对公民隐私权的保护,也关乎国家安全和长效发展。由此可见,还需要积极完善相关法律,开发强大的隐私框架,以保证公共卫生安全活动的开展,使得大众能够真正获益。

本章小结

本章介绍了参与性医学范式下,个人生活中的多尺度数据、网络虚拟社会信息安全问题,介绍了个人遗传数据合并下的人类遗传资源管理等方面的信息安全。介绍了参与性医学范式的概念和时代背景、讨论了参与性医学中各种社交网络以及相应的信息安全和隐私保护;基于参与性医学中的一个实例,即传染病预警和控制,讨论了公共卫生信息安全与遗传资源信息保护面临的安全问题。

(沈百荣 王 爽)

思 考 题

1. 参与性医学的发展与医学信息安全的关系如何?
2. 参与性医学对传染病的控制有什么积极的意义?
3. 人类遗传资源信息的保护有什么意义,其具体的保护方法有哪些?

第九章

展　望

在数据驱动的科学发现时代，信息共享与信息安全是一对相辅相成、相得益彰的科学技术方法。信息安全技术包括物理保护、法律监管、伦理自律和密码学算法等，也会随着社会和科学技术的演变而不断地协同演化。政策法规和社会伦理规范会不断改进和完善，物理保护技术和算法包括分布式、动态保护和新型数据治理方法也会不断创新和提升，从而在医学信息安全的前提下，最大限度地促进信息共享和知识发现，促进数据驱动的第四科学范式在医学和健康领域的广泛应用，从而助推智能医学和智能社会的实现。

第一节　医学信息安全与智能医学

现代医学正在从"医疗为主的模式"向"健康管理为主的模式"演变。智能医学（intelligent medicine）和健康管理的实施需要个性化的大数据，需要实时、动态和多维的全生命周期的"块数据"，作为个性化精准诊疗与健康管理、建模、分享与应用的前提。基于此的新型人工智能算法是智能医学的必由之路，整个过程涉及的医学数据和信息安全也亟须智能化实施，这一目标的实现需要医学信息安全领域科学和技术的发展齐头并进，从而为智能医学的实现保驾护航。

一、医学信息安全发展趋势

医学信息安全将会随着参与性医学的发展成为个体必须考虑和参与的问题。科学技术改变社会和人类生活，人们的生活也会随着时代发展而产生新的生活习惯、新的生活环境，同时也将面临新的挑战和问题，个人健康和医学信息安全也会成为人们生活中的重要方面。随着现代生物与智能技术的发展，医学数据多样性和复杂性都在增加，这种发展有益于医学研究和实践，但也因信息叠加带来的隐私泄露和信息安全风险提出了挑战。医学信息安全学科的发展趋势有以下几个方面。

（一）由群体医学信息安全向个性化健康管理信息安全的演变

未来医学的特点是基于个性化的精准化医学和健康管理，医学数据和信息的发展趋势是向个性化发展，尤其是随着智能设备、智能手机、边缘计算的普及，使得原来基于群体的、医疗为主的模式向个性化健康管理为主体的模式演化，个体数据越来越大，对数据的存储设备、管理和分析应用要求越来越高。原来的医院电子病历系统的安全问题逐渐演变为个人智能手机或存储在云端的个人数据和信息的安全问题。个性化健康预测、预警与个性化数据隐私之间的矛盾问题，亟须探索和寻找解决方案。

（二）从物理安全保护向机制性保护演变

医学信息安全保护类似于人体的免疫系统。如图 9-1，人体对外来病毒、细菌的抵御有三道防线：第 1 道防线是物理防线，如皮肤、消化道、呼吸道、生殖道等的黏膜，用于阻隔病毒、细菌以及寄生虫等病原体；第 2 道防线是非特异性的"先天性免疫系统"，主要由人体皮肤、黏膜下和体液中的吞噬细胞构成；第 3 道防线是特异性的"获得性免疫系统"，像接种疫苗、免疫细胞、抗血清和其他制剂的输入都属于第三道防线。

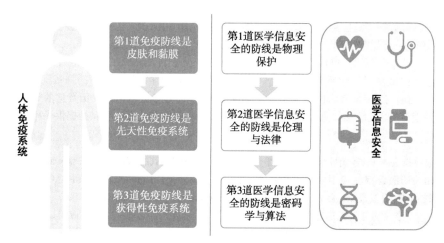

图 9-1　医学信息安全保护的三道防线与人体免疫的三道防线的类比

医学信息安全的保护系统同样有相当于人体免疫系统中的三重防线，即物理保护、法律与伦理、密码学与算法。医学信息的物理安全保护类似于免疫机制的第 1 道防线，是一种最直接的控制和阻碍；法律与伦理是一种非特异性的保护，相当于免疫机制的第 2 道防线；而密码学和算法则相当于免疫系统特异性的、个性化的防御机制，是目前医学信息安全学科发展的前沿，其中人工智能方法也将起到至关重要的作用。医学信息学科的发展需要大量的数据共享为前提，对数据和信息的物理保护或控制，无法满足医学数据共享的要求。数据共享才能产生价值，因此，基于共享应用的"机制性保护方法"将成为医学信息安全的学科发展趋势。

（三）从部分信息安全保护到整体性的信息安全保护

随着医学信息安全关注度的提高和技术的发展，信息安全将会从部分或片段性的安全保护策略，发展为整体信息化过程的协同安全保护，从数据和信息管理的全过程来设计和管理信息安全，即从数据的获取开始，到数据的存储、传送、分享处理、共享交换和删除销毁的整个数据生命周期进行系统的安全监控和管理。通过物理保护、法律伦理和密码学的协同，硬件、软件和数据内容的协同模式，保障医学数据和信息安全是一个系统性的、动态的过程，并随着信息内部结构和外界环境的变化而不断演化。

二、医学信息安全保护的挑战与智能化

大数据的时代，数据共享和隐私保护引起了全社会的广泛关注，政策和技术等方面也取得了重大进展，但仍然存在很多挑战和重要问题需要进一步探索和研究。多种技术的融合、多种手段的协同以及人工智能的广泛应用是医学信息安全保护的重要方向。

（一）医学信息安全保护的挑战

随着医学数据和信息量的增加、数据内容复杂性的演变，医学信息安全保护将会面临越来越多的挑战，目前面临的挑战主要有如下几个方面。

挑战1：复杂多样的医学信息安全保护需求。

随着科学技术的进步，对医疗数据和信息的收集越来越丰富，包括临床电子病历数据、基因数据、医学图像和信号、传感器数据、社会网络数据等，信息安全保护面临的挑战也越来越大。表 9-1 列出了近年来涌现的新型数据保护的挑战和文献实例。

表 9-1　不同医学信息和数据的保护挑战

数据	安全挑战	文献举例
临床电子病历数据	临床电子病历数据广泛应用于医院的健康信息系统，用于支持医院临床业务和服务临床科研等相关应用。临床数据中包含大量患者的敏感隐私信息，例如患者的识别符（姓名、ID 等）、患者的准识别符（职业、性别等）以及敏感信息（疾病、用药、治疗等）。	KATHLEEN B，BRADLEY M. Evaluating re-identification risks with respect to the HIPAA privacy rule. Journal of the American Medical Informatics Association，2010，17（2）：169-177. 论文讨论了临床电子病历数据中的隐私风险问题，在不同的数据脱敏策略下，定量分析电子病历数据的隐私风险，为电子病历数据的隐私风险量化评估和保护提供了相关的理论依据。
医学图像或信号	医学图像数据在与诊断、治疗、随访和临床研究相关的医疗保健应用中起着核心作用，保护医学图像数据，必须防止未经授权的访问、修改和复制。加密和水印技术的组合，可以防止从医学图像数据和元数据中重新识别患者身份。对于神经影像数据和元数据尤其重要，因为神经影像数据和元数据可以揭示有关个人的敏感信息，包括严重的医疗状况。针对此类数据的隐私保护仍然是很大的挑战，特别需要基于客观性能指标、符合关键法规且易于集成到大型平台中的技术。	GUO X T，ZHUANG T G. A lossless watermarking scheme for enhancing security of medical data in PACS. in Medical Imaging 2003 Conference，2003，San Diego，CA. 论文提出了无损水印方案：原始图像可以准确地从带水印的图像中恢复出来，目的是在 PACS 中验证医学图像的完整性和真实性。该嵌入方法包括施加可逆调制，从而导致低失真水平，以及无损压缩原始图像的状态，并在水印图像中携带此类信息。嵌入整个图像的数字签名以验证图像的完整性。电子病历中还嵌入了一个标识符，用于通过同时处理水印图像和电子病历来验证真实性。结合指纹系统，将患者的指纹信息进一步嵌入到多个图像切片中，然后进行提取以验证其真实性
基因组数据	基因组和遗传数据是精准医学和个性化医疗的关键，它们在医疗保健组织中的共享越来越多。然而基因组数据的共享与隐私泄露密切相关。这些威胁可能会导致隐私泄露，DNA 数据可能暴露患者以及患者的祖先和后代。为了防范这些威胁，可以对基因组数据应用差异隐私或各种加密技术。	NAVEED M，AYDAY E，CLAYTON E W，et al.Privacy in the Genomic Era. ACM Computing Surveys，2015，48（1）：1-44. 基因组特征，与性状如脸型、声音等关联，也与疾病、法医学的身份识别家庭关系等关联。直接面向消费者的 DNA 测试增加了基因组数据在监管较少的环境中可用的可能性，基因组数据隐私问题是计算机科学、医学和公共政策的交叉学科。论文回顾了有关基因组数据隐私攻击的最新技术和减轻此类攻击的策略，以及从医学和公共政策的角度分析这些攻击的背景。论文列举了基因组数据隐私面临的挑战，并提出了一个框架。
传感器数据	智能传感器与智能手机或终端联合使用促进了健康监控与管理，尤其是在流行病领域起到了重要作用，如医院环境中的感染预防以及患者位置监控，都是基于射频识别（RFID）技术。这种技术产生的数据会有两个隐私问题：①跟踪患者的位置信息；②保护存储在 RFID 标签中的数据的机密性。主要的挑战是开发可拓展的方法，垃圾处理越来越多的 RFID 标签。	PARENT C，SPACCAPIETRA S，RENSO C，et al. Semantic Trajectories Modeling and Analysis. ACM Computing Surveys，2013，45（4）. 人们对运动的兴趣已经从原始运动数据分析转移到面向应用的方法，以分析适合应用程序特定目的的运动片段。这一趋势促进了语义丰富的轨迹，而不是原始运动，成为移动性研究的核心兴趣对象。该论文调查提供了关于移动数据的基本概念，移动数据管理问题的分析，以及以下方法的技术调查：从移动轨迹构建轨迹；使用语义信息丰富轨迹，以实现对移动的预期解释；以及使用数据挖掘分析语义轨迹，并提取关于其特征的知识，特别是移动对象的行为模式。最后论文调查了由于轨迹的语义方面而产生的新隐私问题。

续表

数据	安全挑战	文献举例
社交网络信息	一种基于健康社交网络数据的新型医疗应用。这些应用程序关注患者健康管理问题，包括提供情感支持，以及共享建议和医疗信息。卫生社交网络数据涉及个人和敏感信息，需要保护其免受攻击，保护健康社交网络用户（包括患者、医生和护理人员）之间的沟通和互动也很重要。保护健康社交网络数据中的隐私是一个多方面的问题，需要进一步研究。	KEARNSA M，ROTHA A，WU Z S，et al.Private algorithms for the protected in social network search. Proc Natl Acad Sci USA，2016，113（4）：913-918. 论文引入了一个计算模型以区分隐私受到明确保护的各方和未受到保护的各方（目标人群）。论文开发了能够有效识别目标子群体成员并对其采取行动的算法，通过监控、背景调查或医学测试等有效的方法来区分两个群体成员，以最低程度损害受保护群体的隐私。在此框架内，为社交网络中的目标搜索提供了可证明的隐私保护算法。这些算法是普通图形搜索方法的自然变体，在对潜在目标进行优先级排序时，通过小心地注入噪声来保护用户的隐私。在两个大型社交网络数据集上进行了大量的计算实验，验证了算法的实用性。

挑战2：聚合数据或者合并数据集的隐私安全预防。

医疗数据通常分布在多方组织之间并在动态的变化中，如合作医疗人员组成联合体的医疗组织、保险公司、社区人口普查等。由于信息叠加，聚合数据或者合并独立发布的数据集将增加信息安全的风险，如人口统计数据与疾病信息的聚合数据更容易受到攻击。这种情况下需要密码学技术与法律伦理协同作用，以减少数据集合并造成隐私泄露的危险。比如，通过法律手段严禁数据集发布机构之间窜谋来降低由于聚合数据或合并数据所带来的隐私风险。同时针对这些问题产生了"隐私保护记录链接方法"等技术手段，这种方法允许一组当事人在不共享原始数据的情况下构建"全局"数据视图，使用加密数据执行"记录链接"所需的操作。当然也可以引入数据转换，在数据隐私保护和效率之间平衡，即各方将其数据转换为 k- 匿名或差异隐私的形式，然后对转换后的数据执行记录链接匹配等。

挑战3：物理控制层面的动态访问控制方法设计。

对于医疗保健信息的访问控制是一个动态的控制问题，即何时、由谁以何种方式以及出于何种目的访问医疗信息。可以使用基于角色的访问控制（role-based access control，RBAC）模型，根据用户在组织中的角色向用户分配权限，以表示特定的工作职能以及相关的权限和职责。RBAC 还可以作为支持团队协作和工作流管理的解决方案基础。控制信息访问的另一种方法是基于患者同意管理（即允许患者授予和撤销对其数据的访问权）。但当移动设备被盗、丢失或毁坏后，系统无法与设备交互时，患者如何保持对其数据和同意策略的控制，为不同系统之间可转移的同意管理设计跨域策略等都是需要有效解决的问题。

挑战4：医疗数据的远程传输和云处理。

随着远程治疗、智能手机、智能传感器以及云存储和云处理的广泛应用，网络数据的隐私威胁如恶意数据访问、数据篡改和身份欺骗等相继出现。大多数现有的缓解这些威胁的方法都是基于密码学，可扩展性差。未来的挑战在于如何改进这些方法的可扩展性，设计自动确定数据是否必须在云环境中加密的技术，同时改进云中医疗数据管理方法的审计和问责能力等。

挑战5：对不同敏感度和不同需求的信息提供灵活安全的保护应用。

在医学信息安全应用方面，根据信息的敏感度和需求，设计和应用灵活的安全保护方法至关重要，针对不同敏感度的属性及恶意方可以采取不同的策略。例如：多方计算更适用于数据量适中但保密性要求较高的重要数据应用场景；联邦学习适用于企业联合分散在用户终端的数据进行与需求相关的模型训练场景；数据脱敏更适用于数据量较大、泄露后风险或影响较小的普通数据场景；差分隐私适用于统计分析场景，但不适合需要精准结果的场景；可信计算更适用于限制数据资产使用的场景，如数字版权保护、移动支付等。

为了增加隐私保护数据共享方法的使用，解决可扩展性问题也非常重要。大多数现有的匿名化方法都适用于适合主内存的数据集，它们不能用于保护大小为 GB 甚至 TB 数量级的数据集。开发可扩展的匿名化方法，利用并行体系结构来解决这个问题是医学信息安全保护的挑战。

（二）多种算法组合与人工智能的应用

在医学信息保护的密码学算法方面，近年来有了很大的进步，这些算法各有其优缺点，算法融合可以利用不同算法的优势提升信息安全保护的效率，表 9-2 罗列了一些算法及其组合的实例。

表 9-2　医学数据安全保护算法及其组合举例

算法/概念	方法和应用	文献
匿名化健康数据的关键概念和原则	共享个体患者数据的趋势非常强烈。广泛数据共享的一个主要障碍是对患者隐私的关注。根据隐私法律法规，保护患者隐私的方法之一是在共享数据之前对其进行匿名。论文主要介绍相关的重要概念。	EMAM K E，RODGERS S，MALIN B. Anonymising and sharing individual patient data. BMJ, 2015, 350: h1139.
医学信息保护相关算法	论文回顾了 45 种以上的算法，深入了解了它们的操作，并强调了它们的优缺点，还讨论了该领域未来研究的一些有希望的方向。	GKOULALAS-DIVANIS A，LOUKIDES G，SUN J. Publishing data from electronic health records while preserving privacy: a survey of algorithms. Journal of Biomedical Informatics, 2014, 50: 4-19.
多中心-安全联邦学习算法	首篇在线安全联邦学习的文献，该论文提出了数据"可用不可见"问题，在不需要分享原始个体数据的情况下，通过交换加密的模型参数的原理，实现利用多个数据源在大样本量下进行带有隐私保护的联合建模。该方法被应用于美国以患者为中心的可扩展的国家级有效性研究网络。	WANG S，JIANG X，WU Y，et al. EXpectation Propagation LOgistic REgRession（EXPLORER）: Distributed privacy-preserving online model learning. Journal of Biomedical Informatics, 2013, 46（3）: 480-496.
多方同态加密	多方同态加密综合了两种新的高级隐私增强技术，即同态加密和安全多方计算。这些隐私增强技术提供了隐私的数学保证，与单独使用同态加密或安全多方计算相比，多方同态加密提供了性能优势。	SCHEIBNER J，RAISARO J L，TRONCOSO-PASTORIZA J R，et al. Revolutionizing Medical Data Sharing Using Advanced Privacy-Enhancing Technologies: Technical, Legal, and Ethical Synthesis. Journal of Medical Internet Research, 2021, 23（2）: e25120.
多方同态加密的新型联邦分析系统	FAMHE 是一种基于多方同态加密的新型联邦分析系统，通过产生高度准确的结果而不暴露任何中间数据，从而实现对分布式数据集的隐私保护分析。FAMHE 可用于生物医学分析任务中，如肿瘤学中的 Kaplan-Meier 生存分析和医学遗传学中的全基因组关联研究。	FROELICHER D，TRONCOSO-PASTORIZA J R，RAISARO J L，et al. Truly Privacy-Preserving Federated Analytics for Precision Medicine with Multiparty Homomorphic Encryption. Nature Communications, 2021, 12（1）5910.
人工生成心电图	心电图（ECG）测试通过记录心脏活动来帮助诊断心脏病。然而，利用计算机进行的自动医疗辅助诊断通常需要大量无患者隐私标记的临床数据来训练模型。为此，该论文提出了一种生成对抗网络，它由双向长短时记忆和卷积神经网络组成，称为 BiLSTM CNN，用于生成与现有临床数据一致的合成 ECG 数据，从而保留心脏病患者的特征。	ZHU F，YE F，FU Y，et al. Electrocardiogram generation with a bidirectional LSTM-CNN generative adversarial network. Scientific Reports, 2019, 9（1）: 6734.

续表

算法/概念	方法和应用	文献
人工生成电子健康档案	本文基于生成自动编码器学习和综合现实序列的电子健康档案（EHR）。提出了一种双对抗式自动编码器，它通过将一个循环式自动编码器与两个生成式对抗网络相结合来学习医疗实体的集值序列，在不增加患者数据隐私泄露的情况下有效地合成序列EHR。	LEE D, YU H, JIANG X, et al.Generating sequential electronic health records using dual adversarial autoencoder.Journal of the American Medical Informatics Association, 2020, 27（9）: 1411-1419.

　　另一方面，近年来发展起来的人工真实数据的合成是隐私保护的一个重要方向，表9-2的最后两篇文献是关于医学数据的人工合成的研究。在2019年进行的一项研究借助双向长短时记忆卷积神经网络（BiLSTM-CNN）生成对抗网络，由双向长短时记忆（long short-term memory，BiLSTM）和卷积神经网络（convolutional neural network，CNN）组成，用以生成与现有临床数据一致的合成ECG数据，从而保留心脏病患者的特征而不泄露原始数据的隐私性。该模型包括一个发生器和一个鉴别器，其中发生器采用两层BiLSTM网络，鉴别器基于卷积神经网络。利用来自MIT-BIH数据库的48份ECG记录训练模型。该模型与另外两种生成模型，即递归神经网络自动编码器和递归神经网络变分自动编码器的性能进行了比较。结果表明，该模型的损失函数收敛速度更快。该研究还评估了不同发生器和鉴别器组合下生成对抗网络（generative adversarial network，GAN）鉴别器的损失。结果表明，BiLSTM-CNN-GAN可以生成与真实心电图记录具有高度形态学相似性的心电图数据。2020年Hwanjo Yu课题组利用生成模型，生成的EHR序列在预测建模任务中显示出与真实数据相当的性能，该模型的差异私有优化能够在不增加患者数据隐私泄露风险的情况下生成合成序列。

（三）医学信息安全保护的多策略协同

　　算法组合可以综合算法的优势、提升隐私计算在密码学方面的效率；技术上可以将数据信息相关的硬件软件一体化；策略上则需要多种手段协同作用，在整个医学信息安全系统层面上，全面提升医学信息安全的保护。这一点是一个系统工程，需要社会更高层面上的协作才能实现。图9-2表明了医学信息安全保护的未来方向，通过法律保护、伦理与政策、物理保护与控制以及算法与密码学的协同来保护医学信息隐私和安全。

1.《中华人民共和国生物安全法》
2.《个人信息安全法》，《数据安全法》，《人类遗传资源管理条例》等
3.《健康保险便利与责任法案》（HIPPA，美国）
4.《通用数据保护条例》（GDPR，欧盟）
5.其他

1.访问控制与协议
2.系统备份与反病毒系统
3.网络安全控制
4.区块链与可信共享
5.其他

1.数据脱敏、差分隐私
2.安全多方计算
3.联邦学习算法
4.可信计算环境
5.人工模拟数据及其他

1.《赫尔辛基宣言》
2.涉及人的临床研究伦理审查委员会建设指南
3.中医药临床研究伦理审查管理规范
4.科学研究伦理与知情同意
5.其他

法律保护　物理保护与控制　算法与密码学　伦理与政策

图9-2　医学信息安全保护的四种手段的协调发展

三、医学信息安全与智能健康管理

目前世界正在向老龄化社会发展,医学资源与社会需求的矛盾日益加重。中国古代"治未病"的思想与 Leroy Hood 教授的 P4 医学中的预测医学、预防医学成为社会发展追求的新医学范式。智能健康管理与过去的临床治疗的理念有根本的差别,而现代生物和信息技术带来的多样性个体大数据使预测医学、预防医学为模式的"治未病"医学成为可能。与智能医学相比,智能健康管理的理念更注重"治未病",注重关口前移和疾病的早期发现和预防。

实现智能健康管理的前提是有实时动态的个人医学信息数据,如个人基因数据和家族史数据可以用于判断疾病风险、高危人群,肠道菌群数据、血液测定数据可以用于判断生活习惯和环境影响,动态的体征数据用于疾病的防控分析等。与此同时,这些数据的个性化、动态实时的测定和更新,可以帮助判定一个人的行为轨迹、家族遗传、祖辈乃至后代的相关信息,这些都是隐私保护的对象。智能健康信息的可解释性与隐私信息的隐藏性要求,个性化疾病预测预防的实现与信息安全保护需求,正好形成对抗的需求和矛盾。如何在法律伦理和技术的保护下,实现个性化隐私安全和健康预防预测是将来医学信息学研究的重要问题。

第二节 医学信息安全与智能社会

人工智能、传感器、脑机接口、现代生物医学等技术的飞速发展,使得现实世界与虚拟世界的联系更加紧密,现代社会将会面对智能时代的到来。在新兴技术的帮助下,每个人的能力都将获得增强,长期存在的社会问题将会得到缓解,人工智能将会促进高质量的医学资源的平等共享,医学信息安全保护也会随着人工智能的发展而得到自动化和智能化的管理与提升。在拥抱智能社会的同时,医学信息安全学科也将得到同步的发展。

1. **康德拉第六波与未来社会** 苏联经济学家康德拉(Nikolai Kondratiev, 1892—1938)提出了长波理论(又称 K-波或康德拉季耶夫长波理论,Kondratiev wave),该理论认为经济周期通常 50~60 年为一循环。从 1771 年开始,经历了以下几个时代:①蒸汽机与纺织工业时代;②铁路与钢铁时代;③电力与化工时代;④石油工业与汽车时代;⑤信息与通信时代。现在正处在康德拉第六波经济发展时代,也就是大健康(holistic health)时代。康德拉第六波的价值链揭示了一种整体意义上的健康,即身体、心理、智能、社会、生态和精神等层次上的健康,可以说康德拉第六波是以大健康为主的经济时代,这正与社会老龄化和人工智能的崛起时代相对应。

未来社会的机器人将在某种程度上取代现在繁杂的医学信息和数据的采集,进行智能的分析、处理、判断并采取相应的手段。机器人可以做精细的手术,可以利用强大的知识库帮助患者进行知识普及和个性化的健康管理指导等。利用传感器技术、精确空间位置信息等仿生人技术来协助老年人、残疾人的社会行为和活动、控制传染病的传播。区块链是加密货币的基础技术,它提供了一种无需中间人即可执行数据交易的方法。一个安全、便捷的区块链系统可以通过智能合约连接各个行业包括私有数据,可以在契约的前提下,进行全球共享和访问。

2. **智能社会的隐私安全与保护** 正如前文所述,智能健康管理和智能社会皆以个人块数据、块信息和社会虚拟化的整体数据获取为前提,在整个数字化社会中,人和物是一个透明的数字化替代品。在流行病管理过程中的个人行踪追踪即个人隐私与群体健康安全之间必然存在矛盾,如何处理个体信息安全与群体健康安全之间的矛盾,是智能社会要面临的一个问题,解决这个信息共享与隐私安全的冲突,需要政策、伦理和技术的协同与平衡才有可能实现。

本章小结

　　本章对医学信息安全保护的未来发展趋势和面临的各种新型数据做了介绍,对医学信息安全保护的各种挑战进行了讨论,对未来发展的新技术、算法融合和策略协同进行了描述和举例;最后对智能医学、智能健康管理和智能社会等概念进行了比较和展望。

（沈百荣）

思 考 题

　　1. 医学信息安全发展趋势有哪几个方面?

　　2. 医学信息安全保护面临哪些挑战? 与传统的医学信息相比,有哪些新型数据类型成为医学信息保护新的挑战?

　　3. 举例说明人工合成数据如何用于隐私保护。

　　4. 智能医学、智能健康与智能社会的概念差别是什么? 它们与医学信息安全之间的关系是什么?

推 荐 阅 读

[1] 李子臣. 密码学——基础理论与应用 [M]. 北京: 电子工业出版社, 2019.

[2] 刘功申, 孟魁, 王轶骏, 等. 计算机病毒与恶意代码——原理、技术及防范 [M]. 4 版. 北京: 清华大学出版社, 2019.

[3] 戴维·J. 罗思曼. 病床边的陌生人: 法律与生命伦理学塑造医学决策的历史 [M]. 潘驿炜, 译. 北京: 中国社会科学出版社, 2020.

[4] 徐旺. 可穿戴设备: 移动的智能化生活 [M]. 北京: 清华大学出版社, 2016.

[5] 雷舜东. 可穿戴医疗设备: 智能医疗突破口 [M]. 北京: 电子工业出版社, 2018.

[6] 孙丽萍. 远程医疗系统实用教程 [M]. 北京: 中国铁道出版社, 2013.

[7] 陈敏, 周彬, 肖树发, 等. 健康医疗大数据安全与管理 [M]. 北京: 人民卫生出版社, 2020.

[8] 邱建华, 冯敬, 郭伟, 等. 生物特征识别 [M]. 北京: 清华大学出版社, 2016.

[9] 郭鑫. 信息安全风险评估手册 [M]. 北京: 机械工业出版社, 2017.

[10] 王福玲. 世界医学会《赫尔辛基宣言》——涉及人类受试者的医学研究的伦理原则 [J]. 中国医学伦理学, 2016, 29 (03): 544-546.

[11] ELNGAR A, PAWAR A, CHURI P. Data Protection and Privacy in Healthcare: Research and Innovations[M]. CRC Press, 2021.

[12] GKOULALAS-DIVANIS A, LOUKIDES G. Medical Data Privacy Handbook[M]. Springer International Publishing Switzerland, 2015.

[13] TZANOU M. Health Data Privacy under the GDPR: Big Data Challenges and Regulatory Responses[M]. Milton: Taylor and Francis, 2020.

[14] WANG S, JIANG X Q, WU Y, et al. EXpectation Propagation LOgistic REgRession (EXPLORER): Distributed privacy-preserving online model learning[J]. Journal of Biomedical Informatics, 2013, 46 (3): 480-496.

[15] MALLAPATY S. Pillars of a smart society[J]. Nature, 2018, 555 (7697): S62-S63.

中英文名词对照索引

48木